Dr. Neda Rahimian mit Deborah Weinbuch

DAS GROSSE LEXIKON DER ZAHNPFLEGE-IRRTÜMER

Dr. Neda Rahimian mit Deborah Weinbuch

DAS GROSSE LEXIKON DER ZAHNPFLEGE-IRRTÜMER

Halbwahrheiten und fragwürdige Behandlungen
im Faktencheck

KOMPLETTMEDIA

MIX
Papier aus verantwortungsvollen Quellen
FSC® C014496
www.fsc.org

Originalausgabe
1. Auflage

www.komplett-media.de
ISBN Print: 978-3-8312-0489-2
Auch als E-Book erhältlich

Lektorat: Redaktionsbüro Julia Feldbaum, Augsburg
Korrektorat: Redaktionsbüro Diana Napolitano, Augsburg
Umschlaggestaltung: Guter Punkt, München
Illustrationen: Heike Kmiotek, MioMio Design und Brandingstudio, Düsseldorf
Satz und Layout: Daniel Förster, Belgern
Druck & Bindung: GGP Media GmbH, Pößneck
Printed in Germany

Inhalt

Einleitung

Bei den Zähnen ist es doch so: Jeder hat schon mal was gehört oder gesehen oder meint, etwas zu wissen. Einiges davon ist so konfus, dass es gleich auffällt. Aber was ist bei den Gerüchten, die sich hartnäckig halten? Oder mit Megatrends im Internet und in Frauenzeitschriften? Wenn es viele behaupten, dann wird's schon stimmen?

Tatsächlich wissen die meisten von uns in unserem sonst so aufgeklärten Land wenig über die eigenen Zähne. So kommt es, dass auch sehr pflegebewusste Menschen unter Umständen ein Leben lang falsch putzen – allein deshalb, weil das Basiswissen so selten verständlich weitergegeben wird.

Wir brauchen für so viele Dinge einen Führerschein, machen einen Segel- oder Angelschein – aber die richtige Zahnpflege wird einfach so vorausgesetzt. Damit soll jetzt Schluss sein! Denn Unwissenheit kann in diesem Bereich großen Schaden anrichten, und sie zieht sich durch alle Schichten, unabhängig von Bildung, Herkunft oder sozialem Status. Oftmals haben sogar diejenigen, die ein etwas größeres Allgemeinwissen als der Durchschnitt haben, so gravierende Wissensmängel bei der Zahnpflege, dass sie ihre Zähne regelrecht kaputt pflegen.

Am meisten unterschätzt werden die Zusammenhänge, die zwischen der Zahngesundheit und der Gesundheit des gesamten Organismus bestehen. Auch wird nicht beachtet, wie eine vernachlässigte Mundgesundheit auf Dauer das gesamte Gesicht entstellen kann. Dass Sie dieses Buch lesen, zeigt, dass Sie zu den Menschen gehören, die es wissen wollen.

In der Praxis wirkt Ihr Doc zu gestresst für alle Ihre Fragen? Kommen Sie mit auf eine kleine Reise zu gesünderen, schöneren Zähnen, einfach und verständlich erklärt – und gehen Sie nie wieder Mythen oder Werbetricks auf den Leim. Dazu ist nämlich nicht nur Ihr Geld, sondern auch Ihre Gesundheit und Schönheit viel zu schade. Nutzen Sie dieses Werk zum Nachschlagen – oder lesen Sie es einmal von vorn bis hinten durch, wenn Sie selbst zur Expertin oder zum Experten für Ihre Zähne werden wollen.

Mythen rund um die Zahnpflege und den Zahnerhalt

»Das Leben ist kurz,
lassen Sie uns dabei lächeln.«

DR. NEDA RAHIMIAN

Antibiotika

Stimmt's oder nicht?
Antibiotika schaden dem Zahnschmelz.

Eine bestimmte Gruppe von Antibiotika, sogenannte Tetrazykline, helfen gut gegen vielerlei Krankheiten, da es sich um Breitbandantibiotika handelt. Wenn man nicht genau weiß, welches Bakterium tatsächlich der Feind ist, werden Breitbandantibiotika zum Beispiel bei Infektionen des Magen-Darm-Traktes, der Atemwege, der Harnwege oder der Vagina eingesetzt. Tetrazykline helfen auch bei der Behandlung von Akne und Rosazea. Schwangere oder Kinder unter acht Jahren sollten sie jedoch nicht erhalten, da in dieser Phase die Zähne in ihrer Entwicklung gestört werden und sich ihr Schmelz verfärben könnte. Das ist aber unter Zahnmedizinern allgemein bekannt, sodass sich Patienten keine Sorgen machen brauchen.

Ganz grundsätzlich: Falls Sie schwanger sind und ganz sichergehen möchten, dass ein bestimmtes Medikament für Ihr Baby unbedenklich ist, können Sie bei *Embrytox* anrufen. Das ist ein Arzneimittelsicherheits- und Beratungszentrum für Embryonaltoxikologie der Charité-Universitätsmedizin Berlin, das über sämtliche Erkenntnisse und mögliche Gefahren von Medikamenten während der Schwangerschaft immer auf dem neuesten Stand ist. Auch wir Ärzte rufen dort bei komplexen Fragestellungen an, um zuverlässige Aussagen einzuholen.

Haben Sie aber keine Angst vor Antibiotika, die Ihnen der Zahnarzt gibt! Menschen mit Hüft- oder Knieprothesen und auch Menschen mit Herzoperationen brauchen unbedingt eine antibiotische Abschirmung bei der Behandlung – sogar wenn es sich um eine einfache professionelle Zahnreinigung (siehe Seite 45 ff.) handelt. Denn wenn die im Mund lebenden Bakterien in die Blutbahn geraten, könnte das bei diesen Patienten unter Umständen sogar lebensbedrohliche Komplikationen auslösen. Auch Menschen, die zuvor sogenannte Bisphosphonate oder bisphosphonatähnliche Medikamente, etwa gegen Osteoporose oder im Rahmen der Krebstherapie, eingenommen haben, müssen vor einer Zahnbehandlung antibiotisch abgeschirmt werden. Der antibiotische Schutz verhindert eventuelle Komplikationen, wie das Wegfaulen des Kieferknochens. Das ist in keinster Weise mit einer Parodontitis zu vergleichen, sondern stellt eine sehr schmerzhafte, teilweise entstellende und lebenseinschränkende Nebenwirkung des Medikaments dar, über die leider viel zu wenig aufgeklärt wird. Bevor eine solche Therapie begonnen wird, sollte auf jeden Fall eine vollständige Zahnsanierung mit Entfernung aller Entzündungsherde durchgeführt werden. Denn jede operative Behandlung nach der Einnahme des Medikaments, genauso wie eine unzureichende Mundpflege mit daraus resultierenden Entzündungen, stellt ein Risiko dar.

Auch Patienten, die wegen einer Krebserkrankung im Kopf- und Halsbereich bestrahlt werden müssen, sollten ihre Zähne, Schleimhäute und das Zahnfleisch vor Beginn der Bestrahlung vollständig sanieren lassen. Denn die Strahlentherapie führt zu einer Verstärkung bereits bestehender oraler Erkrankungen. Da die Bestrahlung durch Metall intensiviert wird, sollte bei metallischen Kronen, Stiften etc. eine spezielle Silikonschiene getragen werden, die die Nähe des Metalls zu den Schleimhäuten »abpuffert«. Regelmäßiges Fluoridieren schützt die Zahnoberflächen, die durch die Bestrahlung geschwächt werden.[1]

Zahnärzte verschreiben Antibiotika mittlerweile zurückhaltender als noch vor einigen Jahren, um die zunehmende Resistenzbildung nicht zu fördern. Wenn aber eine sehr starke Entzündung vorliegt, lassen sich diese hochwirksamen Medikamente nicht vermeiden. In manchen Fällen ist eine Behandlung des Zahns erst Tage nach Beginn einer antibiotischen Therapie überhaupt möglich, denn ein zu stark entzündeter Zahn ist kaum zu betäuben. Das liegt daran, dass der pH-Wert des entzündeten Zahns in einem saureren Bereich liegt als sonst. Die Anästhesie braucht aber einen neutralen pH-Wert, um zu funktionieren. Stimmt der pH-Wert nicht, kann die Betäubungsspritze ihre volle Wirkung nicht entfalten.

Wenn Sie ein Antibiotikum erhalten, dann sollten Sie sehr genau darauf achten, wie dieses Medikament einzunehmen ist. Einmal angefangen, muss es auch vollständig zu Ende genommen werden. Wenn jemand das Antibiotikum sofort nach Besserung der Symptome zur Seite legt, kann es zu zwei sehr negativen Effekten kommen. Zum einen ist es möglich, dass die Symptome dann schnell wiederkehren, aber noch schwerer und unkontrollierbarer sind als zuvor! Der zweite Effekt – und das ist eigentlich noch viel schlimmer – wäre eine mögliche Resistenzbildung auf das Antibiotikum. Das heißt, dass bei Ihnen dann dieses Antibiotikum eventuell nie wieder wirkt. Daher bitte ich Sie, mit der Einnahme des Antibiotikums absolut penibel zu sein und das Medikament genauso, wie vom Arzt verordnet, zu Ende einzunehmen. Auch eine zu lange Einnahme oder Selbsttherapie mit Antibiotika aus der Hausapotheke ist dringend zu vermeiden. So züchten Sie definitiv Resistenzen, weil die Bakterien nicht gern tatenlos zusehen, wie das Antibiotikum ihre »Freunde« tötet. Wenn sich durch Genmutation veränderte Bakterien bilden, die dieses Medikament überleben, dann haben Sie den Kampf verloren und das Antibiotikum kann im Ernstfall bei Ihnen nicht mehr eingesetzt werden. Sie sehen also, dass böse Bakterien lange genug (aber nicht länger, als vom Arzt angeordnet!) mit einem ausreichend starken Antibiotikum »verprügelt« werden müssen, um zu verschwinden. In allen anderen Fällen selektieren Sie nur die Mutanten und sorgen dafür, dass die schwachen Bakterien getötet werden. Die starken übernehmen dann das Kommando – und genau das wollen wir nicht!

Nehmen Sie zwei Stunden vor und zwei Stunden nach der Einnahme keine Milchprodukte zu sich, weil sonst die Aufnahme der meisten Antibiotika im Darm behindert wird. Bitte beachten Sie, dass eine hormonelle Verhütung bei gleichzeitiger Einnahme eines Antibiotikums an Wirksamkeit einbüßt. Je nach Antibiotikum kann entweder die Aufnahme der hormonellen Verhütung behindert oder der Abbau des Wirkstoffhormons beschleunigt werden, sodass eine Schwangerschaft trotz Pille möglich wird (ein häufiger Grund für sogenannte »Tropis« – Kinder trotz Pille). Falls Sie keinen Kinderwunsch haben, sollten Sie bis zum Beginn einer neuen Pillenpackung auf weitere Verhütungsmethoden zurückgreifen.

Empfindlichkeit

Stimmt's oder nicht?

Gegen meine empfindlichen Zähne kann ich nichts machen.

Frei liegende Zahnhälse können durch zweierlei entstehen: entweder durch einen krankhaften Rückgang des Zahnfleischs oder durch die falsche Putztechnik. Exzessives »Schrubben« der Zähne beschädigt neben dem Zahnfleisch auch den angrenzenden Schmelz in diesem Bereich. Dieser ist hier dünner und kann durch unsachgemäßes Putzen regelrecht weggeschrubbt werden.

Im Extremfall kann mit der Zeit die darunterliegende Schicht (siehe Dentin, Seite 23 f.) am Übergang von Zahnkrone zu Zahnwurzel zum Vorschein kommen. Dann werden die Zähne ganz besonders sensibel, denn im Zahn sind ganz viele feine Kanäle, sogenannte Tubuli, die direkt zum Zahnnerv führen und Empfindungen in Sekundenschnelle weiterleiten. Deswegen fühlt sich der Schmerz auch so blitzähnlich an.

Falls Sie am Rand zum Zahnfleisch Stellen bemerken, die nicht dem Weiß Ihres Schmelzes entsprechen, sondern eher eine hellbeige Farbe haben, dann sollten Sie dringend zu einer weicheren Zahnbürste wechseln und eventuell Ihre Putztechnik (siehe Seite 54 ff.) überdenken!

Das hochgerollte Zahnfleisch ist vergleichbar mit einer Teppichkante, über die Sie immer wieder stolpern, wenn diese erst einmal hochgeklappt ist. Wenn Sie mit einer zu harten Zahnbürste und der falschen Putztechnik – wie bei einem Besen und einer Teppichkante – das

Zahnfleisch immer wieder wegschubsen, beschädigen Sie das Zahnfleisch und holen eben auch noch den Bereich des Zahns zum Vorschein, der sich unter dessen Schutz viel wohler gefühlt hat.

Die gute Nachricht: Durch eine spezielle Putztechnik lässt sich dieser Zustand zumindest teilweise wieder ausgleichen. Putzen Sie in diesem Fall von Rot nach Weiß, also vom Zahnfleisch zum Zahn, um das Zahnfleisch wieder in die richtige Richtung auszustreichen. Seien Sie sanft zu Ihrem Zahnfleisch, denn es ist ein sehr empfindliches Gewebe.

Wenn Sie zwar richtig putzen, der Zahnhals aber dennoch frei liegt, kann es sich um einen krankhaften Zahnfleischrückgang handeln. Hier ist nicht das mechanische Wegdrücken die Ursache, sondern eine ernst-

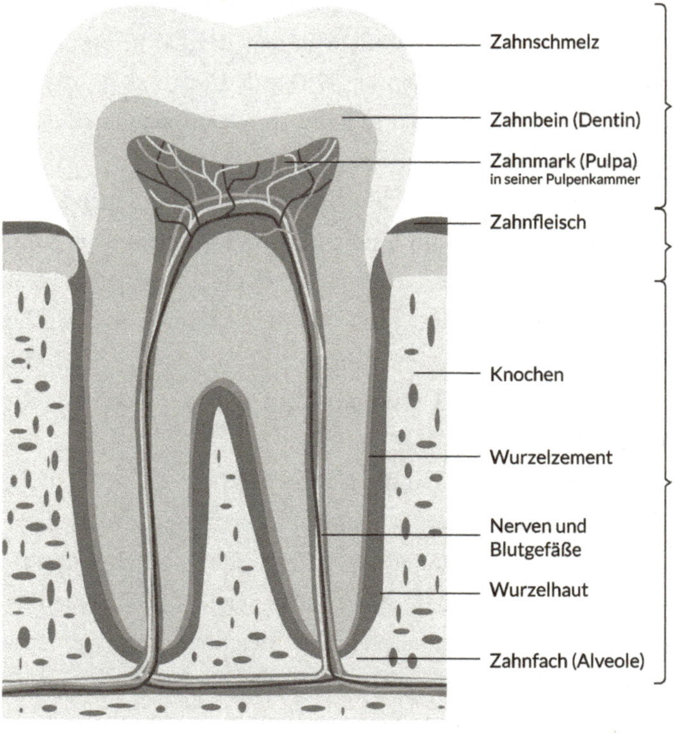

Aufbau eines Zahns, schematisch dargestellt.

hafte Erkrankung des Zahnhalteapparates (siehe Zahnfleischentzündung, Seite 70 ff.), die sich nur durch Zwischenraumpflege und Zahnprophylaxe vermeiden und je nach Schweregrad heilen oder zumindest lindern lässt. Durch den krankhaften Rückgang des Zahnfleischs werden auch die Zahnhälse frei und können durch falsche Pflegetechniken und zu harten Bürsten kaputt geputzt werden.

Verwenden Sie bei empfindlichen Zähnen speziell dafür ausgewiesene Zahnpasten, um die Schmerzempfindlichkeit Ihrer Zähne zu lindern. Zahnärzte können ein Fluoridkonzentrat auftragen oder die Stelle mit einem lichthärtenden, desensibilisierenden Mittel abdecken, beides hilft jedoch nur temporär. Wenn alles nichts bringt, benötigt man eventuell eine Füllung, die jedoch wegen der Nähe zum Wurzelzement[2] und der kaum vorhandenen Schmelzstruktur schlechter am Zahn klebt als üblich. Wichtig ist, dass Sie Ihre Putzroutine ändern und die anderen Zähne davor schützen, ein ähnliches Schicksal zu erleiden.

Weiße Flecken

Stimmt's oder nicht?
Weiße Flecken auf den Zähnen zeigen Kalziummangel.
Kreidig-weiße Flecken kommen von Entkalkung, also von Demineralisierung. Das kann durch Kalziummangel passieren, kann jedoch auch noch andere Gründe haben. Auf jeden Fall sollten Betroffene Rücksprache mit ihrem Zahnarzt halten, denn manche Demineralisierungen, gegen die nichts unternommen wird, können sich sogar gelblich-braun färben, weil sich auf ihrer rauen Oberfläche Partikel und Bakterien leichter festsetzen.

Zunächst einmal eine vorübergehende Variante der weißen Flecken: Träger von festen Zahnspangen können sie unter ihren Brackets entwickeln, weil sich ihre Zähne darunter nicht normal remineralisieren können. Es ist wichtig, dass Zahnspangenträger gründlich um die einzelnen Brackets herumputzen und wöchentlich einmal fluoridieren, ansonsten bleiben möglicherweise zeitlebens unschöne viereckige Spuren auf den Zähnen. Dann hat man endlich gerade Zähne, aber dafür unansehnliche viereckige Flecken auf jedem Zahn. Falls es bereits geschehen ist und nach der Entfernung der Zahnspange solche Flecken zum Vorschein kommen, hilft es immer noch, regelmäßig zu fluoridieren. Das bedeutet, morgens und abends fluoridhaltige Zahnpasta zu benutzen und zusätzlich einmal pro Woche ein konzentriertes Fluoridgelee aus der Drogerie oder Apotheke aufzutragen. Beim Essen sollte gleichzeitig verstärkt auf kalziumreiche Lebensmittel wie Milchprodukte geachtet werden. Werden diese Regeln befolgt, sollten die Flecken je nach Ausprägung nach einigen Wochen oder Monaten verblassen und mit etwas Glück kaum mehr zu sehen sein. Zur Vorbeugung empfiehlt der Kieferorthopäde eine Versiegelung mit Schutzlack, der vor dem Einsetzen der Zahnspangen-Brackets aufgetragen wird. Diesen müssen gesetzlich versicherte Patienten leider selbst bezahlen, weil er von den Krankenkassen nicht übernommen wird. Er ist aber sehr empfehlenswert. Während der Tragezeit der festen Zahnspange hilft fleißiges Putzen mit fluoridhaltiger Zahnpasta und eine gute Zahnzwischenraumpflege, der Entstehung von weißen Flecken vorzubeugen. Falls all das nichts hilft, kann der Zahnarzt die Schmelzflecken mit einem Diamantkopf abtragen und die Fläche mit einem farblich angepassten Kunststoff ästhetisch abdecken.

Falls Sie bereits seit dem Durchbrechen der zweiten Zähne weiße Flecken haben, kann das auch durch übermäßige Fluorideinlagerung in der Kindheit begründet sein, etwa durch fluoridiertes Kochsalz, bestimmte Mineralwässer oder die Einnahme von Fluoridtabletten. Diese wurden bis vor einigen Jahren Kindern oft zur Kariesprophylaxe verschrieben. Dabei gibt es allerdings ein Problem: Vor dem achten Lebensjahr wachsen die bleibenden Zähne noch unter dem Gaumen. Zu viel Fluorid stört den Kalzium-Phosphat-Stoffwechsel und somit die Entwicklung ihres Zahnschmelzes.

INKOMPATIBLER RHESUSFAKTOR

Flecken auf den Zähnen, die seit Durchbruch des zweiten Gebisses da sind, können ihre Ursache auch in einer Rhesus-Inkompatibilität zwischen Mutter und Kind haben. Hat beispielsweise die Mutter die Blutgruppe A mit dem Rhesusfaktor negativ, das Kind jedoch Blutgruppe A mit dem Rhesusfaktor positiv (vom Vater geerbt), dann kommt es vor allem am Ende der Schwangerschaft und während der Geburt zu einem Übertritt mütterlicher Antikörper gegen die kindlichen Blutzellen. Dabei werden Blutfarbstoffe frei (Bilirubin, Biliverdin), die sich in den noch verborgenen Zähnen des Kindes anlagern. Das kann zu Strukturveränderungen führen, oder sogar zu Grau-, Grün- oder Gelbverfärbungen. Solche Flecken können aber auch durch einen mütterlichen Diabetes während der Schwangerschaft, Sauerstoffmangel während der Geburt, Unfälle mit harten Stößen auf den Mund im Kindesalter oder durch den Einsatz einer speziellen Gruppe von Antibiotika (siehe Seite 12 ff.), den sogenannten Tetrazyklinen, während der Schwangerschaft oder vor dem achten Lebensjahr entstehen.

Brechen die Zähne bereits mit weißen Flecken durch, so ist das irreversibel, also dauerhaft. An diesen Stellen sind die Zähne außerdem weicher, auch wenn sie an sich keinen Krankheitswert haben. Werden die Flecken als optisch sehr störend empfunden, könnte über ein Veneer (eine hauchdünne Verblendschale auf dem Zahn) nachgedacht werden. In manchen Fällen kann bereits die Therapie mit ästhetischen Füllungen das Problem lösen. Dies ist allerdings sehr vom Ausprägungsgrad und vom Geschick des Zahnarztes abhängig.

Wenn die Milchzähne stark von Karies belastet waren, kann auch das bei den bleibenden Zähnen zu weißen Flecken führen. Weitere Ursachen sind schwere Magen-Darm-Infekte oder eine unerkannte Zöliakie, bei denen die Aufnahme von Mineralstoffen im Darm gestört ist. Auch schwere Erkrankungen der Nieren, das Down-Syndrom oder eine Störung der Nebenschilddrüse, deren Parathormon für den Kalziumstoffwechsel gebraucht wird,[3] können mit weißen Flecken auf den Zähnen einhergehen, wobei in diesen Fällen aber sicher andere Probleme stärker im Fokus stehen. Entkalkungen können nicht nur zu weißen Flecken, sondern zu regelrechten Dellen im Zahnschmelz führen. Sind diese optisch auffällig oder haben Sie Schmerzen an der Stelle, kann der Zahnarzt eine Füllung anfertigen, die Defekte überdeckt. An den Schneidezähnen kann Demineralisierung dazu führen, dass ein Stück Zahn plötzlich abbricht – ohne besonderen Grund, vielleicht einfach dann, wenn Sie gerade in einen Apfel gebissen haben.

Noch mal: Holen Sie sich in jedem Fall frühzeitig Rat bei Ihrer Zahnärztin oder Ihrem Zahnarzt, um Risiken zu erkennen und möglichen Folgeschäden entgegenzuwirken.

DER UNTERSCHIED ZWISCHEN SYSTEMISCH UND LOKAL WIRKENDEM FLUORID

Fluorid (siehe Seite 21 ff.), von außen beim Zähneputzen aufgetragen, ist etwas anderes als Fluorid, das systemisch, also durch Schlucken, aufgenommen wird. In Kinderzahnpasta ist Fluorid deshalb niedriger dosiert. Fluorid in der Zahnpasta ist Tabletten allein deshalb schon vorzuziehen, weil es insbesondere durch den Direktkontakt mit dem Zahn wirkt und so ein besseres Ergebnis erzielt. Falls der Kinderarzt Fluoridtabletten als sinnvoll erachtet, sollte vor der Verschreibung genau erhoben werden, wie viel Fluorid das Kind durch Essen, Trinken und Zahnpasta bereits erhält. Informieren Sie den betreuenden Arzt Ihres Kindes auch, wenn Sie diese Gewohnheiten maßgeblich ändern.

Fluorid

Stimmt's oder nicht?

Fluorid ist ungesund.

Wo man auch hinschaut: Die meisten Zahnpasten werden mit Fluorid angereichert, weil das die Zähne widerstandsfähig gegen Karies machen soll. Zahnärzte tragen sogar konzentriertes Fluoridgel nach der professionellen Zahnreinigung auf. Allerdings gibt es auch Menschen, die sagen, dass Fluorid schädlich oder gar giftig ist. Was stimmt denn nun?

In gewisser Weise beides, denn bei Fluorid gilt wie bei so ziemlich allem anderen auch: Die Dosis macht das Gift. Grundsätzlich ist Fluorid ein natürlicher Stoff, der in geringen Konzentrationen auch im Trinkwasser und im Erdboden vorkommt. Einfach nur durch die Nahrung nehmen wir deshalb im Schnitt schon 0,5–0,8 Milligramm Fluorid pro Tag zu uns. Grüner Tee und Seefisch liefern eine Extradosis Fluorid.

Die Kariesprophylaxe mit Fluorid gehört zu den Maßnahmen der öffentlichen Gesundheitsvorsorge, die am intensivsten und längsten untersucht wurde. In den 1920er-Jahren fiel auf, dass Kinder, die in Gebieten mit natürlich erhöhtem Fluoridgehalt im Grundwasser lebten, weniger Karies hatten. In manchen Ländern der Welt wird deshalb heutzutage das Trinkwasser fluoridiert. Das wird in Deutschland nicht gemacht, zumal unübersichtlich ist, wer über welche Nahrung und abgefüllte Mineralwässer schon wie viel Fluorid zu sich genommen hat. Denn zu viel des Guten sollte es auch nicht sein. Nimmt man über einen langen Zeitraum via Nahrung und Getränke zu viel Fluorid auf, zeigt sich das an weißen Flecken auf den Zähnen, der sogenannten Fluorose. In diesem Fall sollte man sein Ernährungsverhalten prüfen und anpassen. Eine Überdosierung über einen langen Zeitraum könnte zum Beispiel dazu führen, dass die Bänder und Gelenke in unserem Körper verkalken.

Normalerweise übernehmen unsere Knochen eine Art Pufferfunktion. Nehmen wir Fluorid zu uns, steigt dessen Konzentration in unserem Blut für kurze Zeit an. Nach zwei bis neun Stunden, je nach Stoffwechsel, ist es aber schon wieder zur Hälfte abgebaut und mit dem Urin ausgeschieden. Geringe Mengen gelangen auch durch den Schweiß, den Speichel und den Stuhl wieder nach draußen. Übermäßig viel Fluorid »saugen« die Knochen aus dem Blut, damit der Pegel dort konstant bleibt. Sie geben das überschüssige Fluorid dann wieder ab, wenn der Blutpegel wieder niedrig ist und der Stoff vom Körper problemlos entsorgt werden kann.

Nun müssen wir aber unterscheiden zwischen systemischer und lokaler Anwendung. Überdosierung kann dann entstehen, wenn wir etwas hinunterschlucken. Deshalb sollte man, wenn man beispielsweise fluoridiertes Speisesalz benutzt, es dabei belassen und nicht auch noch gleichzeitig Fluoridtabletten einnehmen. Die Zahnpasta aber schlucken wir in der Regel nicht hinunter, sondern lassen sie nur dort wirken, wo es erwünscht ist: an den Zähnen.

Trotz der rein lokalen Anwendung wird Fluorid in Zahnpasta niedrig dosiert: mit 0,1 Prozent. Bei Kinderzahnpasta ist es sogar nur halb so viel, weil hier öfter mal etwas versehentlich verschluckt wird und die Kleinen weniger Körpermasse haben, auf die sich aufgenommene Stoffe verteilen. Forscher empfehlen, die Milchzähne mit Kinderzahnpasta zu putzen und zu Erwachsenenzahnpasta zu wechseln, wenn im Schulalter die zweiten Zähne durchbrechen.

Fluoridhaltiges Gelee aus der Drogerie oder Apotheke, das einmal pro Woche angewendet werden soll, liefert 1,25 Prozent Fluorid, der Lack beim Zahnarzt 2,3 Prozent. Dieser sollte bei Kindern mit erhöhtem Kariesrisiko zweimal pro Jahr aufgetragen werden, bei Erwachsenen bis zu viermal pro Jahr. Bei all diesen Anwendungen handelt es sich um sogenannte therapeutische Dosen, die unserem Organismus nicht schaden. Sind die Zähne ausreichend mit Fluorid gestärkt, löst sich der Zahnschmelz unter Einfluss von Säuren aus der Nahrung nicht so schnell auf. Das heißt, er wird weniger demineralisiert und besser remineralisiert. Eine erste, ganz leichte Karies kann sich so sogar wieder zurückentwickeln, wobei es allerdings ganz selten ist, dass sie komplett verschwindet. Also am besten gar nicht erst entstehen lassen!

Exkurs: Woraus besteht eigentlich Zahnschmelz?

Der ausgereifte Zahnschmelz ist die festeste Struktur im menschlichen Körper. Er besteht zu 95 Prozent aus anorganischer Substanz und zu etwa vier Prozent aus Wasser.[4] Die restlichen Anteile sind organische Substanzen wie Proteine und Lipide.[5]

Überwiegende Bestandteile der anorganischen Substanz sind Kalzium, Karbonat, Phosphor, Natrium und Magnesium,[6] die in Form von Apatitkristallen vorliegen: als Hydroxylapatit, Carbonatapatit und Fluorapatit. Je mehr Fluorapatit der Schmelz hat, desto stärker ist die Widerstandsfähigkeit des Zahns gegen Karies.[7] Säuren, die durch die bakterielle Verstoffwechselung unserer Speisen gebildet werden, stören diese Struktur und lösen Minerale aus dem Zahn heraus. Je mehr Fluorid der Zahn jedoch hat, desto länger kann er sich zur Wehr setzen. Die gute Nachricht: Durch die lokale Anwendung von Zahnpasta und Gel kann dieses wertvolle Fluorid wieder in die Schmelzstruktur aufgenommen werden und sich dort nützlich machen.[8]

Unser Schmelz ist ein wichtiger Schutzpanzer, denn direkt darunter befindet sich das weichere und gelblichere Dentin. Das Dentin ähnelt in der Zusammensetzung mehr unseren Knochen. Es hat Tausende kleine Kanälchen, die zum Zahnnerv ins Innere des Zahns ziehen. Wenn zum Beispiel durch Karies oder einen Defekt im Zahnschmelz Dentin frei liegt, ist das vergleichbar mit einer Wunde, da diese Kanälchen dann ungeschützt sind und den Schmerz direkt zum Nerv leiten.

Außerdem gibt es da noch den Wurzelzement, der die gesamte Wurzel als äußerste Schicht überzieht. Auch hier ist die darunterliegende Schicht das Dentin, das den Nerv beherbergt. Wichtig zu wissen: Wenn Karies es erst einmal geschafft hat, ein kleines Loch in den Schmelz zu graben, dann nimmt sie sich gleich das weichere Dentin vor. Heimlich baut sie unter dem festen Schmelz eine regelrechte Höhle und kann einen sehr großen Teil des Zahns zerstören, bis sie endlich entdeckt wird. Deswegen ist es erstens wichtig, gut zu putzen und zu fluoridieren, sodass der Schmelz die Karies gar nicht erst durchlässt. Zweitens sollten alle zwei Jahre beim Zahnarzt Röntgenbilder gemacht werden, um diese versteckten Löcher früh genug zu finden, bevor sie den Zahnnerv beschädigt haben.

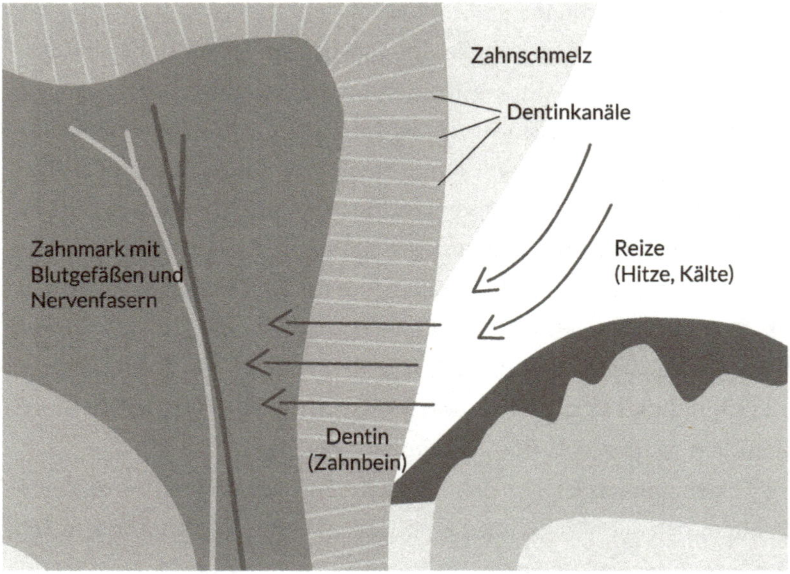

Dentinkanälchen durchziehen das Dentin bis zum Zahnnerv. So kommt es dazu, dass frei liegendes Dentin (sei es durch falsches Putzen, falsche Zahnpasta oder Karies) zu Schmerzen führt.

Gene

Stimmt's oder nicht?
Schlechte Zähne sind erblich.

Das stimmt nur bedingt. Karies kommt von Zucker und von liegen gebliebener Plaque nach dem Putzen. Wo keine Plaque ist, da entsteht auch keine Karies. Eine Mangelernährung, wie man sie in Deutschland früher bei Kriegskindern gesehen hat, kann die Struktur der Zähne anfälliger für Karies machen. Bei wohlgenährten Patienten sind es eher Anomalien der Zahnform oder Fehlstellungen, die das Entstehen von Karies begünstigen.

Stehen Zähne beispielsweise sehr eng, verschachtelt oder gekippt, werden nicht nur die Kiefergelenke eventuell überbelastet, sondern auch einzelne Zähne selbst. Sie nutzen dann schneller ab, oder der Zahnhalteapparat (Zahnfleisch, Knochen und umliegendes Gewebe) wird durch Überbelastung und Entzündung beschädigt. Durch die Fehlstellungen entstehen schwer zu reinigende Nischen, die dann für Karies anfälliger sind. Es ist wie beim Putzen in der Küche: Mit entsprechendem Einsatz erhält man zwar ein scheinbar sauberes Ergebnis, doch schaut man hinter den Herd, entdeckt man oft noch einiges, was sich dort angesammelt hat. So ist es auch im Mund: Dort, wo man nicht rangekommen ist, können Entzündungen am Zahnfleisch entstehen, die unbehandelt zu einer chronischen Zahnfleischentzündung (siehe Parodontitis, Seite 70 ff.) führen.

Oft ist eine frühzeitige kieferorthopädische Maßnahme kostengünstiger als die Konsequenz einer späteren Zahnsanierung. Je nach Umfang der kieferorthopädischen Behandlung kann die Zahnkorrektur mit Schienen oder mit einer festen Zahnspange durchgeführt werden. Eine spätere Zahnsanierung kann je nach Befund und Zeitpunkt von einfachen Kleinreparaturen wie Füllungen bis hin zu umfangreichen Behandlungen wie eine Wurzelkanalbehandlung, Zahnersatz, Kiefergelenkbehandlung und Zahnfleischbehandlung reichen. Es ist wirklich sehr davon abhängig, wann der Patient in die Praxis kommt und wie gut er sich bis dato um seine schwer zu reinigenden Zähne gekümmert hat. Sie sehen schon: Durch das zeitweise Tragen einer festen Zahnspange wird nicht nur das Lächeln verschönert, sondern auch Spätfolgen wie Karies, Parodontitis und Kiefergelenkserkrankungen vorgebeugt.

Generell kann man sagen, dass »normale Zähne« ihre Karies nicht erben, sondern erwerben. Natürlich gibt es auch Anomalien der Schmelzstruktur, die vererbt werden und den Zahn anfälliger für Karies machen als den »normalen« Zahn. Bevor Sie nun zum Spiegel laufen und schauen, ob das bei Ihnen der Fall sein könnte, möchte ich Ihnen den Hinweis geben, dass Ihnen ein solcher Umstand sicherlich nicht erst bei der Karies aufgefallen wäre. Zähne, die eine sogenannte Amelogenesis imperfecta oder eine ähnliche Beeinträchtigung der Zahnstruktur haben, fallen schon in der Kindheit auf. Die Zähne haben von Anfang an eine andere Zahnfarbe. Der Schmelz ist teilweise nicht ausgebildet oder blättert ab, sodass das gelbe Dentin nahezu »nackig« ist. Auch die Form der Zähne ist dann meist fehlgebildet. Die Amelogenesis imperfecta ist eine seltene Krankheit. Ihre Prävalenz schwankt laut dem Portal für seltene Krankheiten Orpha.net je nach untersuchter Bevölkerung zwischen 1:700 und 1:14.000.[9] Betroffene leiden von Anfang an, weil die Oberfläche ihrer Zähne – je nach Schweregrad – fleckig, rau und zerklüftet aussehen kann. Diese Zähne sind dann außerdem öfter temperaturempfindlich, schwerer zu betäuben und neigen stärker zu Karies. Eine Amelogenesis imperfecta ist oft mit anderen Erkrankungen und Syndromen verbunden, wie zum Beispiel der tuberösen Sklerose oder dem Albright-Syndrom.[10]

Übrigens: Bei der Parodontitis gibt es ein Gen, das zur vermehrten Ausschüttung von Entzündungsbotenstoffen führt. Das bedeutet, dass diese Menschen zu besonders starker Parodontitis neigen. Ob Sie ein solches Gen in sich tragen, kann theoretisch mit dem sogenannten Hain-Test (siehe Seite 73) geprüft werden. In der Praxis wird das Feststellen eines solchen Gens allerdings nur dazu führen, dass Sie verstärkt auf die Wichtigkeit der Prophylaxe hingewiesen werden.

Impfung

Stimmt's oder nicht?
Gegen Karies kann man sich impfen lassen.
Bisher noch nicht – Ansätze sind zwar in der Entwicklung, aber (noch) nicht verfügbar. Gemein ist allen, dass die Forscher dem wichtigsten Karieserreger Streptococcus mutans zu Leibe rücken wollen. Dabei gibt es allerdings Versuche sogenannter aktiver Immunisierung – und solche, die einen passiven Impfschutz anstreben. In Boston, USA, fand ein Team um den Zahnmediziner Martin Taubmann vom Forsyth-Institute Schlüsselmoleküle des Karieserregers, mit dem das Immunsystem zur Produktion von Antikörpern stimuliert werden kann.[11] Genauer gesagt richten sich die Antikörper nicht gegen die Bakterien selbst, sondern gegen die Enzyme, die sie benutzen, um sich an den Zähnen anzuheften. Diese sogenannten Glucosyltransferasen werden blockiert, sodass sich die Bakterien auf den Zähnen kaum ausbreiten können. Im Versuch mit Ratten schütteten die Tiere Antikörper gegen diese Bakterienenzyme in den Speichel aus. Allerdings gibt es einen Wermutstropfen. Weil es nicht vollkommen auszuschließen ist, dass der Impfstoff das Herzmuskelgewebe angreifen könnte, testete Taubmanns Kollege Daniel Smith eine sogenannte passive Variante der Impfung. Dabei werden einfach die Antikörper selbst verabreicht, in der Hoffnung, dass das schonender für den Körper ist.[12]

Dabei stützte sich Smith auf die Vorarbeit anderer Forscher von der Universität London.[13] Sie hatten die Antikörper, die normalerweise der Körper bildet, nachgebaut und hochkonzentriert mit einer Pipette auf die Zähne aufgetragen. Weil dadurch aber das Immunsystem nicht trainiert wird, muss dieses Verfahren regelmäßig wiederholt werden.

Smith, genau wie seine Kollegen vom chinesischen Wuhan Institute of Virology,[14] bevorzugen allerdings die Verabreichung des Impfstoffs via Nasenspray. So könnten schon kleine Kinder ab 18 Monaten sanft geschützt werden. Einen Effekt gab es bisher tatsächlich, wenn auch nicht durchschlagend. 64,2 Prozent der chinesischen Versuchsmäuse, die ohnehin noch keine Karies hatten, bekamen auch keine – selbst bei zuckerreicher Ernährung. Bei 53,9 Prozent der bereits von Karies befallenen Mäuse zeigte das Nasenspray eine therapeutische Wirkung: Die Karies ging zurück.

Allerdings waren auch Nebenwirkungen, wie zum Beispiel Entzündungen des Zahnfleischs, aufgetreten. Aktuell versuchen die Forscher, eine Proteinkombination zu entwickeln, die weniger Nebenwirkungen aufweist. In dieser Hinsicht ist die zweite Generation des Impfstoffs bereits vielversprechend, Langzeitergebnisse stehen jedoch aus.[15]

Bis zur möglichen Marktreife der Verfahren werden noch Jahre vergehen. Dass es dann nicht mehr nötig wäre, gründlich die Zähne zu putzen, ist aber ein Trugschluss. Der Streptococcus mutans hat verschiedene Spezies. Ob die alle gleichermaßen auf die Impfung ansprechen, bleibt abzuwarten. Eine gute Mundhygiene wird die Impfung ohnehin nie ersetzen können. Aber man hofft, das Kariesrisiko für diejenigen reduzieren zu können, die beispielsweise aufgrund von Erkrankungen oder Behinderungen ihre Zähne nicht ausreichend pflegen können.

Karies

Stimmt's oder nicht?

Hat ein Zahn Karies, sollte ich ihn beim Zähneputzen aussparen, um die Bakterien nicht zu verteilen.

Im Mund befinden sich 10 hoch 12 Keime, das ist eine ganze Menge. Diesen Keimen ist es egal, ob sie auf dem kariösen Zahn sitzen oder auf einem, den sie sich eventuell noch greifen wollen. Kariesbakterien sind einfach dann glücklich, wenn sie ungestört ihr Unwesen treiben können. Widmen Sie deshalb bei der Zahnpflege allen Zähnen die gleiche Aufmerksamkeit. Letztlich geht es darum, die Bakterien und Speisereste mit der Zahnbürste und anderen Hilfsmitteln, wie Zahnseide, Zwischenraumbürsten etc., mechanisch zu entfernen und anschließend zusammen mit der Zahnpasta auszuspucken.

WARUM DER KUCHEN »SCHMERZHAFT SCHMECKT«

Die Karies ist schon hinterhältig. Sie frisst sich immer ein winziges Löchlein in den Schmelz, und wenn sie beim Dentin angekommen ist, höhlt sie den Zahn innerlich aus. Eine kleine Schmelzschädigung durch die Karies kompensiert der Körper meistens – bei den wenigsten tut der Kuchen oder die Schokolade schon zu Beginn der Karies weh.

Doch ist die Schmelzstruktur erst einmal durchgeknabbert, dann lässt die Karies es richtig krachen! Der Nerv schlägt nun Alarm, wenn die Süße des Kuchens den Zahn berührt. Solange die Karies nur die Schmelzoberfläche attackiert hat, kann mit einfachem Fluoridieren und einer Optimierung der Zahnpflege Abhilfe geschafft werden. Der Zahn sollte dann zahnärztlich beobachtet werden, um rechtzeitig eingreifen zu können, falls die sogenannte Initialkaries zu einer behandlungsbedürftigen Karies werden sollte.

Wenn die Karies jedoch schon in tiefere Schmelzbereiche oder bis ins Dentin vorgedrungen ist, kann man mit Fluoridieren allein nichts mehr ausrichten. Dann muss leider eine Füllung gemacht werden, und zwar hoffentlich, bevor die Karies den Nerv angreift.

Wenn Sie eine Karies bekommen haben, geben Sie bitte nicht auf. Was Ihr kariöser Zahn braucht, ist Ihre Aufmerksamkeit – beim Putzen, beim Essen und vor allem bei einem Besuch beim Zahnarzt –, bevor das Loch noch größer wird. Gerade jetzt sollte die Putztechnik so weit wie möglich optimiert werden, da ja offensichtlich noch Verbesserungsbedarf besteht. Bei einer professionellen Zahnreinigung kann Ihre Zahnärztin oder Ihr Zahnarzt herausfinden, an welcher Stelle der Zahnpflege Sie gescheitert sind und wie das in Zukunft anders gemacht werden kann. Denn eines ist klar: Fehler passieren, aber wir müssen aus ihnen lernen. So bewirkt zum Beispiel das Auslassen der Zahnseide oft die sogenannte Zwischenraumkaries. Wenn auf der Kaufläche oder an den Seitenflächen der Zähne unaufmerksam geputzt wurde, kann sich dort ein Loch bilden. Daher wäre es komplett falsch, gerade dann die betroffene Stelle auch noch bei der Zahnpflege auszusparen.

Konsequenz

Stimmt's oder nicht?
Ab und zu das Zähneputzen ausfallen zu lassen ist nicht schlimm.
Einschätzung: Bereits 1965 zeigte die Gingivitis-Studie von Dr. Harold Loe, dass nicht beseitigte bakterielle Plaque Zahnfleischentzündungen auslöst. Wenn Sie ab und zu das Zähneputzen ausfallen lassen, züchten Sie sich also eine Zahnfleischentzündung heran. Die anfangs oberflächliche Entzündung kann unbehandelt in eine sehr tiefe Entzündung übergehen. Fehlt dann auch noch der jährliche Kontrolltermin beim Zahnarzt, bleibt dieser schleichende Prozess lange unentdeckt – bis schließlich eine sehr schwere Erkrankung des Zahnhalteapparates vorliegt, die den Kieferknochen mit angreift. Gerade dieses unauffällige Voranschreiten birgt die Gefahr. Man wiegt sich lange in Sicherheit, nach dem Motto: »Passiert schon nichts, passt schon …« Das geht genau so lange gut, bis plötzlich Schmerzen auftauchen und die Zäh-

ne wackeln. Selten handelt es sich dann nur um einen Zahn. Weil sich die Erkrankung ausbreitet, sind gleich mehrere betroffen. Es entsteht starker Mundgeruch, das Risiko eines Schlaganfalls, eines Herzinfarktes und auch von Diabetes ist erhöht.

Hat sich die Erkrankung stark durch den Kieferknochen gefressen, müssen die Zähne gezogen werden. Es folgt der Zahnersatz. Im kaputten Knochen ist das feste Verankern von Implantaten nicht mehr möglich, sodass Knochenmaterial zeit- und kostenintensiv wieder aufgebaut werden muss. Dies kann entweder durch eigenen Knochen gemacht werden, der an einer anderen Stelle des Körpers entnommen werden muss, oder durch Fremdmaterial. Das Fremdmaterial ist dann entweder synthetischer Knochen oder Knochen vom Schwein oder Menschen. Natürlich sind das medizinisch reine Produkte, aber einige Patienten finden es gruselig, Knochenersatzmaterial eines Tieres oder Menschen nutzen zu lassen. Einige lehnen das auch aus religiösen Gründen ab. Körpereigene Knochen zu verwenden hat den Nachteil, dass an einer anderen, gesunden Stelle am Körper eine Wunde erzeugt wird. Bitte bedenken Sie, dass dieselben Bakterien, die schon die Zähne gelockert haben, auch die Implantate lockern können. Nur nennt man das dann nicht mehr Parodontitis, sondern Periimplantitis.

Zu diesen schwerwiegenden Konsequenzen der Nachlässigkeit gesellt sich eine weitere: Nicht entfernte Plaque begünstigt auch Karies – und zwar oft schneller, als man meint. Die Plaque braucht 24 Stunden, um sich zu strukturieren und eine kariesauslösende Wirkung zu erreichen. Theoretisch würde es also ausreichen, wenn wir nur einmal am Tag unsere Zähne optimal putzen. Da aber niemand perfekt ist oder alles gleich perfekt hinbekommt, ist es sicherer, die Zähne öfter zu putzen. So hat man nicht nur öfter einen frischen Atem, sondern auch eine größere Chance, wirklich alle Regionen erreicht zu haben, die mit der häuslichen Zahnpflege zu erreichen sind. Lassen Sie die Plaque hingegen länger als 24 Stunden liegen, dann erlauben Sie ihr, dass sie Ihrem Zahn Karies zufügt – auch wenn sie noch nicht gleich mit bloßem Auge sichtbar wird.

Wenn Sie dagegen schneller putzen, als die Plaque braucht, um sich zu formieren – und nicht über den Tag verteilt naschen, dann hat Karies so gut wie keine Chance.

Auf dem folgenden Bild sehen Sie, welche Stellen an den Zähnen aus anatomischen Gründen am meisten zu Karies neigen. Achten Sie beim nächsten Putzen verstärkt darauf, dass Sie diese Stellen ausreichend gereinigt haben.

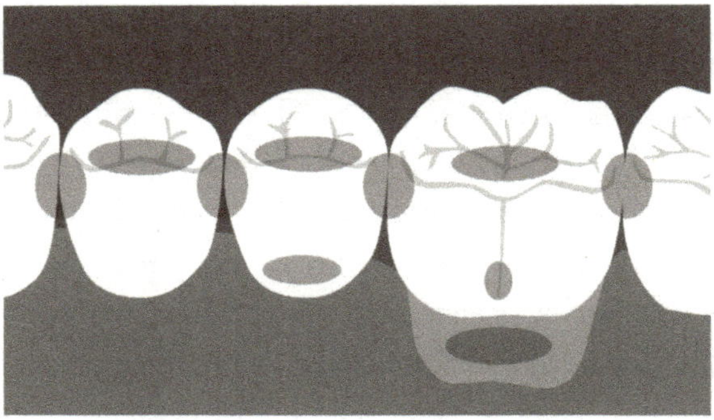

Nehmen Sie sich einmal am Tag Zeit, die typischen Plaque-Sammelstellen (hier dunkelgrau) gründlichst zu reinigen.

Kreidezähne (MIH)

Stimmt's oder nicht?
Kinder, deren Zähne mit dunklen Flecken durchbrechen, kommen aus »ungepflegten Familien«.

Schon fast jedes dritte zwölfjährige Kind[16] ist betroffen: von porösen Zähnen, die im Extremfall unter Belastung sogar regelrecht auseinanderbröseln können. Diese Zähne haben viel zu wenig Mineralstoffe in der Zahnhartsubstanz eingelagert. Sie enthalten deutlich weniger Kalzium und Phosphat als gesunde Zähne, deshalb konnte sich ihr Zahnschmelz nicht richtig ausprägen.

Im Grundschulalter sorgen diese sogenannten Kreidezähne (fachsprachlich MIH, Molaren-Inzisiven-Hypomineralisation) für einen großen Schrecken. Die Kinder sind stolz, dass ihre bleibenden Zähne kommen, und freuen sich – und dann brechen sie durch: mit weißen, gelben oder braunen Flecken (siehe Seite 17 ff.), bevorzugt auf einem oder mehreren Backenzähnen, aber manchmal auch an den Schneidezähnen. Je dunkler die Flecken, desto poröser ist dort der Schmelz. MIH-Zähne sehen also nicht nur unschön aus, sie können je nach Ausprägung der Störung zudem schmerzhaft sein. Sehr weiche Zähne sind berührungs- und temperaturempfindlich. Im Sommer ein Eis zu schlecken oder im Winter einen heißen Kakao zu trinken, macht diesen Kindern meist wenig Spaß. Zum Glück ist das Problem bei den meisten Betroffenen nur gering ausgeprägt. Etwa fünf Prozent[17] der jungen MIH-Patienten hat es aber so schwer erwischt, dass ihnen vor allem hinten im Mund der Zahnschmelz abplatzt, sobald die Zähne nur durchgebrochen sind.

Mit einem ungepflegten Umfeld haben Kreidezähne also wenig zu tun.

Exkurs: Zahnschmelz – der Schutzpanzer unserer Zähne

Ist er gesund, ist der Zahnschmelz die härteste Substanz unseres Körpers. Er ist etwa 2,5 mm dick und durchzogen von winzigen Schmelzprismen, die aus je etwa 100 annähernd hexagonalen Schmelzkristallen bestehen. Zu 95 Prozent besteht er aus Kalziumphosphat, aber auch Verbindungen mit Magnesium und Natrium sowie Proteine und Fette werden zu seinem Aufbau benötigt. Seine Aufgabe besteht darin, das Innere des Zahns vor Reizen und Schäden abzuschirmen. Weil er selbst nicht durchblutet ist und ihn keine Nerven durchlaufen, ist er schmerzunempfindlich. Allerdings muss er beim Kauen einem großen Druck standhalten. Splittert Zahnschmelz ab, steht der Zahn an dieser Stelle ohne seinen Schutzpanzer da und ist Säuren und Bakterien beinahe hilflos ausgeliefert.

Mittlerweile bereiten MIH-Zähne Kinderzahnärzten in Deutschland mehr Sorgen als Karies, zumal Letztere bei der jungen Generation stark zurückgegangen ist (sie ist trotzdem noch die häufigste chronische Erkrankung im Vorschulalter).[18] Bekannt ist das Problem der Kreidezähne erst seit Ende der Achtzigerjahre, damals waren sie aber noch so selten, dass die meisten Zahnärzte nie welche zu sehen bekamen. Es ist beinahe so, als wäre das Phänomen aus dem Nichts aufgetaucht und hätte sich dann schlagartig verbreitet. Benannt wurde es tatsächlich erst im Jahr 2001. Bis heute gibt die Ursache von Kreidezähnen Rätsel auf. Bisher sind sich Forscher nur sicher, dass sie irgendwann im Zeitraum zwischen dem achten Schwangerschaftsmonat und dem vierten Lebensjahr entstehen. Vor allem das erste Lebensjahr scheint für die Fehlbildung ausschlaggebend zu sein, gibt die Deutsche Gesellschaft für Zahn-, Mund- und Kieferheilkunde (DGZMK) bekannt.

Möglicherweise sind es belastende Stoffe aus der Umwelt, die zu Kreidezähnen führen. Bei Versuchen mit Ratten entwickelten die Tiere poröse Zähne, wenn sie Bisphenol A in hohen Dosierungen erhielten. Dieser Stoff steckte früher in vielen Babyflaschen, seit 2011 ist er deswegen hierzulande verboten. Interessanterweise hat das Auftreten dieses Phänomens wieder nachgelassen: Insgesamt leiden nur etwa zehn Prozent der Grundschulkinder an MIH-Zähnen, dabei gibt es allerdings regionale Unterschiede: Spitzenreiter ist Düsseldorf mit 14,8 Prozent, dicht gefolgt von Hamburg mit 14 Prozent. Danach gibt es eine große Lücke, bis mit sechs Prozent Heidelberg auf dem dritten Platz folgt. Ein solches Verteilungsmuster legt Umwelteinflüsse als Ursache sehr nahe. Auffällig ist zudem ein Nord-Süd-Gefälle. Während in einigen Regionen Skandinaviens 40 Prozent der Kinder von MIH-Zähnen betroffen sind, sind sie in Südeuropa sehr selten.

Bisphenol A findet sich immer noch unter anderem in Lebensmittelverpackungen, Getränke- und Konservendosen, dem Thermopapier von Kassenbons und Spielzeug. Stillkinder können den schädlichen Stoff leider auch über die Muttermilch aufnehmen. Da die Verwendung von Plastik in den letzten Jahrzehnten stark gestiegen ist, scheint diese Erklärung für den sprunghaften Anstieg der Kreidezähne plausibel. Entgegengesetzte Trends, wie beispielsweise das Plastikverbot der EU für Einweggeschirr, ebnen hoffentlich den Weg für eine unbelastetere Zukunft.

Eindeutig geklärt ist der Fall aber noch nicht. Obwohl es die einzige solide wissenschaftliche Spur ist, stufte das Bundesinstitut für Risikobewertung (BfR) einen Zusammenhang von Bisphenol A und Kreidezähnen als »unwahrscheinlich« ein.[19] Man müsse wahrscheinlich von einem multifaktoriellen Geschehen ausgehen, also von einem Zusammenspiel mehrerer Ursachen. Momentan werden außerdem andere Umweltgifte wie Dioxin, aber auch Infektionskrankheiten, Medikamente, Vitamin-D-Mangel oder Probleme in der Schwangerschaft als mögliche Ursachen diskutiert – hierfür gibt es allerdings keine hinreichenden Belege. Genetische Faktoren wurden ausgeschlossen. Mit der Ernährung scheinen Kreidezähne nichts oder nur wenig zu tun zu haben, treten sie doch in allen sozialen Schichten auf. Eine unzureichende Mundhygiene kann ebenfalls keine MIH-Zähne produzieren – elterliche Schuldgefühle sind hier also fehl am Platz. Allerdings kommt der Mundhygiene hier ein ganz besonderer Stellenwert in der Kariesprophylaxe zu.

Ein Kind mit Kreidezähnen ist besonders kariesanfällig, weil sich Bakterien in den porösen Stellen äußerst gut einnisten können. Gleichzeitig sind aber die Oberflächen berührungsempfindlich, sodass sie beim Putzen von Betroffenen gern ausgespart oder nur sehr oberflächlich gereinigt werden. Deshalb sollte Fluorid in verschiedenen Formen zur Anwendung kommen: in der Zahnpasta, in der Mundspülung, in dem Speziallack vom Zahnarzt. Unter Umständen ist in solchen Fällen auch eine Versiegelung (siehe Seite 64 ff.) mit Kunststoff sinnvoll. Sind allerdings schon Teile des Zahns abgebrochen, kommt man um eine Füllung oder Krone kaum herum. Amalgam ist für MIH-Zähne nicht geeignet, da es mechanisch am Zahn hält. Dafür muss mehr vom Zahn entfernt werden, und der Zahn muss stabil sein. Gerade diese Stabilität ist bei MIH-Zähnen aber nicht gegeben; der Zahn würde um die Füllung herum bröckeln und die Füllung in der Folge herausfallen. Kunststoff hält nicht immer gut an MIH-Zähnen, weil sie schlechter mineralisiert sind als gesunde Zähne. Die mineralisierte Schmelzstruktur ist aber nötig, um den Zahn mit der Füllung gut zu verkleben. Außerdem sind stark von der MIH betroffene Zähne schwer zu betäuben. In ganz massiven Fällen müssen MIH-Zähne bereits im Kindesalter mit einer Kinderkrone überkront werden. So kann der Zahn, wenn möglich, noch als Platzhalter dienen, bis das Kind ausgewachsen ist und eine dauerhafte Lösung gefunden werden kann. Ganz selten, in 0,1 Prozent der Fälle, muss ein solcher Zahn komplett entfernt werden.

Das beste Alter, um abzuklären, ob das Kind vielleicht Kreidezähne hat, ist mit acht Jahren. Je früher sie bemerkt werden, desto weniger muss das Kind leiden. Weil es in einem solchen Fall gewohnt ist, dass Zähne bei Berührung wehtun, wird es vermutlich eine ziemliche Scheu vor dem Zahnarzt oder der Zahnärztin haben. Dann kann es helfen, die Zähne erst einmal durch Fluoridanwendungen zu härten, bis sie weniger empfindlich sind.[20]

Mundgeruch

Stimmt's oder nicht?

Das beste Mittel gegen Mundgeruch ist Zähneputzen.

Wenn der Atem unangenehm riecht, ist uns das peinlich. Andere zucken zurück, wenn wir den Mund aufmachen, oder bieten uns einen Kaugummi an. Wer öfter davon geplagt wird, hält vielleicht grundsätzlich einen Sicherheitsabstand zu anderen Menschen oder lutscht gewohnheitsmäßig Atemerfrischer aus dem Regal an der Kasse des Supermarkts. Doch das bringt uns oft nicht weiter, ebenso wenig wie Zähneputzen, wenn wir es denn falsch machen.

Die Ursachen für Mundgeruch liegen zwar zu ungefähr 90 Prozent im Mund, sie können aber vielfältig sein: Vielleicht ist der Mund zu trocken, das Zahnfleisch entzündet, Karies breitet sich unbemerkt an den Rändern von Kronen und Füllungen aus, oder es ist der Zungenbelag, der müffelt. Gegen Letzteres kann man mit einem Zungenschaber aus der Drogerie gut angehen. Einfach nach dem Zähneputzen etwas hinter der Mitte der Zunge ansetzen und vorsichtig über die ausgestreckte Zunge nach vorn ziehen. Bei Bedarf ein paarmal wiederholen. Die Papillen im ganz hinteren Bereich der Zunge in Ruhe lassen, sonst kann man sie verletzen. Sie werden sich wundern, wie toll sich der Mund danach anfühlt. In meiner Praxis gehört die Reinigung der Zunge zur professionellen Zahnreinigung dazu, da sich Beläge in den kleinen Furchen der Zunge sehr gern anheften.

Ist der Mund zu trocken, kann das verschiedene Ursachen haben. Ganz banal: Man trinkt zu wenig. Mindestens zwei Liter sollten wir in Form von Wasser und ungesüßten Tees pro Tag zu uns nehmen. Hinzu kommt das Essen von saftigem Obst und sämigen Suppen, auch das wirkt befeuchtend. Extrem scharfe oder extrem saure Speisen besser meiden. Allerdings regt gut gewürztes Essen allgemein den Speichelfluss an – gutes Kauen umso mehr! Dann hilft noch der gesunde Menschenverstand. Nehmen Sie einen Keks, und tunken Sie ihn in Ihren Kaffee. Was macht er? Er saugt sich voll. Wenn nicht mit Kaffee, dann eben mit Ihrem Speichel, sobald er sich in Ihrem Mund befindet. Eine ganze Packung Kekse zieht Ihnen also eine beachtliche Menge Speichel aus dem Mund.

Dann bleibt zu hoffen, dass Sie beim Essen nicht auch noch unter Stress standen. Denn in diesem Fall drosselt der Körper alle Verdauungsfunktionen, damit er volle Kraft hat für einen möglichen Kampf oder die Flucht (unser Körper reagiert noch recht steinzeitlich). Zum Verdauungssystem gehören eben auch die Speicheldrüsen, denen er dann quasi den Hahn abdreht.

Im Winter kann es passieren, dass wir uns zu lange in überheizten Räumen aufhalten. Das trocknet sämtliche Schleimhäute aus. Dann wirkt ein Spaziergang an der frischen Luft wie eine kleine Kur. Auch wer gewohnheitsmäßig durch den Mund atmet (siehe Seite 118 ff.), trocknet ihn aus. Das ist der Hauptgrund, warum so viele von uns morgens mit Mundgeruch aufwachen. Besser so viel wie möglich durch die Nase atmen, wenigstens tagsüber, wenn wir es unter Kontrolle haben! Außerdem kann Rauchen auch zu Mundgeruch beitragen. Das Nikotin verengt die Gefäße, gleichzeitig bleiben einige Rauchpartikel auf den Schleimhäuten haften und trocknen diese weiter aus.

Es gibt allerdings bestimmte Krankheiten, die zu Mundgeruch führen können, zum Beispiel ein nicht diagnostizierter oder schlecht eingestellter Diabetes mellitus. Dabei müssen Betroffene häufig Wasser lassen, der Körper trocknet aus. Bei korrekter Einnahme der entsprechenden Medikamente bessern sich die Symptome wieder. Mundtrockenheit kann außerdem infolge einer Krebstherapie auftreten oder aber aufgrund von spezifischen Erkrankungen der Speicheldrüsen. Wenn also die oben genannten Tipps nicht zum gewünschten Erfolg führen, ist es Zeit, einmal ein Gespräch mit Ihrem Hausarzt zu führen. Medikamente, zum Beispiel gegen Bluthochdruck, Schmerzmittel und Psychopharmaka können ebenfalls Mundtrockenheit zur Folge haben. Lassen Sie sich hier von Ihrem Arzt individuell beraten. Die meisten illegalen Drogen, auch Cannabis, hemmen ebenfalls die Aktivität der Speicheldrüsen.

Steckt eine Zahnfleischentzündung hinter dem Mief, merke ich das als Zahnärztin sofort an einem ganz speziellen, typischen Geruch: leicht muffig, schwefelig, blutig. Schließlich handelt es sich quasi um entzündete Wunden. In diesem Fall ist die Mundhygiene in irgendeiner Form nicht ausreichend, denn das Zahnfleisch entzündet sich, wenn sich die Plaque an seinem Rand und in den Zahnfleischtaschen sammelt. Man kann noch so enthusiastisch die Zähne putzen, wenn die Zahnzwischenräume nicht gezielt mitgesäubert werden, bleiben 30 Prozent der Oberfläche unsauber, und der Boden für eine Entzündung ist bereitet. Das Zahnfleisch rötet sich und schwillt an, nach dem

Zähneputzen sehen Sie kleine rote Schlieren im Waschbecken. Im Anfangsstadium spricht man von einer Gingivitis. Vermehren sich dann die Bakterien weiter, bildet sich das Zahnfleisch zurück, wird lockerer und schmerzt unter Umständen. Im schlimmsten Fall greifen die Bakterien den Zahnhalteapparat an und bauen langsam Knochen ab. Sie sehen: Mundgeruch kann eine wichtige Warnfunktion haben!

Schon allein, wenn Sie regelmäßig zu den Kontrollterminen gehen und dort Plaque und Zahnstein entfernen lassen, riecht Ihr Atem unter Umständen besser – und Sie haben Zähne und Zahnfleisch gerettet.

WARUM DER ATEM FAULIG RIECHT

Über 500 verschiedene Bakterienarten beherbergen wir in unserem Mund. Davon produzieren einige schwefelhaltige Gase. Eine optimale Mundhygiene ist deshalb immer die Basis für einen frischen Atem.

Ein anderes Wort für Karies ist »Zahnfäule«. Also braucht man sich nicht darüber zu wundern, wenn man mit einer unbehandelten Karies herumläuft und Menschen in unmittelbarer Nähe naserümpfend den Kopf wegdrehen, wenn man mit ihnen redet. Besonders am Rand von schlecht sitzenden Kronen oder Brücken kann sich die Karies leicht unbemerkt ausbreiten. Dies ist mit einer Zahnsonde am Rand der Krone tastbar. Wenn man mit einer Sonde über gesunde Zahnsubstanz fährt, dann klirrt es, denn der Zahn ist fest. Haben Sie jedoch Karies, dann bleibt Ihre Zahnärztin oder Ihr Zahnarzt mit der Sonde kleben. Es gibt Ärzte, die dann solche Defekte am Kronenrand mit einer Füllung »flicken«. Das kann man machen, wenn es keine andere Möglichkeit gibt, etwa weil der erkrankte Zahn einem sehr alten Menschen gehört, der vielleicht aus körperlichen Gründen eine Behandlung nach allen Regeln der Kunst nicht mehr durchstehen würde. Die richtige Therapie wäre hier aber, die Krone abzunehmen, die Karies zu entfernen, eine neue Füllung zu machen und dann eine Krone zu gestalten, die den ganzen Zahn wie ein Fassreif umgreift. Hierbei ist zu beachten, dass sehr alte Kronen manchmal einem »Überraschungsei« gleichen, weil auch im Röntgenbild keine vollständige Aussage über die Größe der Karies gemacht werden kann. Das bedeutet, dass das Ausmaß der Zerstörung oft erst nach Entfernung der Krone beurteilt werden kann.

Mundspülung

Stimmt's oder nicht?
Finger weg von Mundspülungen!
Milde Spüllösungen können ein frisches Gefühl geben und die Keimzahl im Mund reduzieren. Bei erhöhtem Kariesrisiko kann die Verwendung solcher Produkte sinnvoll sein, etwa bei sehr engen Zahnzwischenräumen, die anders kaum zu reinigen sind, bei festen Zahnspangen oder für Ältere oder für Menschen mit Behinderungen, denen eine effektive Mundhygiene schwerfällt. Das bestätigte auch Stiftung Warentest im Januar 2018.[21] Auch wer – warum auch immer – bereits unter Karies leidet, kann sich eine fluoridhaltige Mundspülung zunutze machen.

Mild ist eine Mundspülung dann, wenn sie keinen Alkohol enthält, nicht zu scharf ist und nicht zu desinfizierend wirkt – also nicht alles tötet, denn ein Mikrobiom gehört natürlicherweise zum Mundraum dazu. Ein preiswertes Eigenprodukt einer Drogeriekette mit Kräuter-Minz-Geschmack und dem antiseptischen Wirkstoff Cetylpyridiniumchlorid schnitt bei Stiftung Warentest mit der Note 1,4 »sehr gut« am besten ab. Daran sieht man, dass Gutes nicht immer teuer sein muss.

Mundspüllösungen eignen sich hervorragend dazu, die Behandlung einer Zahnfleischentzündung zu unterstützen, bei akuten Entzündungen des Mundraumes oder bei eingeschränkter Hygienefähigkeit (etwa wenn man nach einem Unfall die Zähne nicht gut pflegen kann). Wer seinen Mund jedoch ohne medizinischen Anlass mehrfach am Tag mit starken Mundspüllösungen spült, bringt die Balance im Mund durcheinander. Im Mund leben etwa 10 hoch 12 Keime in der Regel harmonisch zusammen. Mundspüllösungen sind dann angezeigt, wenn sich ein paar »Mitbewohner« unverhältnismäßig vermehren, wie etwa Parodontitisbakterien. In einem gesunden Mund könnte eine Mundspüllösung dagegen das harmonische Zusammenleben der Bakterien, Proteine und anderer Stoffe im Mund so weit stören, dass genau deshalb ein Ungleichgewicht entsteht.

Aus Laboruntersuchungen wissen wir, dass im Speichel befindliche Proteine und Peptide den Stoffwechsel von Bakterien behindern können.[22] Wie Prof. Tilmann Fritsch herausgefunden hat, tummeln sich im Speichel schleimhautschützende Stoffe wie Kallikrein und das Histatin, das der Wundheilung dienlich ist. Wenn beim Essen kleine Verletzungen im Mund entstanden sind, sind die Stoffe Histatin und Kallikrein gleich zur Stelle, während ebenfalls im Speichel befindliche Opioide den Schmerz an der verletzten Stelle herabsetzen. Speichel enthält zudem Antikörper, die bereits beim Essen, Trinken oder Küssen (siehe Seite 105 ff.) die aufgenommenen Bakterien abwehren. Ein gesunder Speichel beinhaltet so viele Inhaltsstoffe, die antibakteriell, antiviral und wundheilungsfördernd wirken, dass er keine scharfen Mittel von außen benötigt. Kaufen Sie also kein Produkt, nur weil die Werbung es Ihnen einflüstert – sondern ausschließlich, wenn Ihre Zahnärztin oder Ihr Zahnarzt Sie explizit darum bittet. Denn wenn Sie ohne Not durch diese Spüllösungen zu sehr in das Milieu der Mundhöhle eingreifen, erlauben Sie Ihren natürlichen Helfern nicht mehr, ihre Arbeit wie vorgesehen zu verrichten. Auf diese Weise werden sich unter Umständen sogar Bakterien und Pilze im Mund übermäßig vermehren, die eigentlich im Milieu des Mundes nur einen geringen Anteil ausmachen sollten. Sind deren Mitbewohner weg, machen sie sich breit. Plötzlich hält keiner mehr die Banditen in Schach. Lassen Sie sich von der Industrie nicht die Hilflosigkeit unseres Körpers vorgaukeln. Vertrauen Sie Ihrem Körper. Ist er gesund, kann er sich selbst regulieren. Das fein abgestimmte Ökosystem in der Mundhöhle beeinflusst nicht zuletzt, ob wir zu den guten oder zu den schlechten Futterverwertern gehören – und wie viele Vitamine wir aus unserer Nahrung ziehen. Wussten Sie, dass 50 Prozent des mit der Nahrung direkt aufgenommenen Vitamin B12 bereits von der Mundschleimhaut aufgenommen wird?[23] Bringen Sie daher die fein regulierte Zusammenarbeit des Speichels und der Mundschleimhaut nicht unnötig mit künstlichen Produkten durcheinander! Unser Körper und unsere Symbiose mit unserem Mikrobiom sind aufeinander abgestimmt. Wir müssen sie nur noch besser verstehen lernen.

MANCHE BAKTERIEN BRAUCHEN WIR SOGAR!

Hilfreiche Bakterien in der Mundhöhle, sogenannte Kommensalen, unterstützen uns zum Beispiel beim Abbau von Fremdstoffen wie Teilen von Tabakrauch.[24]

Wer unter Mundgeruch leidet, sollte sowieso die Ursache behandeln lassen, statt ständig zu versuchen, ihn zu übertünchen. Meistens ist der Mundgeruch mit der Behandlung von Karies oder einer Zahnfleischerkrankung oder durch eine Inanspruchnahme der professionellen Zahnreinigung mit Optimierung der eigenen häuslichen Mundhygiene dauerhaft behoben. Auch sollte die Verwendung eines sogenannten Zungenschabers (siehe Seite 81 ff.) in Erwägung gezogen werden. Einige Menschen haben eine sogenannte Landkartenzunge mit mehr Riefen und Rillen als die meisten Zungen. Sie und auch die Zungen von Rauchern neigen häufiger dazu, übermäßig viele Beläge anzureichern, die dann müffeln können.

Mundspüllösungen mit dem Wirkstoff Chlorhexidin werden gern nach chirurgischen Eingriffen oder bei Zahnfleischentzündungen empfohlen. Werden sie allerdings länger als vier Wochen angewendet, führen sie zu bräunlichen Verfärbungen der Zähne, so das Ergebnis einer Cochrane-Studie.[25] Das lässt sich aber durch eine professionelle Zahnreinigung wieder ins Lot bringen, sodass Patienten, bei denen diese Anwendung wirklich angezeigt ist, nicht davor zurückschrecken sollten. Es gibt allerdings auch Zahnpasten, die diesen Wirkstoff haben. Bitte achten Sie darauf, wenn Sie das nächste Mal im Drogeriemarkt sind – grundlos sollten Sie diese nicht anwenden. Zeitweilig leidet durch Chlorhexidin die Geschmackswahrnehmung, sodass selbst Kenner einen guten Wein nicht mehr von einem schlechten unterscheiden können.

MUNDTROCKENHEIT

Der Mensch wird mit dem Alter immer »trockener«. Nicht nur die Haut verliert an Feuchtigkeit und Vitalität, auch die Speichelproduktion lässt nach. Damit gehen dann Veränderungen der Speichelfunktion einher. Medikamente wie Psychopharmaka oder Protonenpumpenhemmer können diese Mundtrockenheit (siehe Seite 120 f.) begünstigen, ebenso Erkrankungen wie Diabetes. Wenn Sie ernsthaft unter Mundtrockenheit leiden, helfen nur Lutschtabletten und spezielle Spüllösungen, die dem Mund die fehlenden Inhaltsstoffe und Funktionen wieder zurückgeben sollen.

Exkurs: Plaque – was ist das eigentlich?

Plaque ist ein zäher, klebriger Zahnbelag, der sich vor allem an den Stellen sammelt, die beim Zähneputzen häufig oder nie richtig erreicht werden. Oftmals sind das die Fissuren auf den Kauflächen und an den Seiten der Zähne, die Berührungsflächen zwischen zwei Zähnen oder am Zahnfleischrand, insbesondere auf frei liegenden Wurzelflächen.

Plaque ist der Auslöser für Zahnfleischerkrankungen und Karies. Dieser »Biofilm« besteht aus Nahrungsresten, Bakterienzellen und bakteriellen Stoffwechselprodukten sowie Bestandteilen des eigenen Speichels. Zuerst sammeln sich Proteine des Speichels an, daran heften sich die Bakterien. Bei Menschen, die zu einem trockenen Mund neigen, sammelt sich eher Plaque an, da ein guter Speichelfluss wiederum auch Immunglobuline und andere Stoffe an den Zahn spült, die einer bakteriellen Besiedlung dort entgegenwirken.

Bleibt die Plaque tage- oder gar wochen- und monatelang liegen, beherbergt sie dicht gepackt eine Vielzahl an Bakterien, die stark an der Zahnoberfläche anhaften. Die Selbstreinigungskräfte der Mundhöhle reichen nun keinesfalls mehr aus, um die Plaque vom Zahn zu entfernen.

Plaque ist die notwendige Voraussetzung für die Entstehung von Karies. Ohne Plaque keine Karies! Denn die Stoffwechselprodukte der angesammelten Bakterien greifen die Zahnoberfläche an und demineralisieren sie. Wie stark sie das tun, hängt damit zusammen, welche Bakterienstämme nun bevorzugt dort siedeln und wie viel Zucker sie bekommen. Bis zu 1000 bakterielle Stämme können die menschliche Mundhöhle besiedeln! Bei kariesauslösender Plaque findet man vor allem die Arten Streptococcus mutans und Streptococcus sobrinus. Kommen sie in Kontakt mit Zucker, synthetisieren sie spezielle Polysaccharide (Glukane), mit denen sie noch fester an der Zahnoberfläche anhaften. Gleichzeitig bildet Streptococcus mutans durch die Verstoffwechselung von Zucker Säuren wie Laktat oder Pyruvat, die Mineralstoffe aus der harten Substanz der Zähne ziehen. Diese Demineralisation führt dann zu Karies.

Das Streptococcus mutans wird nicht zur normalen Mundflora gezählt. Es gibt aber ein Zeitfenster der Infektiosität, das in diesem Fall im Alter von 19 Monaten bis drei Jahren liegt. Hier geht es beispielsweise durch einen gemeinsam benutzten Löffel von den Eltern auf die Kinder über. Wie gut sich diese Bakterien dann vermehren, hängt zum einen von den Eigenschaften des jeweiligen Speichels ab, zum anderen von lokalen Gegebenheiten wie schwer erreichbare Stellen durch die Stellung der Zähne.

Plaque wird oft mit Zahnstein verwechselt. Der Unterschied: Plaque bildet sich ständig neu und muss deshalb optimalerweise mindestens zweimal täglich mit der Zahnbürste entfernt werden. Zahnstein entsteht, wenn Plaque länger liegen bleibt und verhärtet, weil sich die Mineralien des Speichels darin einlagern. Diese Kruste kann nur noch vom Zahnarzt entfernt werden, was zum Erhalt des Zahnfleischs und der Zähne auch unbedingt erfolgen sollte.

Professionelle Zahnreinigung (PZR)

Stimmt's oder nicht?
Eine professionelle Zahnreinigung pro Jahr reicht.
Auch bei täglicher sorgfältiger Hygiene sammeln sich bei den meisten Menschen immer wieder Plaque und Zahnstein an den schwer erreichbaren Stellen: weiche und harte Beläge, die das Risiko einer Karies und Parodontitis erhöhen. Einige davon bekommt nur Ihre Zahnärztin oder Ihr Zahnarzt mit speziellen Instrumenten weg – insbesondere solche, die sich in den Zahnfleischtaschen oder Zwischenräumen gesammelt haben. Verbleiben diese über Jahre im Mund, können die Bakterien dort den gesamten Zahnhalteapparat schädigen, sodass die Zähne locker werden oder gar ausfallen.

Wenn Patienten jahrelang nicht bei der professionellen Zahnreinigung waren und mit einer handfesten Parodontitis in der Praxis ankommen, dann kann die Behandlung zunächst ein bisschen unangenehm sein. Das liegt am stark gereizten und entzündeten Zahnfleisch. Gerade dann muss aber unbedingt etwas getan werden, bevor Sie noch

Ihre Zähne verlieren! Gehen Sie regelmäßig zur PZR, dann werden Sie kaum Schmerzen beim Zahnarzt spüren.

Mindestens einmal im Jahr, besser zweimal, sollte man eine PZR durchführen lassen. Wenn ein erhöhtes Risiko für Karies besteht oder gerade eine Parodontitis im Zahnfleisch tobt, können auch drei- bis viermal im Jahr notwendig werden – Ihr Zahnarzt wird Sie hierzu beraten und mit Ihnen ein Konzept entwickeln, das individuell auf Sie abgestimmt ist. Zu den Risikogruppen, für die eine PZR öfter infrage kommen, gehören ältere Menschen, Kinder, die eine feste Zahnspange tragen sowie Menschen mit Kronen, Brücken oder Implantaten. Durch eine regelmäßige PZR kann die Lebensdauer von Zahnersatz um Jahre oder sogar Jahrzehnte verlängert werden. Zudem dient die PZR der Ästhetik, denn gelbliche und bräunliche Verfärbungen, etwa durch Kaffee- oder Weinkonsum, werden vollständig entfernt – ganz ohne Bleaching (siehe Seite 195 ff.).

Zunächst werden die Ablagerungen mit mechanischen Instrumenten und einem Ultraschallgerät entfernt. So wird auch Zahnstein unterhalb des Zahnfleischsaums erreicht. Die Ultraschallgeräte sind sehr effizient: Sie arbeiten mit mikroskopischen kleinen Stößen in einer Geschwindigkeit von 20.000 bis 45.000 Schwingungen pro Sekunde.

Mit den Ablagerungen werden Bakterien und ihre Toxine aus den Zahnfleischtaschen und von der Oberfläche der Zahnwurzeln entfernt. Dies hilft zum einen, Parodontitis vorzubeugen, aber auch Nervenentzündungen, den sogenannten Paro-Endo-Läsionen, die durch Parodontitis entstehen können. Damit reduzieren Sie die Wahrscheinlichkeit, dass einmal eine Wurzelkanalbehandlung bei Ihnen notwendig wird.

Die Fissuren auf den Kauflächen werden eventuell mit Pulverstrahlgeräten gereinigt. Das Luft-Wasser-Salzgemisch funktioniert ähnlich wie ein Sandstrahler und löst Verfärbungen (siehe Seite 62 ff.) von den Zähnen. Mit Zahnseide und Interdentalbürstchen werden anschließend die Zwischenräume gereinigt. Danach werden die Zahnoberflächen mit rotierenden weichen Bürstchen oder Gummiaufsätzen poliert und geglättet und etwaige Restverfärbungen endgültig entfernt. Eine Fluoridierung schützt die Zähne und sorgt für schnelle Remineralisation. Zum Schluss gibt es individuell auf Ihr Gebiss abgestimmte Tipps zur Pflege – zum Beispiel, welche Interdentalbürsten-Größe Sie für welchen Zahnzwischenraum benötigen.

Bitte trinken Sie die ersten zwei Stunden nach der Zahnreinigung keine färbenden Getränke (Kaffee, Tee, Rotwein etc.), weil die Zahnoberfläche etwa so lange braucht, um das sogenannte Pellikel zu bilden. Das ist eine Art Schutzhaut, die der Zahn sich zulegt und die hilft, Verfärbungen vorzubeugen.

WANN IST EINE PZR BESONDERS WICHTIG?

- *Bei Vorerkrankungen (Diabetes)*
- *Bei einem erhöhten Kariesrisiko*
- *Bei Parodontitis*
- *Bei einer festen Zahnspange*
- *Bei Implantaten*
- *Bei Zahnersatz*
- *Bei Schwangerschaft*
- *Bei längerem Krankenhausaufenthalt*
- *Bei Demenz und geistigen Erkrankungen*
- *Bei Leistungssportlern*

Achtung: Herzpatienten, die eine künstliche Herzklappe, eine vorangegangene Endokarditis oder Bypass-Operation hatten oder Patienten, die künstliche Gelenke (Hüfte, Kniegelenk) haben, sollten dies vor der PZR unbedingt bekannt geben. Sie erhalten dann ein Antibiotikum, damit aufgewirbelte Parodontitisbakterien dem Herzen oder dem Gelenk nichts anhaben können. Denn bei der Zahnreinigung und bei anderen Eingriffen im Mund werden diese Bakterien in einer großen Masse herausgewaschen und der Körper damit überschwemmt. Ein gesunder Köper baut das schnell ab, ein vorbelasteter Körper lagert jedoch diese Bakterien beispielsweise auf der Oberfläche der Hüft- oder Knieprothese ab – oder eben am Herzen.

Auch Patienten, die Bisphosphonate einnehmen oder eingenommen haben (ein Medikament, das bei Osteoporose, Brust- oder Prostatakrebs verschrieben wird und eine sehr lange Halbwertszeit hat), brauchen eine antibiotische Abschirmung, weil sonst Schäden am Kieferknochen entstehen können.

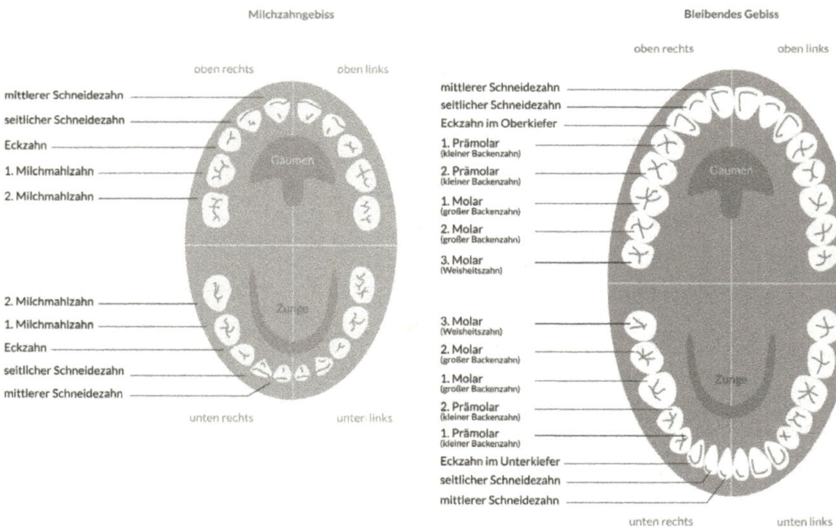

Das permanente Gebiss eines Erwachsenen besteht aus 32 Zähnen, wenn die Weisheitszähne angelegt sind. Viele bekommen keine Weisheitszähne mehr, dann hat das permanente Gebiss 28 Zähne. Der Sechsjahrmolar (1. Molar) wird so genannt, weil er durchschnittlich im sechsten Lebensjahr durchbricht.

Patienten, die einen Herzschrittmacher tragen, dürfen vorsichtshalber nicht mit einem Ultraschallgerät behandelt werden, weil Herzschrittmacher der älteren Generation dadurch in ihrer Funktion gestört werden können.

Wenn Blutgerinnungshemmer – wie zum Beispiel Marcumar oder die sogenannten neuen oralen Antikoagulanzien (NOAK), oft mit der Endung »-aban« im Namen – eingenommen werden, oder wenn eine Blutgerinnungsstörung vorliegt, dann müssen Nutzen und Risiko einer vollständigen professionellen Zahnreinigung gegeneinander abgewogen werden. Je nach Quick-Wert (das ist der Blutgerinnungswert, den der Hausarzt misst) sollte die Zahnreinigung möglichst »unblutig« durchgeführt werden, indem das Zahnfleisch nicht berührt wird. Normalerweise dauert eine PZR zwischen 45 und 60 Minuten. Je nach Zustand und Anzahl der Zähne kann der Preis variieren. Die meisten Zahnzusatzversicherungen und sogar einige gesetzliche Kassen übernehmen aber mittlerweile die Kosten oder bezuschussen diese zumindest.

Putzdauer

Stimmt's oder nicht?
Zweimal am Tag drei Minuten Zähneputzen reicht.
Es kommt auf die Putztechnik an. Wenn es morgens schnell gehen muss, ist eine Dauer von drei Minuten vertretbar. Dieser Zeitraum reicht allerdings nicht, um Ihr Gebiss gründlich mit Zahnbürste, Zahnseide und Zahnzwischenraumbürsten optimal zu pflegen. Zumindest abends sollte Zeit für eine gründliche und ausführliche Mundhygiene geschaffen werden, bei der die Zähne von allen Seiten gereinigt werden und die Plaque möglichst vollständig entfernt wird. Das kann unter Umständen zehn Minuten dauern, aber es lohnt sich. Abends schläft nämlich unser Schutzmedium, der Speichel – sodass alle Störenfriede vorher beseitigt sein sollten.

Exkurs: Wunderschutzmittel Speichel

Warum neigen einige Leute eher zu Karies als andere? Des Rätsels Lösung liegt im Speichel. Er hat weit mehr Aufgaben, als nur die Mundhöhle feucht zu halten und die Nahrung aufzuweichen. Unser Speichel ist ein natürliches Schutzsystem!

Jeden Tag produzieren unsere Speicheldrüsen etwa 0,5 bis 1 Liter Speichel. Er legt sich wie ein dünner Film auf die Oberflächen der Mundhöhle: Schleimhaut, Zunge, Zahnfleisch und Zähne. So sorgt er dafür, dass alles wie geschmiert läuft. Ohne Speichel hätten wir große Probleme beim Sprechen, weil alles aneinanderkleben würde; aber auch beim Kauen, weil die Nahrung unser Zahnfleisch und die Mundschleimhaut verletzen würde. Unsere Zähne würden ohne seinen Schutzfilm viel schneller verschleißen. Sogar für das Schmecken ist Speichel unentbehrlich. Teile der Nahrung werden in ihm gelöst und können dann erst mit den Geschmacksknospen interagieren. Je nachdem, welche Proteine in welchen Mengen im Speichel gelöst sind, scheinen wir Bitterstoffe – etwa aus dunkler Schokolade oder Brokkoli – als mehr oder weniger angenehm zu empfinden. Der Speichel passt sich Ernährungsgewohnheiten allerdings an, meinen Forscher der Universität Purdue auf Basis einer entsprechenden Studie.[26] Falls Sie also gerade auf eine gesunde Ernährung umstellen: Dranbleiben lohnt sich, irgendwann schmeckt sie Ihnen auch!

Drei große, paarig angelegte Speicheldrüsen versorgen uns mit etwa 90 Prozent des Speichels, der Rest kommt aus verstreuten kleineren Drüsen in der Mundschleimhaut. Die Menge sowie die genaue Zusammensetzung und Fließeigenschaften des Speichels werden über das zentrale Nervensystem gesteuert. Ist nichts Besonderes los, produziert ein gesunder Mensch ungefähr 0,3 Milliliter Speichel pro Minute. Steht ein leckeres Gericht auf dem Tisch, kann sich diese Rate auf 1,5 Milliliter pro Minute steigern. Gutes Kauen sorgt ebenfalls für eine gute

Speichelproduktion. Wer sich Zeit lässt beim Essen, fördert dadurch also nicht nur die Gesundheit seines Magens und Darms, sondern auch die seines Mundes.

Wie viel Speichel wir jenseits der Mahlzeiten produzieren, ist zum einen von Tageszeit und Tagesform abhängig. Emotionale und psychische Faktoren spielen eine Rolle! Zu wenig Speichel entsteht zwar am häufigsten durch Flüssigkeitsmangel, doch auch bei Stress oder infolge eines Schrecks bleibt uns gelegentlich im wahrsten Sinne des Wortes »die Spucke weg«. Ebenso können unterschwellige Nervosität oder Sorgen den Mund austrocknen lassen. Andererseits können Erkrankungen den Speichelfluss einschränken oder verstärken. Autoimmunkrankheiten, Immunschwäche, Erkrankungen des Verdauungs-, Herz-Kreislaufs- oder Hormonsystems lassen den Speichelfluss eher versiegen, ebenso Diabetes oder Infektionskrankheiten wie Mumps. Medikamente wie Anticholinergika, die zum Beispiel gegen die chronische Lungenerkrankung COPD oder eine überaktive Blase verschrieben werden, schränken den Speichelfluss ebenfalls ein.[27] Allerdings werden Anticholinergika auch bei Parkinson eingesetzt. Hier wirken sie hinsichtlich des Speichels eher ausgleichend, denn diese Erkrankung des zentralen Nervensystems kann unbehandelt zur übermäßigen Speichelbildung führen.

Weitere Medikamente, die den Mund eher austrocknen lassen können, sind unter anderem blutdrucksenkende Mittel, Appetitzügler, Antidepressiva, Benzodiazepine, Neuroleptika, Antihistamine und bestimmte Antibiotika. Bestrahlung oder Chemotherapie im Zuge einer Krebserkrankung können ebenso zu Mundtrockenheit führen.

Fehl- oder Mangelernährung, bei der zu wenig Vitamine und Proteine aufgenommen werden, können den Speichelfluss ebenfalls stören. Starke Raucher, Alkoholiker und Menschen, die regelmäßig Cannabis konsumieren, haben auch oft einen trockenen Mund. Im Alter lässt der Speichelfluss langsam nach, was zum Beispiel dazu führen kann, dass die Prothese schlechter sitzt und drückt.

Auf angenehme und natürliche Weise verstärken wir den Speichelfluss durch wohlschmeckende Nahrung. Sparen Sie also nicht an köstlichen Gewürzen beim Kochen! Wenn uns das Wasser im Mund zusammenläuft, ist das letztlich eine körperliche Reaktion auf den psychischen Zustand des Begehrens. Kurioserweise zeigte eine Studie von Marketingprofessor David Gal, dass dieser Effekt auch einsetzte, wenn sich die Probanden auf einen gedanklich in Aussicht gestellten Sportwagen oder auf ein tolles Date freuten.[28]

Wenn Sie das Gefühl haben zu sabbern, obwohl kein leckeres Essen in Aussicht gestellt ist und auch sonst keine Begehrlichkeiten angetriggert werden, kann es sein, dass Ihr Körper gerade versucht, eine beginnende Karies oder Zahnfleischentzündung durch mehr Speichel in den Griff zu bekommen. Aber auch eine Zahnfehlstellung kann zu einem Sabbereffekt führen, selbst wenn die gebildete Speichelmenge eigentlich völlig normal ist.

Speichel spült Nahrungsreste aus der Mundhöhle aus und gehört zum Selbstreinigungssystem unseres Körpers. Zu etwa 99 Prozent besteht der Speichel aus Wasser.[29] Darin schwimmen Proteine, Immunglobuline zur Infektabwehr und eine Vielzahl an Mineralstoffen und Spurenelementen. Die enthaltene Amylase ist ein Enzym, das Kohlenhydrate auflöst. Auch Proteine und Fette werden schon angedaut – der erste Schritt der Verdauung passiert also im Mund, nicht erst im Magen! Insgesamt ist Speichel leicht basisch und gleicht deshalb beim Essen zugeführte oder durch Zucker entstandene Säuren wieder aus. Das liegt vor allem an dem im Speichel enthaltenen Bikarbonat. Je mehr Speichel fließt, desto mehr Bikarbonat mischt der Körper ihm bei – ein ausgeklügeltes Vorsorgeprinzip.[30] Denn, jetzt kommt der Clou, saure Lebensmittel regen den Speichelfluss ganz besonders an.

Während der pH-Wert sauer ist, schwimmen Fluoride, die eigentlich Teil des strukturgebenden Kristallgitters der Zahnhartsubstanz sind, heraus. Wird das Milieu durch den Speichel basisch, kehren sie dorthin zurück. Das ist der ständig wiederkehrende Prozess der Demineralisation nach dem Essen und der Remineralisation in den Zeiten dazwischen. Im Speichel schwimmen sehr viele Kalzium- und Phosphationen. Darin baden unsere Zähne also sozusagen permanent – und werden immer neu aufgebaut. Kleine poröse Stellen werden wieder ausgeglichen, das ist sogar bei einer Initialkaries noch möglich. Bestimmte prolinreiche Proteine unterstützen diesen Prozess. Ohne diesen Mechanismus würden unsere Zähne irgendwann regelrecht bröckelig werden und wären wohl von Karies durchsetzt.

MORGENATEM

Der muffelige Atem am Morgen kommt daher, dass die Speicheldrüsen im Schlaf nur sehr vermindert arbeiten. Verstärkt wird der austrocknende Effekt, wenn wir hauptsächlich durch den Mund atmen, etwa infolge von Nasennebenhöhlenentzündungen oder nächtlichen Atemaussetzern.

Speicheltest zeigt Kariesrisiko

Spezielle Testsets in der Zahnarztpraxis messen beispielsweise, wie viele Streptococcus-mutans- und Laktobazillen sich im Speichel tummeln. Im Wesentlichen brauchen Patienten dafür nur kurz auf einem Stück Paraffin herumzukauen, das dann untersucht wird. Daraus wird dann das Kariesrisiko berechnet. Laktobazillen sind ungefährlich. Leben jedoch viele von ihnen in der Mundhöhle, ist das ein Zeichen für große und häufige Mengen an Zucker in der Ernährung. Diesen wiederum verstoffwechseln die Streptococcus-mutans-Bazillen zu zahnschädigenden Säuren, die zu Karies (siehe Seite 28 ff.) führen können.

Neben der Zusammensetzung des Speichels können seine Fließrate und seine Pufferkapazität für Säuren gemessen werden – also wie basisch er ist. Diese Tests werden allerdings vor allem dazu eingesetzt, um Patienten wieder neu zu motivieren, wenn ihnen die Lust an der Zahnpflege abhandengekommen ist. Dass Sie, liebe Leserinnen und Leser, dieses Buch zur Hand genommen haben, zeigt, dass Sie vermutlich auch ohne den Test auskommen.

Putztechnik

Stimmt's oder nicht?
Viel Schrubben hilft viel.
Achtung, bürsten Sie nicht das Zahnfleisch weg! Streichen Sie besser von Rot nach Weiß, nachdem Sie die Zahnbürste auf den Zähnen vor dem Zahnfleischrand sanft hin- und hergerüttelt haben. Elektrische Zahnbürsten übernehmen das Rütteln für Sie. Sie lassen sich allerdings oft weniger gut kontrollieren, wenn es dann um die sanften, streichenden Bewegungen in Richtung Kaufläche geht.

Ein zu temperamentvoller Einsatz der Zahnbürste kann tatsächlich auch den Zahnschmelz beschädigen, sodass sogenannte Putzdefekte entstehen. Diese können schmerzhafte Folgen haben – sei es, dass die Zähne auf kalte und heiße Temperaturen empfindlich reagieren oder beim Essen von süßen Speisen Alarm schlagen. Diese Putzdefekte, von Zahnärzten auch »keilförmige Defekte« genannt, finden sich meist am Zahnhals, weil dort der Schmelz am dünnsten ist. Meistens trifft es die Schneidezähne, Eckzähne, vor allem aber die vordersten Backenzähne (erste Prämolaren, vgl. Abbildung Seite 48). Mögliche Tatwaffen sind Zahnbürsten mit harten Borsten, mit denen horizontal stark geschrubbt wurde und/oder eine stark abrasive, also schmirgelnde Zahnpasta. Wenn Sie mit der Zahnbürste horizontal fest drücken, dann lagern sich viele Borsten automatisch in den empfindlichen Zahnhalsbereich ein. Das liegt daran, dass der Zahn eine Art Blumentopfform hat und die Borsten deshalb regelrecht in diesen Bereich geführt werden.

Laien glauben häufig, je härter die Zahnbürste, desto gründlicher mache sie sauber. Das stimmt nicht. Denken Sie an einen Besen, mit dem Sie den Hof sauber fegen. Die großen Standardmodelle haben harte Borsten, die zwar schnell den gröbsten Dreck beseitigen – viel Feines bleibt aber liegen. Dafür bedarf es eines Handfegers oder eines anderen Besens mit weicheren Borsten. So verhält es sich auch mit der Zahnbürste. Ist sie zu hart, passt sie sich den Bergen und Tälern der Gebisslandschaft nicht richtig an und fegt über so manche tiefergelegene Plaqueansammlung einfach hinweg. Gleichzeitig reißt sie am Zahnhals aber Furchen in den Zahnschmelz, den sie trifft. Erst ganz fein, mit der Zeit aber immer größer, bis es regelrechte Kerben sind – besonders unter Beihilfe einer Schmirgelzahnpasta. Besser ist es, eine weiche Zahnbürste zu verwenden, die auch nicht abenteuerlich alle Fühler von sich streckt, sondern möglichst eine gerade Fläche aus Borsten hat. Stellen Sie sich wieder eine Situation beim Hausputz vor. Was macht gründlicher sauber: Ein Schwamm oder eine Spülbürste, deren Borsten bereits in alle Richtungen abstehen?

Auch hinsichtlich der Größe sollte man beim Zahnbürstenkopf keine falschen Schlüsse ziehen. Kleiner ist feiner, denn so kommen Sie besser überall heran. Tauschen Sie Ihre Zahnbürste spätestens alle acht bis zwölf Wochen oder dann, wenn die Borsten verbogen sind, aus. Bei bakteriellen Infektionen im Mund, auch bei Parodontitis, sollten Sie die Bürste öfter austauschen, um Re-Infektionen zu vermeiden – mindestens alle vier Wochen.

Mit der Zeit schleicht sich bei fast allen von uns ein Automatismus beim Zähneputzen ein. Dabei kann es passieren, dass einzelne Stellen übersprungen oder zumindest stiefmütterlich behandelt werden, sodass Plaque dort liegen bleibt. Überprüfen Sie deshalb immer mal wieder Ihre Putzroutine bewusst. Befolgen Sie die KAI-Reihenfolge (**K**auflächen, **A**ußen, **I**nnen) auf beiden Seiten für Unter- und Oberkiefer. Setzen Sie den Zahnbürstenkopf außen und innen im 45-Grad-Winkel an, bevor Sie rütteln und dann in Richtung Kaufläche wischen. Was auch immer Sie tun: Fegen Sie den Zahnbelag nicht noch voller Elan unters Zahnfleisch, wo er dann regelrechte Entzündungsschwelbrände verursachen kann.

Wer zu heftig drückt, hat die Idee, so besser sauber zu machen. Das ist falsch und unnötig. Zweimal täglich entfernte Plaque ist weich und lässt sich spielend wegwischen. Erst nach 24 bis 36 Stunden wird es schon schwerer, sie zu entfernen.[31] Ist sie dann verhärtet, muss das Resultat ohnehin vom Zahnarzt entfernt werden. Wenn Ihnen Ihr Zahnfleisch und Ihr Zahnschmelz lieb sind, üben Sie einen Druck von maximal 200 Gramm aus. Um zu testen, wie viel das ist, nehmen Sie eine Küchenwaage zur Hilfe. Darauf drücken Sie mit Ihrer Zahnbürste, bis die Waage 200 Gramm anzeigt. Sie werden sehen: Diese Zahl ist schneller erreicht, als man meint.

Die Rückseiten der allerhintersten Zähne sind oft schwer zu erreichen. Dazu gibt es zwei Tricks: Wenn Sie den Mund beinahe schließen, können Sie den Griff der Zahnbürste quasi um 90 Grad nach außen schwenken, um dort heranzukommen. Falls das schwierig oder unangenehm ist, kaufen Sie eine sogenannte Einbüschelbürste. Ihr kleines Köpfchen ist abgeknickt und erreicht so leicht auch normalerweise schwer zugängliche Stellen – ganz ohne Würgereiz. Entscheidend ist außerdem die Zahnzwischenraumpflege, die einmal täglich zum Schluss möglichst mit Interdental- oder Zwischenraumbürsten (siehe Seite 87 ff.) erfolgen sollte. Für jeden Zwischenraum brauchen Sie die perfekte Größe. Viele Menschen nutzen deshalb zwei oder drei verschiedene Bürstengrößen. Lassen Sie sich bei der Prophylaxe individuell beraten.

Das Zwischenraumbürstchen wird vorsichtig und ohne Zahnpasta vollständig in den Zwischenraum eingeführt und wieder herausbewegt – wobei es nicht am Zahnfleisch schrubben sollte! Kommen Sie auch mit dem kleinsten Bürstchen (Größe 0) nicht hinein, ist dieser Zwischenraum ein Fall für Zahnseide. Falls Ihr Zahnfleisch bei der Zwischenraumpflege blutet, ist das Zeichen einer Entzündung. Diese wird abebben, wenn Sie sorgsam weiterpflegen.

WAS TUN, WENN BEREITS DEFEKTE ENTSTANDEN SIND?

Defekte, die durch falsche Putzgewohnheiten entstanden sind, können sich unter Umständen wieder erholen. Dazu sollten Betroffene auf Folgendes achten: Je nach Ausprägung des Defekts sollten Sie ein paar Wochen oder Monate lang säurehaltige Lebensmittel seltener konsumieren. Werden diese oder auch Weißmehl oder Zucker gegessen, sollte gleich mit Wasser nachgespült werden. Warten Sie eine halbe bis volle Stunde mit dem Zähneputzen, und machen Sie einen Bogen um abrasive »Weißzahnpasten« (siehe Seite 66 f.). Sie können fluoridhaltige Mundspülungen verwenden und einmal pro Woche ein Fluoridgel aus der Drogerie oder Apotheke benutzen. Zahndefekte treten bei Menschen, die an Bulimie erkrankt sind, besonders häufig auf. Weil die Magensäure stark ätzend ist, sollten sie unbedingt erst den Mund mit Wasser spülen und mindestens eine halbe Stunde warten, bevor sie sich die Zähne putzen.

Falls der Defekt schon zu stark ausgeprägt ist, um sich selbst zu regenerieren, hilft eine Füllung. Das ist vor allem dann angezeigt, wenn der Defekt Schmerzen verursacht oder als ästhetisch störend empfunden wird.

Timing

Stimmt's oder nicht?

Nach jedem Essen sollte man sofort die Zähne putzen.

Nein! Bitte warten Sie mindestens 30 Minuten, besser eine Stunde, um nach dem Essen die Zähne zu putzen. Denn sonst schaden Sie Ihrem Gebiss unter Umständen mehr, als Sie ihm Gutes tun. Das gilt insbesondere für gesundheitsbewusste Menschen, die sich gern von Smoothies und Salaten (wahlweise mit Zitronendressing) ernähren. Das Vitamin C hat im Körper eine ganz hervorragende und wichtige Wirkung für Immunsystem und Stoffwechsel. Im Mund allerdings knabbert die Säure erst einmal die Zähne an. Sie löst die härtenden Mineralstoffe aus dem Zahnschmelz, sodass er verletzlich wird und leichter abgerieben werden kann. Ganz schlimm, wenn Sie dann auch noch Zahnpasta mit einem hohen abrasiven Wert (Schmirgeleffekt) wie Weißzahnpasta (siehe Seite 66 f.) benutzen!

Eine halbe bis volle Stunde Wartezeit gibt dem Speichel die Chance, die Säuren zu verdünnen und zu neutralisieren. Darüber hinaus enthält der Speichel selbst Mineralstoffe, die den Zahnschmelz wieder remineralisieren.

Gerade morgens stellt uns das Warten vor ein Dilemma, weil wir vielleicht Obst frühstücken möchten und dann schnell losmüssen. Versuchen Sie, die halbe Stunde dazwischen einzuhalten! Denken Sie daran, dass wir hierzulande morgens meist sehr kohlenhydratlastig essen. Frühstücksflocken oder Brötchen werden – selbst ungesüßt – bereits im Mund zu Zucker zerlegt und der wiederum von Bakterien in weitere Säuren umgewandelt. Unterstützen Sie die Verdünnung der Säuren dadurch, dass Sie Wasser oder ungesüßten Tee trinken. Grüntee (siehe Seite 160 ff.) hat den Vorteil, dass er natürliches Fluorid (siehe Seite 21 ff.) enthält, das die Remineralisation unterstützt.

Ein Trick, wie Sie merken, ob Ihr Zahnschmelz noch von Säuren angegriffen wird: Fahren Sie mit der Zunge darüber. Fühlt er sich noch merkwürdig rau an, warten Sie lieber noch ein bisschen länger mit dem Putzen. Gehen Sie allerdings nicht mit ungeputzten Zähnen aus dem Haus. Da würden die Nachteile des Nichtputzens überwiegen. Wenn Sie morgens sehr wenig Zeit haben, putzen Sie lieber vor dem Frühstück.

Selbstverständlich sind es nicht nur Fruchtsäuren, die den Zahnschmelz angreifen. Cola und Limonaden, Energydrinks und saure Süßigkeiten sind ganz besonders schädlich. Darüber hinaus enthalten auch Sprudelwasser, Wein und Sekt zahnangreifende Säuren, ebenso Essig, Senf, Ketchup, viele Soßen und Dips, sauer eingelegtes Gemüse und Fischkonserven.

In einer idealen Welt würden Sie deshalb eine halbe bis volle Stunde nach jeder Hauptmahlzeit die Zähne putzen. In der Regel reicht es aber, wenn wir zweimal am Tag, also morgens und abends, gründlich putzen und abends zusätzlich gewissenhaft die Zahnzwischenräume reinigen.

Unterwegs

Stimmt's oder nicht?
Auch unterwegs kann man das Zähneputzen nach einer Mahlzeit nicht ersetzen.

Ideal wäre es schon, die Beißerchen auch unterwegs stets korrekt zu pflegen – aber mal ehrlich, nicht immer und überall ist das möglich. Ein Zahnpflegekaugummi ist schon einmal ein guter Trick zur Überbrückung. Achten Sie dabei auf zwei Dinge: Natürlich sollte er zuckerfrei sein, sonst würde er den Zähnen mehr schaden als nützen. Besonders gut geeignet ist der natürliche Süßstoff Xylit beziehungsweise Xylitol (»Birkenzucker« oder »Xucker«), der aus Fasern gewonnen wird und das Bakterienwachstum hemmt.[32] Ein Blick auf die Zutatenliste zeigt, wie viel von dem guten Süßstoff wirklich drinsteckt. Denn oftmals wird er aus Marketinggründen zwar vorn groß ausgewiesen, hinten im Kleingedruckten findet man aber eine Mischung aus Süßstoffen, wobei das Xylit eine untergeordnete Rolle spielen kann und deshalb als letztes aufgeführt wird. Kauen Sie nicht zu viele Kaugummis hintereinander, denn einige der Süßstoffe können in großen Mengen abführende (laxative) Effekte haben. Eine ganze Packung hintereinander wegzukauen, wäre deutlich zu viel.

Ein weiterer wichtiger Punkt: Ein Zahnpflegekaugummi sollte keine Granulate enthalten, die derzeit so in Mode sind. Oftmals findet man sie in Produkten, die mit dem Zusatz »White«/»weiß« gekennzeichnet sind. Diese Partikel sind abrasiv, schaden also bei enthusiastischem Kauen mit ihrem Schmirgeleffekt dem Zahnschmelz, genau wie die sogenannte Weißzahnpasta (siehe Seite 66 f.). Auch wenn die Firmen damit werben, dass sich die Mikrogranulate, wie beispielsweise aus Phosphat, beim Kauvorgang auflösen – gekaut werden müssen sie ja erst einmal, sodass bis zur Auflösung ein gewisser Grad an Abrieb entsteht, der dem Schmelz Schaden zufügt. Neue Kaugummitrends mit Aktivkohle (siehe Seite 146 ff.) haben zwar den Effekt, dass sie Verfärbungen binden, diese jedoch ebenfalls primär durch Abrieb vom Zahn lösen.

Ein guter Zahnpflegekaugummi regt die Produktion des Speichels an. Das neutralisiert zahnschädliche Säuren nach dem Essen und hilft der Remineralisation. Das hat mittlerweile auch die Europäische Behörde für Lebensmittelsicherheit auf Basis vieler wissenschaftlicher Studien bestätigt.[33] Für den Maximaleffekt am besten schon in den ersten fünf bis zehn Minuten nach dem Essen kauen! Kleine Essensreste verlassen dann beim Schlucken des Speichels auch gleich die Mundhöhle – und nehmen einen guten Schwung kariesverursachender Bakterien gleich mit.

Wenn Sie mittags keine Möglichkeit haben, die Zähne zu putzen, dann ist ein solcher Zahnpflegekaugummi also eine gute Ergänzung zur Mundhygiene. Übrigens: Wenn Sie den Kaugummi lecker finden, produzieren Sie besonders viel reinigenden Speichel.

Auf keinen Fall aber ersetzt ein Zahnpflegekaugummi die häusliche Mundhygiene! Ein Kaugummi erreicht nicht alle Oberflächen der Zähne und schon gar nicht die Zahnzwischenräume. Genau genommen spart er so ungefähr alle entscheidenden Stellen aus. Selbst dort, wo er in Kontakt mit den Zähnen kommt, entfernt Kaugummi nicht genügend Plaque, um wirksam vor Karies oder Parodontitis zu schützen. Was weich und leicht zu entfernen ist, nimmt er vielleicht sogar mit. Eine fest haftende Schicht Tee – die wir von der Innenseite einer

Teekanne als Patina kennen – bleibt jedoch von Kaugummi vollkommen unbeeindruckt. Da nützen auch Granulate nichts, weil sie einfach nur punktuell »kratzen«.

Ein Apfel reinigt die Zähne ebenfalls ein Stück weit, weil er beim Reinbeißen die oberflächliche Plaque von den Zähnen abhebt. Wer dabei in einen sauren Apfel beißt, nimmt weniger Fruktose zu sich als durch süßere Sorten. Dieser Fruchtzucker kann Kariesbakterien ebenfalls als Nahrungsgrundlage dienen. Ideal ist der Apfel aus Perspektive der Zähne aber nicht, weil seine Fruchtsäuren wieder am Zahnschmelz nagen. Gleichwohl ist er natürlich für den Gesamtorganismus sehr gesund! Wer viel Obst isst, kann die Zähne durch eine wöchentliche Fluoridzufuhr (siehe Seite 21 ff.) wieder aufpäppeln. Gestylte Haare benötigen auch ab und zu eine Kur, also gönnen Sie auch Ihren hart arbeitenden Zähnen gelegentlich ein bisschen Wellness. In der täglich verwendeten Zahnpasta sollte ebenfalls genügend Fluorid vorhanden sein. Gleich nach dem Biss in den Apfel könnten Sie noch ein Stück Käse hinterherschieben, falls Sie eines zur Hand haben. Das neutralisiert Säuren im Mund besonders gut und liefert zudem Stoffe, die den Zahnschmelz härten lassen.

Die schlichteste, aber ebenfalls hilfreiche Methode unterwegs ist stilles Wasser, das Sie nach dem Essen im Mund spülen und dann herunterschlucken. Das hilft, Essensreste und Bakterien zu entfernen, und unterstützt den Speichel bei der Neutralisierung der Säuren.

Wenn Sie gern Süßes essen, dann naschen Sie bitte nicht über den Tag verteilt, sondern einmal mit Genuss! So werden die Zähne nicht den ganzen Tag immer wieder mit den Konsequenzen der Zuckerzufuhr bombardiert, und Sie können anschließend, dem richtigen Timing entsprechend, zur Zahnbürste greifen. Wenn Sie gern Süßes trinken, dann lieber zum Mittagessen, weil der Kauvorgang die Produktion des Speichels anregt. Also einfach den Saft beim nächsten mittäglichen Geschäftsessen mitbestellen und abends Wasser trinken. Wenn Sie von der süßen Versuchung nicht lassen können, verwenden Sie einen

Strohhalm aus Glas oder Edelmetall (der Umwelt zuliebe), sodass nicht alle Zähne vom Getränk umspült werden. Allerdings wird Ihnen der Rest des Körpers sicher danken, wenn Sie das Zuckerbombardement einschränken.

Verfärbungen

Stimmt's oder nicht?
Verfärbungen kriegt man nur durch Bleichen oder Bohren weg.
Eine dunkle Verfärbung auf der Kaufläche kann auf Karies hinweisen, muss es aber nicht. Zahnärzte testen dies, indem sie mit der Kariesprüfsonde über die Zahnoberfläche fahren. Wenn da Karies ist, so bleibt die Sonde »kleben«. Ist die Substanz gesund, dann klirrt die Oberfläche, weil der Schmelz fest ist. Manchmal wirkt die Stelle allerdings von außen fest, und es schimmert trotzdem dunkel durch. Dann ist eine sogenannte Zwischenraumkaries sehr wahrscheinlich, denn diese frisst zwischen den Zähnen eine kleine Höhle in den Zahn. Von oben sieht man dann nichts außer einer kleinen Verdunkelung. Diese Zähne brechen irgendwann, weil der Zahn von innen so ausgehöhlt ist, dass das »Dach«, also die Kaufläche, nicht mehr ausreichend abgestützt wird und wegknackt. Plötzlich kommt dann ein riesiger Krater zum Vorschein. Patienten berichten mir meist vom berühmten Körnerbrötchen und sagen dann: »Vorher war der Zahn nicht schwarz, jetzt ist was abgebrochen, und ich habe ein riesengroßes schwarzes Loch, keine Ahnung woher das kommt, ich habe das nie bemerkt«. Das Loch war tatsächlich schon länger da, konnte jedoch ohne Röntgenbild nicht erkannt werden. Hierzu dienen sogenannte Bissflügelaufnahmen (Röntgen, siehe Seite 207). Patienten selbst merken, dass es sich um Karies handelt, wenn Süßes anfängt, wehzutun.

Handelt es sich um eine banale Verfärbung, kann diese durch äußere Einflüsse oder von innen heraus entstanden sein. Letzteres passiert beispielsweise durch einen festen Schlag beziehungsweise Stoß auf den Zahn oder auch infolge einer Entzündung des Nervs. In beiden Fällen rührt die graue Verfärbung daher, dass Blutreste und abgestorbenes Gewebe im Zahn verbleiben und sich dort über einen längeren Zeitraum zersetzen. Auch kann es immer mal wieder passieren, dass Anteile einer Wurzelfüllung (nach einer Wurzelbehandlung) eventuell zu Verfärbungen führen. Ihr Zahnarzt wird das Risiko hierfür mit viel Fingerspitzengefühl minimieren, ganz ausschließen kann er es allerdings nicht. Da die meisten wurzelbehandelten Zähne überkront werden müssen, ist spätestens dann das Problem der Verfärbung aufgehoben.

Es gibt allerdings Fälle, bei denen eine ehemalige, bereits ersetzte Amalgamfüllung den Schmelz verfärbt hat. Um ein ästhetisches Ergebnis zu erzielen, muss man dann leider die eigentlich gesunde Zahnsubstanz mit abtragen, auch wenn die Karies schon weg ist. Dazu muss man abwägen, wie sehr die Ästhetik eine Rolle spielt und wie viel vom Zahn bereits fehlt. Solche Amalgamverfärbungen können außerdem in der umgebenden weichen Schleimhaut vorkommen, diese nennen wir Zahnärzte dann »Amalgam-Tattoo«.

Von außen können Nahrungs- und Genussmittel wie dunkle Beeren, Säfte, Kaffee, schwarzer Tee, Rotwein oder der Teer aus Zigarettenrauch die Zähne verfärben. Die gute Nachricht: Verfärbungen von außen werden weitestgehend bei der professionellen Zahnreinigung entfernt.

Besonders hartnäckige Verfärbungen können beim Zahnarzt abgestrahlt werden. Hierbei wird ein Pulver unter Hochdruck auf die Zahnoberfläche gepustet. Das entspricht dem Prinzip eines Sandstrahlers, beschädigt allerdings längerfristig die Zahnoberfläche im mikroskopischen Bereich. Außerdem ist es unvermeidlich, dass das Pulver trotz aller Vorsicht eingeatmet wird und in die Lungen gelangt. Daher betrachte ich diese Methode, auch wenn sie lukrativ (für den Mediziner) und effektiv ist, als bedenklich. Manchmal entstehen Verfärbungen am Zahn, wenn eine Krone oder eine Füllung am Rand einen Defekt aufweist, sodass sich in dem Mikrospalt Pigmente ablagern. Das

Austauschen der Füllung beziehungsweise der Krone, die dann ohnehin sehr wahrscheinlich undicht ist, ist dann die sinnvollste und vor allem nachhaltigste Lösung.

Sie sehen, Verfärbungen können vielerlei Gründe haben, auch erbliche oder medikamentös ausgelöste Verfärbungen in Form von Flecken sind möglich. Mehr dazu unter Fluorosen (siehe Seite 21).

Zu guter Letzt färben sich die Zähne aber auch einfach mit zunehmendem Alter dunkler. Das ist ein Grund, weshalb manche Menschen zum Bleaching (siehe Seite 195 ff.) gehen, um jugendlicher zu wirken.

Versiegelung (Fissurenversiegelung)

Stimmt's oder nicht?
Wer sich die Zähne versiegeln lässt, bekommt keine Karies.
Das Versiegeln der Zähne wird oft gemacht, birgt aber Tücken. Ich habe viele Zähne gesehen, die mitten auf der Kaufläche unter dem halb aufgesplitterten Kunststoffmaterial (nur unter der Lupenbrille erkennbar) eine Karies beherbergten, die ohne diese Versiegelung nicht entstanden wäre. Bitte denken Sie daran, dass eine Fissurenversiegelung immer wieder kontrolliert werden und eventuell wiederholt oder nachgebessert werden muss. Mit der Versiegelung kauft man sich kein Sorglospaket! Mein mildes Zahnarztherz tut weh, wenn ich diese Versiegelungen Jahre später herausbohre und darunter einen riesigen Krater aus matschiger brauner Zahnsubstanz entfernen muss, weil die Karies getobt hat. Diese Zähne hätten es ohne Versiegelung sicherlich besser gehabt.

In seltenen Fällen ist eine Versiegelung sinnvoll, nämlich bei Zähnen, die so tiefe und ungünstig geformte Fissuren aufweisen, dass sie für eine Zahnbürste nur sehr schwer zu erreichen sind. Fissuren sind sozusagen die Krater und Canyons in der Berg- und Tallandschaft der Kaufläche. Gelangen hier die Borsten der Zahnbürste nicht ausreichend hin, sammeln sich Plaque und Speisereste – mit allen Nachteilen für die Mundgesundheit und den Geruch des Atems.

Hatten Patienten bereits Karies, leiden sie unter Allgemeinerkrankungen oder Behinderungen oder tragen sie eine feste Spange, die das Zähneputzen erschwert, kann eine Fissurenversiegelung Sinn machen. Sind die Zähne aber seit mehr als vier Jahren kariesfrei und die Fissuren weit genug, um sie gut sauber zu machen, ist die Versiegelung auch offiziell unter Zahnärzten nicht angeraten. Der Wunsch nach Versiegelung bei Kindern kommt oft von den Eltern, da diese gehört haben, dass der Zahn so quasi »unkaputtbar« wird. Dass der Zahn dann überhaupt keine Karies mehr bekommt, ist aber schlichtweg falsch. Der Karies ist es egal, ob sie direkt am Zahn »knabbern« darf oder erst mal entlang der Versiegelung. Ist dann auch noch ein Teil abgesplittert, schlüpft die Karies darunter und kann lange Zeit unentdeckt ihr Unwesen treiben.

Bitte halten Sie ein gesundes Maß an Skepsis bereit, wenn der Zahnarzt für Ihr Kind eine solche Versiegelung empfiehlt. Fragen Sie, ob das eine generelle Empfehlung ist oder ob es Besonderheiten in der Anatomie des Zahns gibt. Fragen Sie auch, ob eine regelmäßige professionelle Zahnreinigung für Kinder stattdessen ausreichen könnte. Nicht jeder Zahnarzt, der eine Versiegelung empfiehlt, möchte Ihnen etwas »andrehen«, aber fragen Sie konkret nach Möglichkeiten, die eventuell weniger Risiken bergen. Viele Unsicherheiten und Missverständnisse kann man bereits im Gespräch klären. Wenn der Zahnarzt Ihnen dann noch immer sagt, dass es wirklich Sinn macht, diesen Zahn zu versiegeln, können Sie beruhigt sein, dass es in diesem Fall wohl so ist. Fragen Sie aber unbedingt, ob die Versiegelung vom Zahnarzt selbst oder von der Assistentin durchgeführt wird. Eine Zahnarzthelferin darf das nur mit einer entsprechenden Weiterbildung. Ansonsten ist eine Versiegelung Aufgabe des Zahnarztes. Der Zahn sollte beim Versiegeln außerdem trocken gehalten werden. Denn wenn Speichel auf die zu versiegelnde Stelle kommt, haftet der »Kleber« nicht, und die Versiegelung ist von Anfang an undicht.

SO ERKENNEN SIE EINE GUTE VERSIEGELUNG

Eine gute Versiegelung ist strichförmig, wie ein Spinnennetz, ganz schmal und zierlich entlang der Vertiefungen des Zahns. Auch kleine Grübchen auf der Wangen- oder Gaumenseite einzelner Zähne können gezielt versiegelt werden. Eine schlechte Versiegelung ist flächig und ähnelt eher einem Ententeich. So eine Versiegelung ist sehr anfällig dafür, aufzusplittern und darunter kariös zu werden.

Achtung Verwechslungsgefahr: Oft wird das einfache Fluoridieren als Versiegeln bezeichnet. Das ist aber nicht mit der Fissurenversiegelung gleichzusetzen, sondern stellt lediglich das Applizieren eines Fluoridfluids auf die Zahnoberflächen zur Kariesprophylaxe dar. Das Fluid unterstützt den Zahn dabei, sich zu remineralisieren, und stärkt die Oberfläche.

Die beim Zahnarzt verwendeten Fluids gibt es nicht frei zu kaufen, weil diese konzentriert und nicht für die ständige Anwendung ausgelegt sind. Es geht hierbei darum, nach einer Füllung, Zahnreinigung oder bei erhöhtem Kariesrisiko dem Zahn die verlorenen Fluoride lokal zurückzugeben, nämlich direkt auf den Zahn. Mehr dazu lesen Sie unter Fluoride *(siehe Seite 21 ff.)**.*

Weißzahnpasta

Stimmt's oder nicht? Weißzahnpasta hellt die Zähne auf.

Machen Sie einen großen Bogen um sogenannte »Whitening«-Zahnpasten. Diese Zahnpasten haben hohe abrasive Werte. Das bedeutet, dass sie mit Schleifkörpern den Zahnschmelz nach und nach herunterschmirgeln. Erst haben Sie viele mikroskopisch kleine Kratzer im Schmelz, irgendwann breiten sich diese immer schneller aus.

In meiner Praxis habe ich erlebt, dass gesundheits- und schönheitsbewusste Frauen mit ganz gelben Zähnen hereinkamen – weil sie mit Weißzahnpasta ihren Schmelz bis hin zum gelben Dentin weggeschrubbt hatten. Das Dentin verfärbt sich bei Kontakt mit Nahrungsmitteln übrigens besonders schnell, und die Zähne werden in diesem Stadium zudem sehr schmerzempfindlich. Schlimmstenfalls muss dann alles überkront werden, damit die betroffene Person wieder schmerzfrei essen kann.

Auch das Zahnfleisch kann sich durch Weißzahnpasta aus der Drogerie immer weiter zurückziehen, was Sie unter Umständen älter wirken lässt, als Sie sind. Wenn Sie Verfärbungen haben und sich wieder Ihren Naturton wünschen, gehen Sie zur professionellen Zahnreinigung. Wenn Sie einen insgesamt helleren Ton anpeilen, empfiehlt sich professionelles Bleaching (siehe Seite 195 ff.) beim Zahnarzt. Bitte nehmen Sie Abstand von Pulvern und Zusätzen, die Sie der Zahnpasta beimengen können. Diese bewirken zwar erst einmal scheinbare »Wunder«, aber sobald der Schmelz komplett weggeschrubbt ist, haben Sie plötzlich das nackte Grauen. Seien Sie nett zu Ihrem Schmelz!

Zahnbürste

Stimmt's oder nicht?
Die Zahnbürste sollte man alle drei Monate wechseln.
Spätestens alle acht bis zwölf Wochen muss eine neue Zahnbürste her. Wenn Sie eine chronische Zahnfleischentzündung haben, dann wechseln Sie spätestens alle vier Wochen. Bei längerer Nutzung würde die Zahnbürste zu einer Keimschleuder werden. In sehr schweren Fällen einer Zahnfleischentzündung (siehe Seite 70 ff.) kann Ihr Zahnarzt während der Therapiephase darum bitten, dass Sie die Zahnbürste sogar wöchentlich wechseln, bis eine Besserung der Situation eingetreten ist.

Bitte achten Sie bei Handzahnbürsten darauf, dass Sie eine Zahnbürste wählen, die folgende Eigenschaften hat:

- Weiche Borsten
- Plane Borsten (alle in einer Länge und gerade stehend)
- Kleiner Bürstenkopf

Etwas anders sieht es aus, wenn Sie oder Ihr Kind eine feste Zahnspange tragen. Dann haben sich Handzahnbürsten mit Borsten in V-Anordnung als vorteilhaft erwiesen, also solche, bei denen die obersten und untersten Borstenreihen etwas tiefer liegen als der plane Rest.[34]

Wenn Sie eine elektrische Zahnbürste nutzen möchten, haben Sie folgende Möglichkeiten:

- Drehend-oszillierende Bürsten (der Bürstenkopf dreht sich aktiv)
- Schallaktive Bürsten (der Bürstenkopf schwingt durch Schall)

Hier empfehle ich Ihnen ausdrücklich die Schallvariante. Die drehend-oszillierende Variante reinigt die Zähne sehr gründlich und gibt Ihnen erst einmal ein gutes Gefühl, ist jedoch an den empfindlichen Bereichen wie am Zahnhals und am Zahnfleischsaum zu aggressiv. Sie verletzen Zähne und Zahnfleisch, so, als würden Sie mit einer harten Handzahnbürste die falsche Putztechnik (siehe Seite 54 ff.) anwenden. Daraus entstehen Putzdefekte, die sich dann keilförmig ausbreiten und sehr schmerzhaft werden, sobald Luft oder Kälte drankommen. Solche Defekte bilden sich auch unter Kronenrändern, wenn dort zu aggressiv geputzt wird. Schallzahnbürsten haben darüber hinaus einen guten Reinigungseffekt, indem sie die Flüssigkeit im Mund bewegen und die Plaque lockern. Die locker gewordenen Beläge können dann von Ihnen während der Reinigung mit Schall zusätzlich aktiv abgebürstet und mit der Zahnpasta ausgespuckt werden. Die Schallzahnbürste ist auch bei Trägern einer festen Zahnspange eine große Erleichterung.

Denn so können schwer zugängliche Bereiche leichter von Plaque befreit werden.

Eine Zahnbürste oder ein Bürstenkopf muss immer ausgetauscht werden, sobald sich die Borsten aufbiegen. Denn aufgebogene Borsten haben keine ausreichende Putzleistung mehr und schaden zudem durch das Abstehen in alle Richtungen dem Zahnfleisch erheblich. Wer den Neukauf dann herauszögert, der spart an der denkbar ungünstigen Stelle. Waschen Sie nach dem Zähneputzen Ihre Zahnbürste immer mit warmem oder heißem, fließendem Wasser ab, sodass sich Beläge und eventuelle Essensreste lösen können. Lassen Sie sie an der Luft trocknen, beispielsweise senkrecht in einem Zahnputzbecher aufgestellt. Die Zahnbürste direkt nach dem Putzen mit einer Kappe zu versehen oder in einem Etui zu verstauen, ist keine gute Idee. Denn dann bilden sich Keime und Sporen, die Ihren Mund bei der nächsten Anwendung belasten. Achten Sie auch darauf, dass die Borsten Ihrer Zahnbürste nicht die Zahnbürsten Ihrer Familienmitglieder oder Ihres Partners berühren, sodass keine Bakterien auf diese Weise verteilt werden.

Gelegentlich wird behauptet, mit einer Handzahnbürste könne man nicht so sauber putzen wie mit einer elektrischen. Das ist aber grundsätzlich nur eine Frage der Technik. Man kann auch mit einer elektrischen Zahnbürste falsch putzen. Bevor Sie auf eine elektrische Zahnbürste umsteigen, sollte auf jeden Fall die richtige Putztechnik mit der Handzahnbürste eingeübt werden. Was bringt Ihnen die schönste Schallzahnbürste, wenn Sie diese falsch ansetzen? Was nützt ein Porsche, wenn sein Fahrer ihn nicht richtig zu bedienen weiß?

Allerdings: Wenn Sie sich in Ihrem Mund mit der Handzahnbürste so orientieren können, dass Sie alle zugänglichen Stellen gut erreichen, dann reicht eine Handzahnbürste im Normalfall vollkommen. Wenn Sie dann zusätzlich noch abwechselnd eine Schallzahnbürste verwenden, haben Sie sozusagen Meisterstatus erreicht: Mit dieser optimalen Pflege sind Sie die Queen beziehungsweise der King der Zahnpflege, denn mit jeder Bürste putzt man ein bisschen anders. Mit zwei Bürsten stehen die Chancen besonders gut, jeweils die Bereiche zu erwischen, die Sie mit der anderen Bürste nicht erreicht haben.

Zahnfleischentzündung

Stimmt's oder nicht?
Zahnfleischentzündung geht wieder von allein weg.
Ganz von selbst geht die Zahnfleischentzündung nicht wieder weg. Lassen Sie bei Ihrer Zahnärztin oder Ihrem Zahnarzt die Ursache und den Schweregrad feststellen. In jedem Fall gibt es sowohl eigene Maßnahmen, die Sie ergreifen können und Hilfestellung, die Sie nur in der Praxis bekommen. Sie brauchen beides.

Eine handfeste Parodontitis, also eine chronische Zahnfleischentzündung, ist vergleichbar mit einer großflächigen, nicht heilen wollenden Wunde am Arm. Was würden Sie in einem solchen Fall tun? Würden Sie nicht nach zwei oder drei Wochen zum Arzt gehen und fragen, warum diese immer noch blutet und nicht heilt?

Sie würden versuchen, keine engen Ärmel zu tragen, Sie würden Salben kaufen und benutzen, Pflaster, Verbände, Bäder – alles, was möglich ist. Bei einer Zahnfleischentzündung, auch schon bei einer oberflächlichen, ist der gleiche Einsatzwille angezeigt. Leider wird sie oftmals von Betroffenen lange kaum wahrgenommen. Das liegt schlicht daran, dass die Entzündung verborgen zwischen Zahn und Zahnfleisch liegt, und sie deshalb der Situation unwissend ausgeliefert sein können.

Gesundes Zahnfleisch ist straff und rosa. Wenn der Arzt mit der Messsonde in die Zahnfleischtasche vordringt, sollte er maximal ein oder zwei Millimeter in die Tasche hineinkommen. Das gesunde Zahnfleisch blutet nicht, ist weder geschwollen noch gerötet. Weist das Zahnfleisch eine Entzündung auf, dann schwillt es an, ist rot und blutet bei Berührung. Die Ursache dafür ist die Plaque. In der Plaque befinden sich Bakterien, die sich von dem ernähren, was Sie so im Lauf des Tages zu sich nehmen.

So, wie wir alle irgendwann auf die Toilette gehen, wenn wir eine Mahlzeit verdaut haben, so haben auch Bakterien einen Stoffwechsel, nach dem sie Dinge wieder ausscheiden. Diese bakteriellen Stoffwechselprodukte sind toxisch und werden vom Zahnfleisch überhaupt nicht toleriert. Das ist der Grund, weshalb das Zahnfleisch zunächst anschwillt, blutet und hin und wieder drückt. In diesem Stadium kann die Sonde des Zahnarztes schon etwa drei Millimeter in die Zahnfleischtasche vordringen, da sich das Zahnfleisch unter dem Einfluss der Bakterien leicht ablöst und lockert. Noch handelt es sich aber um eine sogenannte oberflächliche Zahnfleischentzündung (Gingivitis). Sie ist zum Glück vollständig reversibel, wenn jetzt die richtigen Maßnahmen ergriffen werden. Bei Menschen, die sich jedoch quasi an diesen Zustand gewöhnen und tatenlos darauf warten, dass es von selbst wieder besser wird, entwickelt sich die Entzündung weiter. Die Hoffnung stirbt ja bekanntlich zuletzt, sie reicht aber definitiv nicht aus. Bei einer Zahnfleischentzündung ist Handeln erforderlich. Die Toxine der Bakterien greifen sonst den Knochen an, und dieser baut sich in der Folge ab.

Das Tückische an diesem Prozess: Die Zahnfleischtasche wird noch tiefer, und die Bakterien haben noch mehr Platz, um ihr Unwesen zu treiben. Da das Zahnfleisch geschwollen ist, sehen die betroffenen Patienten nicht, wie sehr es tatsächlich schon zurückgegangen ist, denn das Zahnfleisch folgt dem Knochen. Ist die Entzündung einmal auf den Knochen übergegangen, dann ist es leider nicht mehr möglich, den gesunden ursprünglichen Zustand wiederherzustellen. Dann haben Sie sich eine chronisch entzündliche Erkrankung des Zahnhalteapparats eingehandelt: Das ist die Parodontitis. Diese Erkrankung kann durch Prophylaxe, eine Optimierung der Mundhygiene und eine Behandlung des Zahnfleischs eingedämmt werden. Aber was den Knochen angeht: Was weg ist, ist weg. Nach der Parodontitisbehandlung wird auf Wundheilungsstörungen kontrolliert. Abhängig von der Stärke der Parodontitis, der Mundhygieneroutine des Patienten und der Neigung des Mundes dazu, Zahnstein zu bilden, entscheidet sich das sogenannte Recallintervall. In regelmäßigen Abständen, beispielsweise alle drei Monate, findet dann eine zahnärztliche Kontrolle des Zahnfleischs und eine professionelle Zahnreinigung statt.

Die Folgen einer Parodontitis sind Mundgeruch, Schmerzen, Blutungen, wackelnde Zähne und Zahnverlust – insbesondere wenn sie unbehandelt bleibt. In massiven Fällen können hoffnungslos wackelige Zähne mit Knochenersatzmaterial noch eine Weile gehalten werden, aber so weit wollen wir es gar nicht kommen lassen. Denn abgesehen von den ästhetischen Einbußen ist eine Parodontitis auch für die Psyche und für die Allgemeingesundheit (siehe Seite 86) eine belastende Situation.

Wie behandelt man eine Gingivitis?

Wer bei einer oberflächlichen Zahnfleischentzündung gleich alle Register zieht, beugt der tief greifenden und belastenden Parodontitis vor. Das hier sind Ihre wichtigsten Waffen gegen die Keime:

- Eine regelmäßige professionelle Zahnreinigung
- Optimierung der häuslichen Zahnpflegeroutine
- Eventuell unterstützende medizinische Spüllösungen nach Anweisung Ihres Zahnarztes
- Erfolgskontrolle bei Ihrem Zahnarzt

Wie behandelt man eine Parodontitis?

- Professionelle Zahnreinigung
- Optimierung der häuslichen Zahnpflegeroutine
- Unterstützung durch medizinische Spüllösungen nach Anweisung des Zahnarztes
- Erfolgskontrolle, eventueller Hain-Test (siehe Seite 73)
- Zahnfleischbehandlung beim Zahnarzt, eventuell unterstützt durch ein Antibiotikum und eine Laserdesinfektion
- Festlegung des Recallintervalls zur Stabilisierung der erreichten Situation

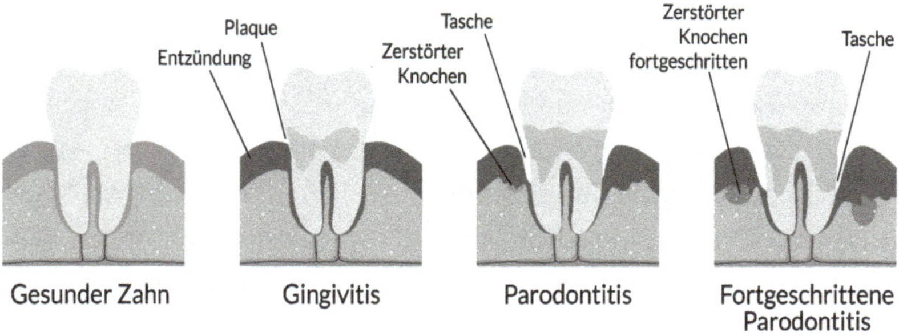

Der Weg zur Parodontitis verläuft schleichend. Wer bereits bei der oberflächlichen Gingivitis aktiv wird, hat gute Chancen auf Heilung.

Was ist ein Hain-Test? Und wie läuft eine Parodontitisbehandlung ab?

Beim Hain-Test werden kleine Papierspitzen in verschiedene Zahnfleischtaschen eingeführt, sodass sie sich mit der Flüssigkeit aus der Tasche vollsaugen. Diese Spitzen werden jeweils einzeln in Röhrchen gepackt und in ein Labor geschickt, wo die genauen Bakterienstämme, die in diesen Zahnfleischtaschen leben, bestimmt werden. Auf diese Weise kann Ihr Zahnarzt genau ein auf diese Bakterien passendes Antibiotikum auswählen, um die Therapie zu unterstützen. Dieses Antibiotikum muss bereits vor der Parodontitisbehandlung eingenommen und die Einnahme darüber hinaus fortgesetzt werden. Nur so baut sich im Blut ein angemessener Spiegel des Wirkstoffs auf, der die Bakterien am Zielort bekämpfen kann. Oft muss auch der Partner mit behandelt werden. Denn auch beim Küssen (siehe Seite 105 ff.) werden Parodontitisbakterien übertragen. Die Behandlung würde nichts nützen, wenn Sie sich die losgewordenen Bakterien zu Hause wieder abholen.

Bei der Parodontitisbehandlung werden die zu behandelnden Bereiche erst betäubt. Anschließend werden die Zahnfleischtaschen in der Tiefe gereinigt. Das bedeutet, dass Ihr Zahnarzt mit Schall- und Handinstrumenten in die Gebiete vordringt, in die sich die Plaque vorgefressen und verhärtet hat. Diese harten, tiefen Beläge (sogenannte Konkremente) sind meist schwarz-grau, weil sich Pigmente und altes Blut darin vermischt haben. Dieser unterirdische Zahnstein ist schwer zu entfernen und klebt stark an der Wurzeloberfläche, sodass die Behandlung etwa eine Stunde dauern kann. Früher wurde das Zahnfleisch dabei aufgeschnitten. Ich kann Sie beruhigen, heutzutage macht man das nicht mehr. Das sogenannte geschlossene Verfahren, bei dem man mit den Instrumenten von oben zwischen Zahn und Zahnfleisch eindringt, eignet sich nach dem neuesten Stand der Erkenntnisse mindestens genauso gut. Etwas Missempfinden können die Patienten danach schon spüren, allerdings ist das vergleichbar mit dem Gefühl wie nach einer heißen Pizza, bei der man sich leicht am Käse verbrannt hat. Viele Patienten berichten auch, dass sie gar keine Schmerzen hatten.

Nach Entfernung der Konkremente werden die Taschen mit einer desinfizierenden Lösung gespült und zusätzlich mit dem Laser (siehe Seite 203) desinfiziert. Mit dieser Methode lässt sich das Maximum an Reinigung und Desinfektion der Zahnfleischtaschen erzielen. Anschließend dürfen Raucher mindestens eine Woche lang nicht zum Glimmstängel greifen. Denn Nikotin beeinträchtigt die Durchblutung und somit die Wundheilung stark. Für alle Patienten gilt in dieser Phase: keine scharfen oder säurehaltigen Lebensmittel konsumieren, um Wundheilungsstörungen, Schmerzen und Schädigungen des Zahnfleischs vorzubeugen. Die Zahnpflege wird zu Hause auch in den Zwischenräumen vorsichtig, aber gründlich durchgeführt. Mundspülungen mit Chlorhexidin fördern nun die Heilung.

Normalerweise kommen sie zwei Wochen lang zweimal täglich im Rahmen der Zahnpflegeroutine zum Einsatz. Bitte beachten Sie: Chlorhexidin ist ein Medikament und hat Nebenwirkungen, wenn Sie es zu lange verwenden. Es könnten beispielsweise Geschmacksstörungen und Verfärbungen an den Zähnen entstehen. Besprechen Sie die Verwendung dieser Mundspüllösungen also vorab mit Ihrer Zahnärztin oder Ihrem Zahnarzt.

Zahnfleischrückgang

Stimmt's oder nicht?

Mit dem Alter wird das Zahnfleisch kürzer und die Zähne länger.

Der Zahn der Zeit nagt an uns allen, doch ein ungünstiger Lebensstil und unwissendes Handeln können diesen Prozess schneller vorantreiben, als uns lieb ist. Im Idealfall geht das Zahnfleisch zwar mit dem Alter zurück, aber nur sehr langsam. Ganz gefeit ist davor niemand, weil als Teil des natürlichen Alterungsprozesses der Kieferknochen – genau wie die anderen Knochen in unserem Körper – an Masse und Volumen verliert. Er geht zurück, und das Zahnfleisch folgt ihm. Schließlich liegen dann die Zahnhälse mehr oder weniger frei. Das lässt die Zähne länger aussehen, gewachsen sind sie dabei nicht. Bei schlechter Pflege oder unsachgemäßem Putzen kann sich dieser natürliche Prozess allerdings erheblich beschleunigen. Damit riskiert man die Entstehung von Zahnhalskaries im Alter, auch wenn man zuvor viele Jahrzehnte lang ohne Füllungen durchs Leben gekommen ist.[35]

Fehlstellungen der Zähne, die nicht rechtzeitig kieferorthopädisch korrigiert worden sind, können das Voranschreiten einer Zahnfleischentzündung begünstigen. Denn schief stehende oder verschachtelte Zähne bilden Nischen, die mit den häuslichen Mitteln der Mundhygiene nur schwer zu reinigen sind. Umso wichtiger ist dann eine regelmäßige professionelle Zahnreinigung.

Im Alter steigt das Risiko einer Zahnfleischentzündung, weil weniger Speichel fließt, der sonst unser Zahnfleisch mit Abwehrstoffen gegen die Bakterien umspült.

Dennoch ist es durchaus möglich, noch als Greis auf einer Parkbank zu sitzen und mit den eigenen Zähnen in einen Apfel zu beißen. Die Voraussetzung ist, dass Sie mit der richtigen Putztechnik (siehe Seite 54 ff.) Ihr Gebiss mit einer guten Zahnbürste, Zahnseide und passenden Zwischenraumbürsten pflegen.

Zahnpasta

Stimmt's oder nicht?
Viel hilft viel.

Geben Sie einen erbsengroßen Klecks Zahnpasta auf die Zahnbürste – das ist die vorgesehene Menge. Verteilen Sie die Zahnpasta zuerst grob auf den Zähnen, ehe Sie mit dem eigentlichen Bürsten beginnen und mit der empfohlenen Putztechnik (siehe Seite 54 ff.) alle Zähne gründlich reinigen. Wichtig ist, dass Sie wirklich alle Bereiche mit der Zahnbürste erreichen. Keine Zahnpasta der Welt – und auch keine Mundspüllösung – hat eine magische Wirkung, die vor Karies schützt, wenn Sie die Plaque nicht mit Zahnbürste und Zahnseide mechanisch entfernen. Lassen Sie sich von dem frischen, minzigen Gefühl im Mund nicht täuschen! Kennen Sie das Ärgernis, wenn ein Hundehäufchen auf dem Gehweg vor Ihrer Haustür liegt? Leider verschwindet es nicht, wenn Sie ein Parfüm draufsprühen. Es muss weggehoben werden. Genauso verhält es sich mit Plaque.

Dennoch hat die Zahnpasta jede Menge Inhaltsstoffe und Eigenschaften, die die Reinigung unterstützen. Diese möchte ich Ihnen grob erläutern, sodass Sie eine durchdachte Entscheidung bei der Wahl Ihrer Zahnpasta treffen können – und sich nicht etwa auf die Werbepräsenz einer Marke verlassen müssen. Wissen ist Macht! Die Zahnpasta dient der Vermeidung von Karies und Zahnfleischentzündung. Zu diesem Zweck muss die Zahnpasta säubern und polieren. Den Atem zu erfrischen ist dann eine zusätzliche, aber eher kosmetische Aufgabe. Aus therapeutischer Sicht steht die Entfernung der Plaque im Vordergrund.

Weil Zahnpasta als kosmetisches Produkt gilt und nicht als Arzneimittel, dürfen maximal 0,15 Prozent Fluoridionen zur Stärkung des Zahnschmelzes enthalten sein., Zusätzlich befinden sich in der Zahnpasta je nach Zusammensetzung 15 bis 55 Prozent Abrasivstoffe (Putzkörper), die das Entfernen der Plaque beim Putzen erleichtern sollen. Die Abrasivität bestimmt man anhand des Abriebs. Der so ermittelte Wert wird als RDA bezeichnet und ist eine Abkürzung für *Relative Den-*

tin Abrasion. Gelegentlich wird hierfür auch der Wert REA verwendet: *Relative Enamel Abrasion*. Je höher diese beiden Werte, desto höher ist der Abrieb, den die Zahnpasta an der Zahnoberfläche verursacht. Bleiben Sie bei der Wahl der Zahnpasta unter einem RDA-Wert von 60. Zu hohe RDA-Werte zerstören den Schmelz und fügen Ihrer Gesundheit somit Schaden zu. Leider sind die Werte meist nicht auf der Zahnpastapackung angegeben, lassen sich aber im Internet recherchieren. Achten Sie ergänzend auf die richtige Putztechnik (siehe Seite 54 ff.) und die richtige Zahnbürste (siehe Seite 67 ff.), um Zähne und Zahnfleisch zu schonen.

Tenside in der Zahnpasta, wie Aminfluorid oder Natriumlaurysulfat, sorgen dafür, dass die Oberflächenspannung des Speichels herabgesetzt wird, der die Zähne mit einem hauchdünnen Film überzieht. So kann die Plaque leichter vom Zahn gelöst werden. Tenside sind auch der Grund, warum die Zahnpasta schäumt. Zu viele Tenside könnten allerdings Ihr Zahnfleisch schädigen, daher sollten sie die Zwei-Prozent-Grenze in der Zahnpasta nicht überschreiten.

Als Wirkstoff sind der Zahnpasta Fluoride (siehe Seite 21 ff.) beigemischt. Sie haben eine sogenannte kariostatische Wirkung. Das bedeutet, dass sie eine leichte, beginnende Karies bremsen oder sogar aufhalten können. Sie härten die Schmelzoberfläche der Zähne wieder, wenn diese durch die Nahrungszufuhr Fluoridionen verloren hat. Auf der Zahnpastapackung finden Sie Angaben mit der Einheit ppm (parts per million). Erwachsene sollten eine Zahnpasta mit mindestens 1000 ppm nutzen, um einen ausreichenden Kariesschutz zu erzielen. Für Kinder bis zum Vorschulalter werden 500 ppm empfohlen.

Außerdem können plaquehemmende Wirkstoffe in einer Zahnpasta enthalten sein, wie beispielsweise Chlorhexidin oder Glucoseoxidase. Zinkzitrat und Polyphosphate helfen, Zahnstein zu verhindern. Feuchthaltemittel, wie Glycerol oder der Zuckeraustauschstoff Sorbitol sorgen dafür, dass die Zahnpasta nicht austrocknet. Die Verwendung von Sorbitol in der Zahnpasta wird kontrovers diskutiert. Es gibt einige wenige Menschen, die diesen natürlichen Süßstoff, der unter anderem im Steinobst vorkommt, nicht vertragen. Die Reaktion darauf findet aber im Dünndarm statt. Große Mengen Sorbitol können auch für alle anderen abführend wirken – aber Sie wollen die Zahnpasta ja nicht essen –, und die Menge wäre ohnehin so gering, dass sie in dieser Hinsicht nicht bedeutsam wäre. Eine andere Sorge, die gelegentlich im Internet kursiert, betrifft die kariogene Wirkung von Sorbitol. Tatsächlich können Kariesbakterien auch diesen Zuckeraustauschstoff zu Säuren zerlegen, allerdings zu weniger aggressiven als bei Haushaltszucker.[36] Noch günstiger ist allerdings Xylitol, ein weiterer natürlicher Süßstoff, der gleichzeitig als Feuchthaltemittel dient und der Plaquebildung besonders effektiv entgegenwirkt.[37]

Für empfindliche Zähne (siehe Seite 15 ff.) sind manchen Zahnpasten Stoffe zugefügt, die den offen liegenden Dentinkanälchen (siehe Abbildung Seite 24) einen »Deckel aufsetzen«. So können sie durch Luft- oder Temperaturreize nicht irritiert werden. Gewöhnlich kommen zu diesem Zweck Zusätze wie beispielsweise die Aminosäure Arginin, Kalziumkarbonat (Kalk) oder Kalzium-Natrium-Phosphosilikat zum Einsatz.

Schließlich sorgen Minz-, Menthol- oder Kräuteraroma für einen angenehmen Geschmack beim Putzen. Kinderzahnpasten punkten bei den Kleinen meist mit Fruchtaromen.

Zahnseide

Stimmt's oder nicht?
Wenn das Zahnfleisch blutet, soll man keine Zahnseide benutzen.

Wenn das Zahnfleisch blutet, so zeigt dies eine Entzündung an, die sich ohne zielgerichtetes Handeln nicht mehr bessern würde. Wird nun auf die Zahnzwischenraumpflege verzichtet, etwa weil das Reinigen hier wehtut oder einfach weil die Routine fehlt, entwickelt sich die zunächst oberflächliche Zahnfleischentzündung (Gingivitis) stetig weiter, bis sie am Kieferknochen angelangt ist (Parodontitis) und den Knochen um die Zahnwurzel herum unwiederbringlich zerstört.

Wenn Sie unter Zahnfleischbluten leiden, lassen Sie sich erst einmal zahnärztlich untersuchen, um festzustellen, wie tief die Entzündung schon geht. Eine oberflächliche Entzündung ist leichter zu behandeln als eine tiefere, aber in beiden Fällen sind eine professionelle Zahnreinigung und eine Optimierung der heimischen Mundpflegeroutine von großer Bedeutung. Schließlich hat das Jahr 365 Tage. Wenn Sie zweimal im Jahr eine Zahnreinigung durchführen lassen, sind Sie an den 363 anderen Tagen auf sich allein gestellt. Lassen Sie sich deshalb von Ihrer Zahnärztin oder Ihrem Zahnarzt genau erklären, warum Sie Zahnfleischbluten haben und was Sie selbst dagegen tun können.

Fangen Sie heute noch an, Zahnseide zu benutzen. Sollte sich das feinmotorisch zunächst herausfordernd anfühlen, bieten sich sogenannte Zahnseidesticks an, auf denen ein Stück Zahnseide gespannt ist. So fällt lästiges Um-den-Finger-Wickeln weg. Achten Sie darauf, jeden Zahnzwischenraum für sich zu reinigen. Sägen Sie bitte nicht mit der Zahnseide auf dem zarten Zahnfleisch herum. Das Zahnfleisch braucht einen freundlichen Umgang, es ist ein empfindliches Gewebe. Wenn Sie von oben in den Zwischenraum eindringen wollen, dürfen Sie vorsichtig mit der Zahnseide sägende Bewegungen machen. Wenn allerdings der Kontaktpunkt zwischen den Zähnen überwunden ist, fahren Sie mit der Zahnseide vorsichtig an beiden Zähnen entlang und wischen vorsichtig die Beläge vom Zahnfleisch weg ziehend heraus. Anfangs wird Ihr Zahnfleisch bluten, wenn es entzündet ist, aber nach etwa zwei bis vier Wochen kontinuierlicher Zwischenraumpflege wird dies plötzlich nachlassen – ebenso wie Rötungen und eventuelle Schwellungen. Gehen die Schwellungen zurück, verschwinden auch Nischen, die den Bakterien als Zuhause dienten.

Ich verspreche Ihnen, dass Sie – wenn Sie die Pflege konsequent durchziehen – ein komplett neues Mundgefühl haben werden – und einen Gewinn an Lebensqualität ohne blutendes Gewebe. Sogar wenn bereits eine Parodontitis entstanden sein sollte, können Sie die Blutung in den Griff bekommen, sodass die aktive Phase in eine ruhende Phase übergeht. Das bedeutet nicht, dass der durch die Parodontitis zerstörte Knochen nun wieder neu entsteht, aber es bedeutet immerhin, dass das Voranschreiten der Erkrankung verlangsamt wird, denn die Bakterien haben nun weniger Optionen, sich einzunisten. Wenn Sie jetzt weiter am Ball bleiben und immer wieder Ihren inneren Schweinehund überwinden, dann haben Sie eine stabile Situation geschaffen. Ihre Pflege, die professionelle Zahnreinigung und regelmäßige Vorsorgeuntersuchungen sind die Basis, auf der eine Parodontitisbehandlung erfolgreich durchgeführt werden kann.

Wie Sie sehen, haben Sie eigentlich sehr viel Macht über Ihr eigenes Zahnfleisch. Achten Sie bei der Wahl der Zahnseide darauf, dass sie gewachst ist, denn so überwindet sie leichter auch eng stehende Zähne und gelangt in die Zwischenräume.

Bei größeren Zwischenräumen reicht Zahnseide nicht aus, um die Beläge herauszuholen. Stellen Sie sich einen »Brei« vor, der dort herumliegt und ausgehoben werden muss. Den würden Sie mit Zahnseide nur zerteilen, ein kleines bisschen davon vielleicht herausholen und der Rest bliebe liegen – heimlich, hinterhältig und vernichtend. Deshalb braucht es hier Zwischenraumbürstchen (siehe Seite 87 ff.). Diese sind farblich codiert und müssen passend zur Größe des Zahnzwischenraumes verwendet werden. Lassen Sie sich im Rahmen der Prophylaxe individuell dazu beraten. Zu kleine Bürstchen würden nicht ausreichend reinigen. Zu große Bürstchen würden den Zahn beschädigen, weil der Drahtkern, auf dem die feinen Bürstenhaare gespannt sind, den Zahn immer wieder treffen und verletzen würden. Deshalb ist es sinnvoll, sich nicht einfach im Drogeriemarkt einzudecken, sondern vorab in der Zahnarztpraxis Ihres Vertrauens den nötigen Rat einzuholen. Dieser kann immer nur individuell und nicht allgemeingültig gegeben werden. Manche Menschen haben so enge Zwischenräume, dass keine Bürstchen passen und nur Zahnseide funktioniert. Andere haben so große Zwischenräume, dass sie überall große Bürstchen benutzen müssen. Jeder Mund ist einzigartig.

Zungenschaber

Stimmt's oder nicht?
Ein Zungenschaber reduziert die Bakterien im Mund und ist unerlässlich.
Der Zungenschaber wurde schon vor Jahrtausenden im Rahmen des Ayurveda und der Traditionellen Chinesischen Medizin empfohlen. Grundsätzlich macht seine Anwendung absolut Sinn. Er entfernt den dicken oberen Belag auf der Zunge, der ja oftmals maßgeblich an der Entstehung von Mundgeruch (siehe Seite 36 ff.) beteiligt ist. Das liegt an der Oberflächenstruktur der Zunge. Diese besteht aus unzähligen Papillen und Vertiefungen, in denen sich 60 bis 80 Prozent der Bakterien im Mundraum ansiedeln. Aus ihnen sowie den abgestorbenen Schleimhautzellen und Nahrungsresten bildet sich der Zungenbelag. Genau wie beim Zahnbelag können die dort lebenden Bakterien schwefelhaltige Verbindungen produzieren, die entsprechend riechen.[38] Tatsächlich kann die regelmäßige Verwendung eines Zungenschabers die Beläge sicht- und messbar reduzieren, sorgt für ein saubereres Gefühl auf der Zunge und unter Umständen für einen frischeren Atem.

Was der Zungenschaber allerdings nicht kann: die tiefen Täler auf der Zungenlandschaft erreichen. Die Bakterien, die sich dort vergraben haben, bleiben also unbehelligt. So zeigte eine belgische Studie, dass der Zungenschaber entgegen der Erwartungen der Forscher für eine Parodontitistherapie nicht allzu viel bringt. Die Wissenschaftler der Universitätsklinik Leuven untersuchten ihre These, dass ein Entfernen der Zungenbeläge das Siedeln von Bakterien in den Zahnfleischtaschen ebenfalls verhindern würde.[39] Doch das machte für die Zahnfleischtaschen kaum einen Unterschied.

Möglicherweise liegt das eben daran, dass der Zungenschaber oberflächlich arbeitet. Gründlicher reinigt eine Zungenbürste, die bei einigen Zungenschabern auf einer Seite integriert ist. Sie eignet sich besser als eine Zahnbürste, weil sie flacher ist. Die hohe Zahnbürste würde hinten leicht an das Zäpfchen im Rachen stoßen und einen Würgereflex auslösen. Zudem ist der Kombieffekt hervorragend: erst mit den Bürstchen den Zungenbelag auflockern, dann mit der glatten Seite den Belag abziehen. Strecken Sie Ihre Zunge so weit wie möglich heraus, und setzen Sie die Zungenbürste hinten an. Allerdings mit Feingefühl, um die zarten Papillen Ihrer Zunge nicht zu verletzen! Kein Schrubben! Integrieren Sie die Zungenreinigung am besten mindestens einmal pro Tag in Ihre Mundpflege, zum Beispiel abends im Anschluss an die Zahnzwischenraumpflege.

Die mechanische Reinigung der Zunge findet auch durch das Kauen von Rohkost und allgemein faserhaltigen Lebensmitteln statt, wie rohe Möhrensticks, Gemüse oder Vollkornprodukte. Je mehr wir kauen, desto eher lösen sich die Beläge! Wer hauptsächlich weich gekochte oder flüssige Nahrung zu sich nimmt, zum Beispiel Träger einer festen Zahnspange in der ersten Woche, kann deshalb mehr Bakterien als üblich auf der Zunge ansammeln.

Zu einem pelzigen Gefühl auf der Zunge kommt es auch oft beim Tragen von Prothesen im höheren Alter. Gerade bei einer Oberkieferprothese sollte regelmäßig zum Zungenschaber gegriffen werden, weil die reinigende Funktion durch den harten Gaumen dann nicht gegeben ist. Bei der jüngeren Generation sind es modische Zungenpiercings, die die Selbstreinigung der Zunge durch Reibung am Gaumen behindern. Deshalb sollten sich Menschen mit Zungenpiercing unbedingt einen Zungenschaber oder eine Zungenbürste zulegen. In der Zahnarztpraxis können Beläge auf der Zunge auch mit einer Art Staubsauger einfach und schnell entfernt werden.

Ein positiver Nebeneffekt der Zungenreinigung: Geschmäcker werden wieder intensiver wahrgenommen. Küchenkräuter wie Salbei oder

Thymian haben übrigens einen natürlichen antibakteriellen Effekt, das heißt, sie töten einen Teil der Bakterien im Mund ab und helfen so, den Zungenbelag in Schach zu halten.

WAS BEDEUTEN DIE VERSCHIEDENEN FARBEN DES ZUNGENBELAGS?

Zungenbelag ist ganz normal. Ist alles im Gleichgewicht, ist er dünn und weiß. Darunter schimmert die rosa, glatte und feuchte Zunge durch. Bei Erkältungen ist es normal, dass sich dieser Belag verdickt. Ein dicker weißer Belag kann aber auch seine Ursache in Magenschleimhautentzündungen oder Problemen mit der Bauchspeicheldrüse haben. Hellgelber Belag mit einem pelzigen Gefühl kann durch eine Überbesiedelung mit Pilzen entstehen. Ob Sie wirklich eine Candida-Problematik haben könnten, erkennen Sie daran, dass beim Abstreifen des Belags eine stark gerötete, leicht blutende Zunge zum Vorschein kommt.[40] *Ein Abstrich beim Arzt gibt dann Sicherheit – dann lässt sich dieses Problem einfach und gezielt mit sogenannten Antimykotika behandeln.*

Bei einem kräftigen Gelb sollten Sie Ihre Leber und Gallenblase untersuchen lassen. Braun ist die Zunge oft bei starken Rauchern und Kaffeetrinkern. Ist sie sehr dunkel, fast schwarz, kann das aber auch Hinweis auf eine ernste Allgemeinerkrankung sein (es sei denn, Sie benutzen über einen längeren Zeitraum Mundwasser (siehe Seite 40 ff.) mit Chlorhexidin, dann ist das des Rätsels Lösung). Sprechen Sie mit Ihrem Hausarzt darüber – auch wenn die Zunge extrem rot ist oder sich in sonst optisch auffälliger Weise stark verändert.

Ein Brennen der Zunge kann durch Hormonschwankungen ausgelöst werden, etwa im Zuge der Wechseljahre, wenn der Östrogenspiegel abfällt. Es kann aber auch durch den übermäßigen Verzehr von Ananas entstehen. Das liegt am darin enthaltenen Enzym Bromelain. Dieses Enzym ist ein wahres Wundermittel gegen Entzündungen und wird deshalb einigen rezeptfreien Tabletten in der Apotheke beigemischt. Allerdings zersetzt es auch Proteine und hinterlässt deshalb nach dem Genuss von roher Ananas auf der Zunge ein prickelndes oder sogar brennendes Gefühl. Durch Erhitzen über 70° C wird das Bromelain ausgeschaltet. Deswegen haben Dosenananas, die ja bei der Aufbereitung erhitzt werden, diesen Bromelain-Effekt nicht.

Eine geschwollene Zunge kann beispielsweise Symptom einer Nahrungsmittelallergie sein, was sich durch einen Pricktest beim Allergologen klären lässt. Doch auch Stress oder ein Mangel an B-Vitaminen können die Ursache sein. Schalten Sie einen Gang herunter und ernähren Sie sich vollwertig, wenn Sie dieses Symptom bei sich bemerken. Ein liebevoller Umgang mit sich selbst ist die Basis jeder Gesundheitsvorsorge – auch für die des Mundes.

Zwecklos

Stimmt's oder nicht?
Die Zähne haben eh schon Löcher. Jetzt brauche ich sie auch nicht mehr zu putzen.

Da hat man jahre- und jahrzehntelang morgens und abends geputzt, und plötzlich ist doch wieder ein Loch im Zahn – oder gar mehrere. Die erste Instinktreaktion, die Flinte nun ins Korn werfen zu wollen, ist nachvollziehbar. Und ganz falsch! Denn die Karies ist aufgrund eines Informationsmangels entstanden, den ich mit diesem Buch beseitigen will. Wer weiß zum Beispiel schon, dass begeisterte Smoothie-Trinker ein höheres Kariesrisiko haben (siehe Seite 57 f.) oder einer der häufigsten Gründe für Karies die mangelnde Zahnzwischenraumpflege (siehe Seite 87 ff.) ist? Wenn Sie dieses Buch einmal von vorn bis hinten durchgelesen haben, sind Sie gewappnet.

Wer tatsächlich aufgibt und seine Zähne gar nicht oder nur noch unzureichend putzt, riskiert, dass sich kleine Schäden zu großen Katastrophen auswachsen. Das betrifft nicht nur die Karies. Vor allem das Zahnfleisch mag es überhaupt nicht, wenn man seine Zähne nicht putzt. Denn dann entwickelt sich oft schneller, als man meint, eine Zahnfleischentzündung, die das Putzen der Zähne durch ständiges Bluten noch unangenehmer macht. Wer dann nur noch flüchtig mit der Zahnbürste über die Zähne huscht, erschafft sich auf Dauer ein Gesamtkunstwerk aus wackelnden, kariösen Zähnen, die nach und nach mit Zahnersatz und möglicherweise Prothesen ersetzt werden müssen. Wichtig zu wissen: Es ist kein Naturgesetz, dass unsere zweiten Zähne irgendwann herausfallen und wir dann mit den sogenannten dritten Zähnen in unseren Lebensabend starten. Wer seine Zähne optimal pflegt, kann sie sein ganzes Leben lang behalten.

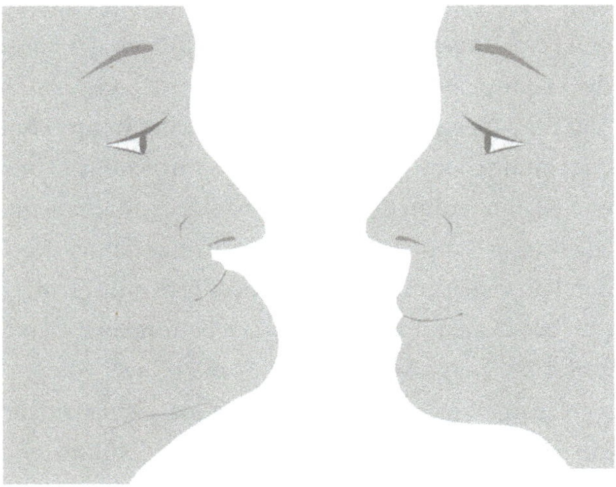

Veränderungen des Gesichts nach einem Zahnverlust.

Lassen Sie nicht zu, dass Karies und Parodontitis Ihr Leben beeinträchtigen! Beide Erkrankungen verursachen nicht nur Schmerzen. Sie beeinträchtigen die Ästhetik des gesamten Gesichts. Durch Karies verlieren die Zähne ihre Höhe, dadurch kommt es zu einem Höhenverlust des unteren Gesichtsdrittels. Dies verschlimmert sich noch, wenn mehrere Zähne verloren gehen, ohne ersetzt zu werden. Die Folge ist ein Zusammenfallen dieses Gesichtsbereichs, mit einhergehender Faltenbildung. Bei weiterem Voranschreiten gleitet der – nicht abgestützte – Unterkiefer nach vorn, und das Kinn wirkt viel prominenter – sodass das Gesicht ein greisenhaftes Aussehen bekommt.

Die Anatomie der Zunge und des Kiefers leiden ebenfalls. Der Kieferknochen ist ein lebendiges Gewebe. Wenn der Kaudruck der Zähne fehlt, weil diese abgebrochen sind oder gar ganz fehlen, dann baut sich der Knochen ab, man nennt das Atrophie. Dabei verändert sich die Form der Kiefer! Während der Oberkiefer bei Atrophie schmaler wird, wird der Unterkiefer immer breiter. Das Gesicht verändert sich. Je länger die Kiefer so bleiben, desto schwerer wird außerdem die Konstruktion eines umfangreichen Zahnersatzes. Bei Lücken oder ganzen zahnlosen Abschnitten breitet sich die Zunge in diesem Platz aus. Wenn dann Zahnersatz eingegliedert werden soll, fühlt es sich unangenehm an, weil die Zunge dem Gehirn meldet, sie sei nun regelrecht eingeengt.

Und das Wichtigste: Entzündungen im Mundraum können Ihre Allgemeingesundheit auf Dauer massiv beeinträchtigen. Parodontitispatienten leiden überdurchschnittlich häufig an Rheuma und Diabetes. Vor allem aber schadet die Zahnfleischentzündung den Gefäßinnenwänden[41] an vielen anderen Stellen im Körper und schlägt deshalb so heftig auf das Herzkreislaufsystem, dass betroffene Patienten ein erhöhtes Risiko für Herzinfarkt[42] und ein mindestens verdoppeltes Risiko für Schlaganfall haben.[43] Siebenfach ist das Schlaganfallrisiko erhöht, wenn bereits ein Knochenabbau über sechs Millimeter im Kiefer stattfindet.[44] Besonders tiefe Zahnfleischtaschen über 4,5 Millimeter treiben dieses Risiko um das 8,5-Fache in die Höhe.[45] Herz-Kreislauf-

Erkrankungen sind die häufigste Todesursache in Deutschland. Parodontitis ist eine Erkrankung mit möglicher Todesfolge. Diese nicht mithilfe des Zahnarztes zu bekämpfen und seinen Mund nicht optimal zu pflegen, ist, wie russisches Roulette zu spielen. Klingt krass, ist aber so.

Wenn Menschen irgendwann einfach »aufgeben«, hängt das meiner Praxiserfahrung nach häufig mit Depressionen oder ausgeprägten Ängsten zusammen. Leider spitzen sich Letztere immer weiter zu, je länger man wartet und desto mehr die Erkrankung infolgedessen voranschreitet. Oftmals entwickelt sich auch ein Schamgefühl. Schlimmstenfalls meiden Betroffene dann Zahnarztbesuche, weil sie Angst davor haben, verurteilt zu werden. Bitte seien Sie versichert: Niemand wird Sie verurteilen. Meine Kollegen und ich sind da, um Ihnen zu helfen. Deshalb haben wir unsere Profession gewählt.

Zwischenraumbürste

Stimmt's oder nicht?
Wer Zahnseide benutzt, kann auf die Zwischenraumbürste verzichten.
Das hängt ganz von der Größe Ihrer Zahnzwischenräume ab. Lassen Sie sich dazu bei der nächsten professionellen Zahnreinigung beraten. Ihre Zahnzwischenräume sind nämlich unterschiedlich groß. Eventuell wird es Zwischenräume geben, in die nur Zahnseide passt. Zähne haben jedoch eine Blumentopfform und werden in Richtung der Wurzel schmaler. Deshalb gibt es in manchen Zwischenräumen etwas mehr Platz. Dort würden Sie mit der Zahnseide die liegen gebliebene Plaque zwar in kleine Stücke teilen, aber nicht herausheben können. Daher empfehle ich Ihnen, zusätzlich zur Verwendung der Zahnseide für diese Bereiche auch eine angepasste Zwischenraumbürste zu verwenden. Falls Sie nun verständlicherweise mit den Augen rollen und sich fragen, wann Sie das alles noch machen sollen, dann kann ich

Sie beruhigen. Wenn Sie morgens schnell zur Arbeit müssen, reicht die Zahnbürste vollkommen. Sorgen Sie jedoch bei Ihrer abendlichen Zahnpflegeroutine dafür, dass auch die Zwischenräume blitzblank sauber werden. Der innere Schweinehund ist abgebrühter, je intelligenter sein Besitzer ist, denn so hat er das nötige Hirnschmalz, um sich immer neue Ausreden auszudenken. Also lassen Sie sich von ihm nichts einreden. Wenn Sie ein paar Tage lang nur Zahnseide verwendet haben oder allgemein die Zwischenräume vernachlässigt haben, dann motivieren Sie sich neu. Es ist wie beim Sport. Man stirbt nicht, wenn man monatelang keinen macht, aber die Konsequenzen machen sich irgendwann bemerkbar.

Die Größe der Bürstchen ist farbcodiert: Die dünnsten mit der Größe 0 sind beispielsweise pink, Größe 1 ist orange, Größe 2 rot usw. Leider verwenden nicht alle die Firmen dieselbe Farbcodierung. Lassen Sie sich nicht von dem riesigen Angebot an Zwischenraumbürsten im Drogeriemarkt verwirren. Sie benötigen nicht alle Größen und Farben, sondern nur ganz bestimmte. Welche, sagt Ihnen die Zahnärztin oder der Zahnarzt Ihres Vertrauens. Bestenfalls wählen Sie die Marke, mit der Ihnen in der Praxis die Pflege der Zwischenräume gezeigt wurde. Manche Zwischenraumbürsten haben auch praktische Deckel, so werden sie zum guten Begleiter für unterwegs. Zu Hause sollten Sie jedoch den Deckel höchstens als Verlängerungsstab für den Griff benutzen. Spülen Sie nach der Verwendung das Bürstchen unter warmem Wasser ab, und lassen Sie es an der Luft trocknen. Sie dürfen die Bürstchen etwa vier Wochen lang benutzen oder bis der Drahtkern einen Knick bekommt. Ein kaputter Drahtkern kann nämlich Zähne und Zahnfleisch schädigen.

Wenn Ihnen bei Ihrem letzten Zahnarztbesuch gesagt wurde, welche Räume mit welcher Größe zu reinigen sind, dann nehmen Sie bitte auch die entsprechende Größe und führen diese in den Zwischenraum ein. Im Seitenzahnbereich ist es praktisch, das Bürstchen vorher im rechten Winkel abzuknicken. So kommen Sie übersichtlich und schmerzfrei an die zu reinigende Stelle. Im Bereich der Frontzähne ist es besser, das Bürstchen in gerader Form zu nutzen. Besonders in der Front ist eine Beratung zur Bürstengröße sehr wichtig, weil zu große Bürstchen dort nicht »nur« der Zahnoberfläche schaden, sondern auch den Zahnfleischzipfel zwischen den Zähnen beschädigen können. Bei jugendlichen Zähnen reicht bei den Oberkieferfrontzähnen oft schon die Zahnseide aus. Im Unterkiefer verschmälern sich die Frontzähne in ihrem Verlauf zur Zahnwurzel hin jedoch stärker und benötigen oft noch eine zusätzliche Reinigung mit Zwischenraumbürstchen. Wenn die Zähne zu eng oder verschachtelt stehen, muss dann auch hier ausschließlich mit der Zahnseide gearbeitet werden.

Sie müssen nur einmal in den Zwischenraum und dann wieder heraus. Wenn Sie das Gefühl haben, dass Sie durch die Zahnstellung von der Außenseite nicht ausreichend weit in den Zwischenraum vorgedrungen sind, können Sie von der Innenseite diesen Zwischenraum ebenfalls reinigen. Das Spüren des Drahtkerns weist darauf hin, dass Sie entweder schon Macken in Ihrem Bürstchen haben, vielleicht die falsche Größe verwenden, oder dass Sie sich das noch mal beim Zahnarzt zeigen lassen müssen. Keine falsche Scham, denn das falsche Verwenden dieser Bürstchen kann Schaden anrichten. Zu kleine Bürstchen nützen nichts, zu große Bürstchen bewirken Defekte im Zahnschmelz, was das Kariesrisiko erhöht. Sie benötigen die richtige Größe, um effizient zu arbeiten.

Wenn Sie eine Zahnfleischentzündung haben, kann diese Pflege anfangs blutig sein. Lassen Sie sich davon nicht beeindrucken. Wenn Sie am Ball bleiben, wird schon nach drei bis fünf Wochen nichts mehr bluten. Ich rate Ihnen an dieser Stelle von Mundduschen und Ähnlichem ab. Wenn Sie diese im sanften Modus verwenden, nützen sie kaum etwas. Wenn Sie aber einen Gang hochschalten, fetzen Sie sich oft das Zahnfleisch vom Zahn weg. Mit meinem geübten Blick erkenne ich Mundduschenverwender, sobald sie bei der Vorsorgeuntersuchung den Mund aufmachen. Das Zahnfleisch ist meistens durch den Druck des Gerätes so lose, dass es durch das vorsichtige Betätigen des zahnärztlichen Luftpusters bei der Untersuchung lose flattert wie eine Fahne im Wind. Mit den passenden Zwischenraumbürstchen passiert Ihnen das nicht.

Schöne und gesunde Zähne in jeder Lebenslage

»Das Lächeln gehört zu jedem Sieg.«

DR. NEDA RAHIMIAN

Bottle-Syndrom

Stimmt's oder nicht?
Sind die Milchzähne braun herausgekommen, hat man halt Pech gehabt.

Die Nuckelflaschen-Karies, auch Nursing-Bottle-Syndrom (NBS) genannt, beginnt meist an den oberen Schneidezähnen und kann sich über das gesamte Gebiss massiv ausbreiten. Die unteren Milchschneidezähne sind im Vergleich zu den anderen Zähnen später betroffen, da die unteren Speicheldrüsen ihre Ausgänge hinter den unteren Schneidezähnen haben und der Speichel ein Reparaturmedium darstellt. Außerdem spielt die Bewegung der Zunge in der Region ebenfalls eine wenn auch untergeordnete Rolle.

Grund ist die Gabe süßer Getränke über eine Trinkflasche. Die ständig zuckrig umspülten Zähne haben angesichts dieser Bombardierung keine Chance, sich zu erholen. Das unter Dauerbeschuss stehende Gebiss reagiert mit massiver Karies, die bei Kindern aufgrund der viel schwächeren Zahnsubstanz schnell den vergleichsweise größeren Zahnnerv erreicht – Autsch!

Ideal ist natürlich, wenn das Kind jenseits der Mutter- oder Ersatzmilch zunächst nur Wasser und ungesüßte Kräutertees kennenlernt. Doch auch wenn es sich schon an süße Tees, Säfte oder etwa Honig auf dem Schnuller gewöhnt hat: Lassen Sie das bitte unbedingt sein! Ja, die Umgewöhnung wird Ihnen ein paar Nerven rauben. Aber das ist die Sache wert, und wenn Sie konsequent bleiben, geht es schneller, als man denkt. Geben Sie Süßes nie über eine Nuckelflasche oder über eine Schnabeltasse mit kleiner Öffnung, allenfalls über ein Glas – und zwar so spät wie möglich. Seien Sie ein Vorbild, und stellen Sie nicht für sich die Colaflasche auf den Tisch, während das Kind nur Wasser trinken darf. Ihr Vorbild ist das, was sich am längsten und tiefsten beim Kind einprägt – und es ein Leben lang schützen kann.

Daumennuckeln

Stimmt's oder nicht?

Daumenlutschen schiebt die Zähne nach vorn.

Das kann passieren. Wenn die Kleinen auch noch nach dem dritten Lebensjahr am Daumen nuckeln, birgt das tatsächlich die Gefahr von schiefen Vorderzähnen und sogar Kieferfehlstellungen. Was bei Säuglingen den Saugreflex befriedigt, sollte deshalb spätestens ab dem dritten Geburtstag abgewöhnt werden. Dieser gilt sowohl psychologisch als auch körperlich als kritische Schwelle. Wird danach noch weitergenuckelt, zeigt sich das oft später an weit nach vorn geschobenen Schneidezähnen mit einer großen Lücke zwischen den oberen und unteren Schneidezähnen. Je nachdem, in welcher Position der Daumen dabei eingelagert wird, kann auch der Unterkiefer des Kindes betroffen sein. Diese durch das Lutschen bewirkte Fehlstellung kann sogar so verheerende Folgen haben, dass Zähne locker werden und verloren gehen!

Auch ein offener Biss durch Daumennuckeln ist möglich, wo selbst bei geschlossenem Mund ein »Loch« zwischen der oberen und unteren Zahnreihe bleibt – eben da, wo immer der Daumen hineingeschoben wurde. Das kann dann zu Schwierigkeiten beim Abbeißen führen und beim Sprechen ein Zischen bei S- und Z-Lauten verursachen.

Als Übergangsangebot können Sie Ihrem Kind vermehrt einen Schnuller anbieten. Der ist weniger schädlich, sofern es sich um ein weiches Modell handelt, das leicht herausfällt. Das Schnullern sollte aber spätestens im Verlauf des vierten Lebensjahres abgewöhnt werden. Warum das Kind nicht mehr nuckeln sollte, kann man ihm in dem Alter schon ganz gut erklären. Nehmen Sie sich Zeit dafür, und bleiben Sie auch bei mehreren Anläufen zugewandt. Strafen fördern nur schädliche Gewohnheiten, weil die Kinder sich dann damit selbst beruhigen. Hören Sie gemeinsam Hörspiele, und lesen Sie Kinderbücher, die sich mit dem Abgewöhnen des Daumennuckelns oder Schnullerns beschäftigen. Erfinden Sie eine Schnullerfee, die dem Kind einen lang gehegten Wunsch erfüllt, im Tausch gegen den Schnuller. Oder googeln Sie einfach mal, ob es einen sogenannten Schnullerbaum in Ihrer Stadt gibt. Dort hängt Ihr Kind feierlich seinen Schnuller an einen Ast und gibt somit die Gewohnheit mit einem starken und eindrucksvollen Ritual auf.

Kieferorthopäden bieten ab dem vierten Lebensjahr auch sogenannte Mundvorhofplatten (siehe Abbildung Seite 115) an. Dabei handelt es sich um eine C-förmige Platte mit Schnullergriff, die Kinder – zunächst mit elterlicher Unterstützung – lose zwischen den Frontzähnen und der Lippe einlegen. So versperrt sie dem Daumen den Weg. Dieses Gerät kann auch helfen, wenn das Kind die Lippen nicht schließen kann. Dann dient es quasi als Fitnessstudio für die Mundmuskulatur rundherum.[1]

Alternativ wird manchmal empfohlen, eine sogenannte Daumengarage über den Daumen zu legen. Hierbei wird der Daumen in eine Konstruktion eingetaped, sodass das Kind keinen Spaß mehr daran hat, am Daumen zu lutschen. Diese Variante empfinde ich persönlich als pädagogisch fragwürdig. Ich würde eher dazu tendieren, einen Kalender aufzuhängen, auf dem das Kind täglich eine Sonne malen darf, wenn es nicht am Daumen gelutscht hat, und die völlige Abgewöhnung mit einer tollen Belohnung verbinden.

Und was, wenn das Kind doch wieder den Daumen oder andere Ersatzgegenstände in den Mund steckt? Lassen Sie bloß keinen Machtkampf daraus entstehen, bei dem Sie den Daumen immer wieder herausziehen. Nuckeln hilft Babys und Kleinkindern, Stress zu verarbeiten, Spannungen abzubauen und in den Schlaf zu finden. Ein liebevolles, geborgenes Umfeld setzt den richtigen Rahmen zum Abgewöhnen. Nehmen Sie Ihr Kind viel in den Arm, und versuchen Sie, sein dahinterliegendes Bedürfnis zu ergründen. Arbeiten Sie keinesfalls mit Spott oder Drohungen (»Wenn du jetzt nicht aufhörst, dann lese ich dir nichts vor«). Angst, Wut, Trotz oder pure Langeweile können diese Verhaltensweise so verstärken, dass sie auch noch jenseits des sechsten Geburtstags fortgesetzt wird. In diesem Fall wird das Daumenlutschen als pathologischer »Vorgang im Sinne eines seelischen Konflikts« gesehen und sollte bei längerem Bestehen eventuell psychologisch abgeklärt werden. Der Blick von außen sieht manchmal Dinge, die uns selbst verwehrt bleiben, einfach weil wir zu nah dran sind.

Erfolg

Stimmt's oder nicht?
Menschen mit schönen Zähnen sind erfolgreicher.
Der erste Eindruck zählt, Ihr Lächeln ist Ihre Visitenkarte – und unter Umständen auch die Eintrittskarte zu Ihrem Traumjob. Grund ist der sogenannte Halo-Effekt:[2] Schreiben Menschen Ihnen erst einmal eine bestimmte positive Eigenschaft zu – beispielsweise tolle gepflegte Zähne –, tendieren sie dazu, auch viele andere günstige Annahmen über Sie zu treffen. Ob es faktisch zutrifft oder nicht: Menschen mit geraden, hellen Zähnen wird am meisten auf der Karriereleiter zugetraut. Das belegt unter anderem eine brasilianische Wahrnehmungsstudie.[3] Dabei ist ein schönes Lächeln noch wichtiger als die Kleidung, die wir tragen. Besonders Frauen achten beim Kennenlernen einer neuen Person neben den Augen ganz genau auf den Mund.[4]

Tatsächlich fällt es Menschen, die mehr und offener lächeln, leichter, andere im Team zu motivieren und mitzureißen, das zeigt eine Studie der Universität Yale. Weil Lächeln ansteckend ist, entsteht eine positive Stimmung im Team.[5] Ein gewinnendes Lächeln, sofern es authentisch ist, lässt uns glaubwürdiger erscheinen. Durch die positive Rückkopplung fällt es wiederum leichter, selbstbewusst zu handeln. Beides erleichtert Verhandlungen und die Führung von Mitarbeitern. Zum anderen stellt ein lückenloses, strahlendes Gebiss ein Signal für

Gewissenhaftigkeit, Disziplin und gute Gesundheit dar – alles Faktoren, die eine gute Leistung begünstigen.

Zahnmedizin-Psychologe Prof. Tim Newton vom King's College London legte Testpersonen jeweils drei Versionen eines lächelnden Porträts vor. Eines war das Original, bei einem waren die Zähne nachträglich weißer gemacht worden, bei der dritten Version waren Anzeichen von Fäulnis eingearbeitet worden. Die Teilnehmer wurden nun gebeten, einzuschätzen, wie intelligent, sozial kompetent und psychisch stabil die Person auf dem Foto ist. Die besten Bewertungen bekamen tatsächlich die Bilder mit den sehr weißen Zähnen.

Das äußere Erscheinungsbild hat in den letzten 30 Jahren zunehmend an Bedeutung gewonnen, das zeigt eine Langzeitstudie der Universität Hamburg, in der Führungskräfte ausschlaggebende Faktoren für ihren Erfolg bewerten sollten. Zuletzt schrieben die Teilnehmer ihrer eigenen Attraktivität größeres Gewicht zu als den beruflichen Kontakten, die sie hatten.[6] Auch eine Studie der Universität Regensburg zeigt, dass es ein ausgeprägtes Attraktivitätsstereotyp gibt: Attraktiven Menschen werden die Eigenschaften »erfolgreich«, »zufrieden«, »sympathisch«, »intelligent«, »gesellig«, »aufregend«, »kreativ« und »fleißig« überdurchschnittlich oft zugeschrieben.[7]

Ernährung

Stimmt's oder nicht?
Die Ernährung hat großen Einfluss auf die Zahngesundheit.

Das stimmt! Wie heftig eine zuckerreiche Ernährung unseren Zähnen zusetzt, sieht man an Studien mit Kulturen, in denen Zucker kaum eine Rolle spielt. Etwa bei ehemaligen isolierten Bevölkerungsgruppen, die ihre Ernährungsweise an unsere angepasst und dann mehr Karies bekommen haben. Beobachtungen an Menschen mit Fruktoseintoleranz zeigen, dass sie trotz sonst normaler Zivilisationskost so gut wie kariesfrei bleiben. Und auch wenn Kriege sonst nur Leid bringen: Während der beiden Weltkriege, als die Leute kaum Zugang zu Zucker hatten, gingen Kariesfälle stark zurück. In Japan zeigte sich, dass die Kariesrate dann anstieg, als der Zuckerkonsum zehn Kilogramm pro Person und Jahr überstieg.[8]

Übrigens: Ob der Zucker braun oder weiß ist, spielt für die Gesundheit der Zähne keine Rolle. Auch nicht, ob Zucker in Form von Honig daherkommt. Denken Sie daran, dass sich Weißmehl bereits im Mund durch das Speichelenzym Amylase ebenfalls zu Zucker umbaut – bei Vollkorn ist das weit weniger der Fall. Achten Sie auf die vielen versteckten Zuckerquellen, zum Beispiel im Fertigmüsli oder in Dosensuppen – sogar im Sushi, denn der Sushi-Reis wird traditionell in einer Mischung aus Wasser, Zucker und Reisessig gekocht.

Die Katastrophenkombi für unsere Beißerchen sind ohnehin Zucker und Säure zusammen (Limonade! Cola! Energydrinks! Sekt! Apfelschorle! Salatdressing! Ketchup! Senf! Soßen! Fertigjoghurt!). Säuren lockern die Struktur des Zahnschmelzes und lösen dort Mineralstoffe heraus. Der vermeintlich so gesunde Orangensaft kann, im Übermaß genossen, zu Erosionen auf dem Zahnschmelz führen, auf denen Kariesbakterien ein leichtes Spiel haben. Wenn Sie Säfte trinken, dann besser nur zu den Hauptmahlzeiten.

Auch Obst enthält natürliche Fruchtsäuren und Fruchtzucker. Weil es aber gleichzeitig so viele Vitalstoffe liefert, sollten Sie nicht darauf verzichten. Gut ist es allerdings, nur zu einer Mahlzeit pro Tag Obst zu essen, beispielsweise zum Frühstück. Den Rest Ihrer täglichen Vitamine und Mineralstoffe nehmen Sie besser in Form von Gemüse zu sich. Das dankt Ihnen auch Ihr Darm.

Sie brauchen nicht vollständig auf Zucker zu verzichten. Wenn Sie Desserts und Kuchen lieben, gönnen Sie sie sich – aber gleich nach einer Hauptmahlzeit. Machen Sie es wie die Franzosen, und essen Sie dann noch ein kleines Stück Käse hinterher. Die Kombination des Proteins Kasein mit den Mineralstoffen Kalzium und Phosphat baut angegriffenen Zahnschmelz wieder auf. Gleichzeitig bilden die Fette und Proteine eine Schutzschicht, auf der Bakterien schlecht anhaften können.[9]

Nichts ist schlimmer für die Zähne, als zwischendurch immer mal wieder zu naschen. Denn für die Zähne ist weniger entscheidend, wie viel Zucker Sie essen, als wie häufig.[10] Wenn Sie ein Dessert essen und danach nichts mehr, sind die Säuren in Ihrem Mund binnen 30 bis 60 Minuten neutralisiert.[11] Eine Tüte zuckriger Bonbons oder Gummibärchen wird dagegen zum Dauerangriff. Kinder sollten deshalb an feste »süße Zeiten« gewöhnt werden, wenn Sie und Ihre Familie nicht ganz ohne leben wollen. Für Erwachsene gibt es zu bedenken: Auch der Kaffee mit Zucker zwischendurch kurbelt die kariesverursachenden Bakterien an. Probieren Sie zum Süßen doch einmal den Holzzucker Xylitol. Der hat auch noch die natürliche Eigenart, Bakterien zu schwächen, die an Zahnfleischentzündungen beteiligt sind.[12]

Putzen Sie nicht gleich nach dem Essen, sondern warten Sie mindestens 30 Minuten oder nach sehr säurehaltigem Essen 60 Minuten ab. Derweil können Sie die Säureattacke entschärfen, indem Sie Wasser oder Tee trinken und die Flüssigkeit ein wenig im Mund herumspülen. Ein zuckerfreier Kaugummi kann ebenfalls helfen.

Doch eine zahngesunde Ernährung bedeutet weit mehr, als nur gewisse Dinge wegzulassen. Von anderen Stoffen sollten wir ruhig mehr zu uns nehmen: Kalzium zum Beispiel, denn das ist die Hauptsubstanz unserer Zähne. Von tierischen Produkten wie Käse und Joghurt wird der Mineralstoff leichter aufgenommen, weil Pflanzenstoffe wie Phytinsäure (z. B. in Vollkorngetreide) und Oxalsäure (z. B. in Spinat) die Aufnahme hemmen. Andererseits wird bei tierischen Quellen durch die hohe Proteinmenge verstärkt wieder Kalzium über den Urin ausgeschieden.[13] Es empfiehlt sich also ein ausgewogener Mix aus tierischen und pflanzlichen Kalziumquellen. Ganz besonders viel Kalzium und relativ wenig hemmende Pflanzenstoffe enthält übrigens Sesam – sogar mehr als Käse.[14] Weitere gute pflanzliche Quellen sind Brokkoli, Grünkohl und getrocknete Feigen. Veganer sollten ganz besonders darauf achten, dass sie ausreichend mit Vitamin D versorgt sind, denn ohne dieses Sonnenvitamin kann das Kalzium nicht eingebaut werden. Dann kann es verstärkt zu Karies kommen.[15] In tierischen Produkten ist immer etwas Vitamin D enthalten, umso mehr, wenn sie aus Weidehaltung stammen. Vitamin D gehört zu den fettlöslichen Vitaminen, genau wie die Vorstufe des Vitamin A, das Beta-Karotin. Letzteres brauchen wir für ein gesundes Zahnfleisch. Sparen Sie also nicht an gesunden pflanzlichen Fetten: Oliven- oder Avocadoöl zum Kochen, Lein- oder Walnussöl zum Anrichten der Salate.

Neben Karotinoiden brauchen wir Folsäure und Vitamin C, um unser Zahnfleisch zu stärken – wie sie in grünem Blattgemüse und beispielsweise in Feldsalat stecken. Diese Vitalstoffe beugen Entzündungen und Zahnfleischbluten vor. Vitamin E aus den Pflanzenölen unterstützt die Heilung von kleinen Wunden im Zahnfleisch und in der Mundschleimhaut. Auch die Omega-3-Fettsäuren aus fettem Seefisch haben sich in diesem Zusammenhang als hilfreich erwiesen.[16] [17] Anthocynane, also die rotblauen Farbstoffe aus Beeren, vermindern die Fähigkeit der Bakterien im Mund, Plaque zu produzieren. Besonders empfehlenswert: Cranberries.[18]

Fluoride härten den Zahnschmelz. Eine gute natürliche Quelle sind ein bis vier Tassen Grüntee pro Tag.[19] Schwarztee enthält zwar noch mehr Fluoride, kann aber stärkere Verfärbungen an den Zähnen hinterlassen. Die sogenannten Catechine, also besondere Polyphenole des Grüntees, haben darüber hinaus antimikrobielle Eigenschaften.[20] Trinken Sie den Tee allerdings nicht gleich nach dem Essen, sondern lieber zur klassischen »Teatime« um 16 Uhr, weil seine Gerbstoffe sonst wiederum die Aufnahme von Mineralstoffen (Kalzium, aber auch Eisen) aus der Hauptmahlzeit blockieren könnten.

Achten Sie ganz grundsätzlich darauf, dass Sie genügend Flüssigkeit zu sich nehmen – das ist die Grundvoraussetzung für eine gesunde Speichelproduktion, die auch gegen viele Fälle von Mundgeruch (siehe Seite 36 ff.) hilft. Regen Sie Ihren Speichelfluss zusätzlich mit allem an, was ordentlich gekaut werden muss (Gemüse, Rohkost) oder mit köstlichen Gewürzen wie Ingwer oder Chili. Die Zähne werden so leichter von Nahrungsresten befreit, und die Durchblutung des Zahnfleischs wird angeregt, sodass es besser mit Nährstoffen versorgt wird.

Höhenmeter

Stimmt's oder nicht?
In den Bergen kann man Zahnschmerzen kriegen.
Zahnschmerzen, die in der Höhe auftreten, bezeichnet man als sogenannte Barodontalgie (Höhenzahnschmerzen). Auch für Taucher sind diese Schmerzen ein Thema – allerdings in der umgekehrten Weise. Während beim Tauchen der Wasserdruck in der Tiefe zunimmt, nimmt der Luftdruck in den Bergen in der Höhe ab. So dehnt sich die Luft in undichten Füllungen, Kronen oder Brücken, Karieshöhlen oder Zysten des Kiefers aus. Daraus kann ein enormer Druckschmerz resultieren.

Es wird daher allen Winter- und Wassersportfans ans Herz gelegt, ihre Zähne beim Zahnarzt, am besten bei einem Sportzahnarzt, rechtzeitig behandeln zu lassen. Außerdem sollte man keine Zahnbehandlung kurz vor derartigen Reisen und Aktivitäten machen lassen, weil unter außergewöhnlichen Druckverhältnissen eher Irritationen und schmerzhafte Komplikationen auftreten können. Um sich selbst nicht den Spaß zu verderben, gibt es daher ein paar Punkte zu beachten:

Gehen Sie nicht mit provisorisch versorgten Zähne zum Tauchen oder Bergsteigen. Eine eventuelle Wurzelkanalbehandlung sollte vollständig abgeschlossen sein. Das heißt, der Zahn muss eine dichte Wurzelkanalfüllung, eine dichte Kunststofffüllung und – wie meistens notwendig – eine dicht sitzende Krone haben. Älterer Zahnersatz, wie Kronen oder Brücken, sollte auf Randschluss überprüft werden. Kariöse Zähne sollten dringend mit einer zahnerhaltenden Therapie, meistens mit einer Füllung, wieder in Ordnung gebracht werden, bevor Sie die Trekkingschuhe oder den Taucheranzug anziehen. Allerdings haben auch Füllungen eine Abnutzungszeit. Wenn diese undicht geworden sein sollten, müssen sie ausgetauscht werden.

Entzündungsherde, wie beispielsweise Zysten, können so starke Schmerzen verursachen, dass sie erwachsene Männer zum Weinen bringen. Der vereiterte Hohlraum ist die Ursache dieser unerträglichen Symptome. Lassen Sie es nicht so weit kommen, denn auch unter normalen Umständen ist eine unentdeckte Zyste eine tickende Zeitbombe (siehe Wurzelkanalbehandlung, Seite 210 ff.). Zu oft habe ich meine Notdienste damit verbracht, Hilfe suchenden Menschen Eiterbeulen über den Zahn oder über einen chirurgischen Schnitt zu entleeren. So etwas kann sich so prall füllen wie ein Luftballon, Fieber auslösen und sehr wehtun. Druckunterschiede durch Höhe oder Tiefe beschleunigen und intensivieren nur das Schmerzempfinden und sind so gesehen zumindest ein guter Indikator auf ein möglicherweise bis dahin verborgenes Problem.

Bestenfalls sind vor einer Reise oder einem Sportevent alle Zahnbehandlungen erfolgreich abgeschlossen. Einer Pilotstudie der Universität Buffalo zufolge mussten 41 der 100 befragten Taucher bereits Gebissschmerzen unter Wasser aushalten.[21] Einer Schweizer Studie zufolge litten außerdem rund 13 Prozent der Wintersportler in den Alpen unter Druckschmerz an den Zähnen.[22]

Auch Flugreisende können unter einer spontanen Barodontalgie leiden. Sie wird dann Aerodontalgie genannt, denn in der Flugzeugkabine herrscht laut dem Deutschen Zentrum für Luft- und Raumfahrt ein reduzierter Luftdruck wie sonst auf der Zugspitze, also in etwa 2500 Metern Höhe.[23] Beim Start verringert sich der Luftdruck immer mehr, bis Reisehöhe erreicht wird. Dadurch kann es aber bei einem undichten oder kariösen Zahn zu einem relativen Überdruck kommen. Wenn Sie also bei der nächsten Flugreise dumpfe Druckschmerzen an den Zähnen bemerken, dann stimmt etwas nicht damit. Gesunde beziehungsweise optimal versorgte Zähne schmerzen durch Druckunterschiede nicht! Lassen Sie sich in dem Fall möglichst bald untersuchen und behandeln.

Hormone

Stimmt's oder nicht?
Die Pille schadet dem Zahnfleisch.
Das Zahnfleisch reagiert auf die Hormone in der Antibabypille und besonders heftig auf Plaque. Tatsächlich treten Zahnfleischentzündungen unter Einnahme der Pille etwas häufiger auf. Das passiert allerdings nur, wenn die Zahnputztechnik (siehe Seite 54 ff.) nicht optimal ist. Eine Zeit lang vermuteten Forscher einen Zusammenhang zwischen der Pille und Parodontitis mit Schädigung des Zahnhalteapparats. Das konnte die neuere Forschung allerdings nicht bestätigen. Möglicherweise hängt das damit zusammen, dass die Pillenpräparate in den 70er-Jahren noch deutlich höher dosiert waren als heute.[24] Dennoch habe ich in meiner eigenen Praxis schon einige Male erlebt, dass Patientinnen nach Beginn einer Einnahme der Pille unter Zahnfleischbeschwerden litten.

Besonders die Phasen der hormonellen Umstellung haben einen merklichen Einfluss auf das Zahnfleisch. Diesen Effekt beschreibt Dr. Christa Eder[25] ausführlich in Fachartikeln.[26] Die wichtigen Phasen in diesem Zusammenhang sind bei Mädchen und Frauen die Pubertät, die Schwangerschaft und die Menopause. In der Pubertät und in der Schwangerschaft steigen bei Frauen die Östrogenspiegel jeweils an. Das Gewebe wird weicher und durchlässiger. Das macht das Zahnfleisch verletzlicher und reizbarer, es blutet leichter. Auch auf zellulärer und biochemischer Ebene werden Veränderungen in Gang gesetzt. Da können Entzündungen leichter Fuß fassen.

Manchmal kommt es in der Schwangerschaft sogar zu Zahnfleischwucherungen, die das Putzen erschweren und die Entzündung durch die Ansammlung von liegen gebliebener Plaque noch weiter erhöhen. Dies ist eine Sonderform der Gingivitis.[27] Gerade in solchen Phasen sollte man die professionelle Zahnreinigung durchführen lassen, am besten sogar, noch bevor der Körper von Hormonen befeuert das Zahnfleisch schmerzen lässt.

In den Wechseljahren macht wiederum der absinkende Östrogenspiegel das Zahnfleisch empfindlicher. In den Jahren zuvor, während der sogenannten Prämenopause, sinkt allerdings erst einmal der Progesteronspiegel ab – das Hormon, das die Einnistung eines Embryos ermöglicht. Das Absinken des Progesterons führt zu einem relativen Östrogenüberschuss. Betroffene merken das oft an spannenden Brüsten, Wassereinlagerungen oder verstärkten Menstruationsblutungen. Auch auf diese Situation kann das Zahnfleisch gereizt und mit Schwellungen und Rötungen reagieren. Noch dazu kann die Speichelproduktion ab dem 50. Lebensjahr abnehmen, sodass die Selbstreinigung des Mundraums nachlässt oder sogar die Zunge brennt. Da sind eine gesunde ausgewogene Ernährung, ausreichend Flüssigkeit und eine sorgsame und achtsame Mundhygiene besonders wichtig.

Kinder

Stimmt's oder nicht?
Kleinen Kindern kann man das Zähneputzen nicht beibringen.
Das Kind ist auf die Hilfe der Eltern angewiesen, je jünger, desto mehr. Ich rate immer, dass die Eltern den Kindern die Zähne putzen beziehungsweise sie nach den eigenen Versuchen des Kindes noch einmal nachputzen – und zwar so lange, bis das Kind in Schreibschrift schreiben kann. Dazu braucht es nämlich genau die Feinmotorik, die das Kind haben muss, um alle Zähne gründlich zu reinigen.

Gleichzeitig sollte dem Kind das Zähneputzen immer wieder spielerisch nahegebracht werden. Das absolut Wichtigste ist dabei das Vorbild. Kinder lernen durch Vorbilder. Putzen Sie gemeinsam nebeneinander die Zähne. So kommt es viel seltener zu Diskussionen, als wenn das Kind Sie selbst nie beim Zähneputzen sieht, weil Sie es erst kurz vor der eigenen Bettzeit machen. Machen Sie ein gemeinsames Event aus dem Zähneputzen, ein kleines Stück Familienzeit mit guter Laune. Vielleicht ziehen Sie vorher oder nachher ein paar lustige Grimassen vor dem Badezimmerspiegel. Mit ein bisschen Glück kommt es mit so einer Strategie gar nicht erst zu Quengeleien. Unterschätzen Sie zudem nicht die Macht der Routine! Wer konsequent etwas jeden Tag zur selben Zeit durchzieht, kann mit weit mehr selbstverständlicher Akzeptanz und deutlich weniger Widerstand rechnen, als wenn das Kind immer mal wieder die Erfahrung macht, dass Sie möglicherweise doch nachgeben.

Bringen Sie den Kindern immer Geduld und Verständnis entgegen, aber bleiben Sie mit liebevoller Konsequenz dran! Wehrt sich Ihr Kind gegen das Zähneputzen und Sie geben auf, gefährdet das seine Gesundheit. Sie würden doch auch Ihr Kind im Auto anschnallen, selbst wenn es sich wehrt. Mithilfe dieses Buchs können Sie sich ausführlich über die Konsequenzen informieren, wenn Sie Ihr Kind damit durchkommen lassen. Es selbst ist noch zu jung, um diese abzuschätzen, trägt aber womöglich bleibende Schäden davon. Deshalb darf es in dieser Sache noch nicht zum Bestimmer werden. Das gilt übrigens auch für zahnputzfaule Teenies, deren Gehirn aufgrund der umfangreichen Umbauprozesse gerade auf Krawall gebürstet ist.

Loben Sie Ihr Kleinkind, wenn es die Zähne selbst putzen möchte, aber vergessen Sie wie gesagt nicht, selbst noch einmal Hand anzulegen. Nehmen Sie eine leckere Kinderzahnpasta, denn Erwachsenenzahnpasta wird von Kindern als viel zu scharf empfunden. Kaufen Sie Ihrem Kind eine lustige Zahnbürste mit Tier- oder Comic-Motiven. Tatsächlich gibt es mittlerweile witzige Apps fürs Smartphone, die dem Kind dabei helfen, die Zeit des Zähneputzens spielerisch einzuhalten. Sie locken beispielsweise mit bekannten Charakteren aus den

Lieblingsserien und vergeben kleine virtuelle Belohnungen für positives Verhalten. Versuchen Sie herauszufinden, auf welche Strategie Ihr Kind am besten anspringt. Zwar sollte das Smartphone nicht zu sehr im Familienalltag präsent sein, aber dann schränken Sie dessen Nutzung eben an einer anderen, weniger wichtigen Stelle ein.

Außerdem gibt es die Möglichkeit, beim Zahnarzt im Rahmen der Prophylaxe eine Zahnputzschule für das Kind zu buchen. Dann wird dem Kind und den Eltern genau erklärt, wie die Kinderzähne am besten gepflegt werden sollten. So haben trotzige Charaktere, die sich gerade insbesondere an der Mutter oder am Vater erproben, es auch von einer anderen Autoritätsperson gehört, was die Motivation deutlich steigern kann. Die häuslichen Bemühungen zur Zahnpflege der Kinder werden zudem optimiert und bei den Eltern werden Unsicherheiten beseitigt, sodass sie in ihrem Handeln sicherer und gezielter werden.

Küssen

Stimmt's oder nicht?
Karies und Parodontitis kann man sich durchs Küssen holen.
Wenn das nur die einzige Sorge wäre! Während unsere kurzlebige Gesellschaft immer mehr auf Datingportalen herumtollt, wird leider oft vergessen, dass man nicht unbedingt Geschlechtsverkehr haben muss, um sich unter Umständen eine fiese Krankheit einzuhandeln. Manchmal reicht es schon, sich einfach nur zu küssen. Schrecklicher Gedanke, ich weiß, aber dennoch besteht hier Aufklärungsbedarf. Die richtigen Lovestorys sollen gelebt werden, aber küssen Sie lieber nicht so viele unbekannte Frösche! Eine Erkältung oder ein Schnupfen sind schnell wieder auskuriert, aber bestimmte Infektionen könnten auch die robustesten Naturen früher oder später aus den Socken hauen.

Zunächst einmal wäre da die Eppstein-Bar-Virus-Infektion, die einigen aus der Kultserie Dr. House bekannt sein dürfte, in der sie einen der Protagonisten elend schwächt. Sie gehört zur Gruppe der Herpesviren, verhält sich aber anders als ihre bläschenauslösenden Verwandten. Oftmals bleibt die Infektion symptomlos und wird dann von ihren Trägern über den Speichel weitergegeben. Das kann zur sogenannten »kissing disease« führen: zum Pfeifferschen Drüsenfieber. Zwei bis sieben Wochen nach der Infektion treten Symptome auf: Fieber, geschwollene Lymphknoten und eine Rachenentzündung. Die Mandeln schwellen ebenfalls an. Oft vergrößert sich die Milz und in 30 bis 40 Prozent der Fälle auch die Leber.[28] Diese Erkrankung kann in einem sogenannten Hoagland-Syndrom gipfeln, bei dem die Augenlider massiv anschwellen und die Nasenatmung stark eingeschränkt wird.[29] Na denn, dann haut man sich ein paar Tage ins Bett, schluckt Aciclovir und Kortikosteroide, spricht ein paar Ave Maria und gut ist, könnte man nun meinen. Kann sein, kann aber auch nicht sein, denn die Folgen einer solchen Infektion sind von leicht bis ganz schwer einzustufen. Herpesviren sind nämlich penetrante Zeitgenossen. Sie verbeiben zeitlebens im Körper und können reaktiviert werden, etwa wenn das Immunsystem schwächelt. Und jetzt kommt das Erschreckende: Es gibt sehr schwere Krebserkrankungen, die mit diesem Virus im Zusammenhang zu stehen scheinen: beispielsweise des lymphatischen Systems – das Non-Hodgkin-Lymphom und das Hodgkin-Lymphom – sowie einige Tumore der Mundhöhle und des Nasenrachenraums.[30]

Herpes

Lippenherpes hat jeder schon einmal gesehen, bei sich selbst oder anderen. Er geht mit schmerzhafter Bläschenbildung einher, die immer mal wieder auftritt. Leider ist er schon ansteckend, bevor er sichtbar wird und bei seinem Träger gerade erst leicht auf der Lippe kribbelt. Weltweit sind zwei Drittel der Menschen mit Oralherpes (HSV-Typ-1-Virus) infiziert.[31] Das Virus bleibt lebenslang im Körper und kann vom Immunsystem nur bestenfalls kontrolliert, aber nicht abgewehrt werden. Ist der Körper gestresst, etwa weil er eine banale Erkältung durchmacht, wird die Infektion aktiviert und zeigt ihre unschönen Symptome. Auch eine plötzliche starke UV-Bestrahlung, etwa in der Frühlingssonne, kann den Körper so sehr stressen, dass das Virus leichtes Spiel hat.[32]

Wenn Sie selbst ein Herpesbläschen haben, kann das sehr unangenehm sein. Achten Sie darauf, dass Sie häufig die Hände waschen und die Infektion möglichst nicht berühren. Teilen Sie mit anderen Personen keine Trinkgläser, Lippenpflegestifte oder andere Dinge, die den Mund berühren. Vermeiden Sie Küsse oder sexuelle Praktiken, bis der Herpes abgeheilt ist. Durch Oralsex kann sich dieser Virustyp auch im Genitalbereich der empfangenden Person einnisten. Die Salbe mit dem Wirkstoff Aciclovir ist ein Virostatikum, das die Aktivität der Viren hemmt. Auch das Betupfen mit hochprozentigem medizinischen Alkohol aus der Apotheke kann helfen. Besonders effektiv ist eine Behandlung mit dem Laser (siehe Seite 203). Zahnärzte mit der zertifizierenden Weiterbildung in der Laserzahnmedizin dürfen mit dem Laser im Mund und an den Lippen behandeln. Innerhalb von wenigen Sekunden fallen unter dem Laserstrahl die Lippenbläschen in sich zusammen, und die Symptome lassen nach. Bei besonders schweren Fällen, wie es nach Unfällen oder schweren Erkrankungen vorkommt, ist die Herpessymptomatik großflächiger und sehr schmerzhaft. Dann kann nach Rücksprache mit dem Hausarzt Aciclovir systemisch (in Tablettenform) eingenommen werden, um eine schnellere Heilung zu erzielen.

Hepatitis

Die infektiöse Hepatitis ist eine bedrohliche Entzündung der Leber, die je nach Art des Virus chronisch verlaufen kann. Tatsächlich kann man sie allein durchs Küssen bekommen! Das gilt vor allem für die sogenannte Hepatitis B. Eine solche Übertragung findet selten statt, aber sie ist nicht ausgeschlossen. Auch bei Hepatitis A ist eine Übertragung über den Speichel möglich, wenngleich sehr selten.[33]

Wohngemeinschaften mit einem infizierten Hepatitis-A- oder Hepatitis-B-Träger sind eine potenzielle Gefahr für alle Mitbewohner.

Oft wissen diejenigen, die infiziert sind, nichts von ihrer Erkrankung, wenn sie symptomlos verläuft. Laut Bundeszahnärztekammer ist Hepatitis B 100-mal infektiöser als HIV. Hepatitis C ist zehnmal infektiöser als HIV.[34] Auch der Kontakt mit gemeinsam benutzten Rasierern oder Zahnbürsten kann eine Infektionsquelle darstellen.

Gegen Hepatitis A und Hepatitis B kann man sich impfen lassen. Wenn Sie sich gegen Hepatitis B impfen lassen, sind sie gleichzeitig gegen Hepatitis D geschützt, da diese Infektion eine Hepatitis-B-Infektion voraussetzt. Eine Hepatitis B kann chronisch verlaufen, wodurch die Leber ernsthafte Schäden davontragen kann, die zu einer Leberzirrhose – gegebenenfalls mit letztendlichem Leberversagen – und zu Lebertumoren führen können. Im akuten Zustand können neben einem allgemeinen Krankheitsgefühl Muskel- und Gelenkschmerzen, Hautausschläge, Übelkeit, Appetitlosigkeit, Fieber und die Gelbfärbung des Augenweißes auftreten.[35]

Wenn Sie mit einer infizierten Person gefährlichen Kontakt hatten, kann eine sogenannte Postexpositionsprophylaxe (PEP) durchgeführt werden, allerdings nur innerhalb der ersten zwei Stunden, weil danach das Virus im Körper andockt und es zu spät ist. Diese PEP muss über einen Zeitraum von mehreren Wochen eingenommen werden. Das ist sehr belastend: Man fühlt sich zwei Monate lang quasi klinisch tot, hat aber dafür keine Hepatitis. Weil das Medikament viele starke Nebenwirkungen hat, muss sein Einsatz genau abgewägt werden. In der Regel steht diese Option vor allem für Berufstätige im medizinischen Bereich zur Verfügung, beispielsweise wenn sie sich an einem verunreinigten Skalpell geschnitten haben. Eine PEP gibt es übrigens auch für HIV.

Gegen die Hepatitis C gibt es leider keine PEP und auch keinen Impfstoff, nur Medikamente. Unbehandelt verläuft diese Hepatitis meist chronisch und schädigt die Leberzellen. Da die akute Phase fast nie bemerkt wird, ist es meist schwer, bereits in den ersten sechs Monaten mit einer schützenden Therapie mit Interferon-α anzufangen. Dieses Medikament kann bei rechtzeitiger Einnahme die Chronifizierung der Erkrankung und somit die Zerstörung der Leber verhindern. Hepatitis C wird normalerweise durch harte Sexualpraktiken oder Drogenbesteck übertragen. Auch unter Koksern ist diese Hepatitisform weit verbreitet, weil oft Nasen-Röhrchen zum Konsumieren gemeinsam benutzt werden.[36] Eine Übertragung beim Küssen ist nicht auszuschließen. Nämlich dann, wenn beide starkes Zahnfleischbluten oder blutende Verletzungen im Mund haben.[37] Es soll ja schon mal vorgekommen sein, dass man im Eifer des Gefechts vor lauter Leidenschaft mal so hart mit den Zähnen zusammenstößt, dass es richtig wehtut und es sogar zu Wunden kommt ...

Syphilis

Die Syphilis schien eine ganze Zeit lang nahezu ausgerottet. Doch wegen der Erfolge der modernen HIV-Therapie verlieren immer mehr Menschen die Angst vor Aids und praktizieren häufiger ungeschützten Geschlechtsverkehr. Dadurch breiten sich andere sexuell übertragbare Krankheiten wie die Syphilis wieder aus. Am häufigsten wird sie zwar durch Geschlechtsverkehr, Oralverkehr und Analverkehr übertragen, doch auch beim Küssen kann es zu einer Infektion kommen.

Wenn beim Oralverkehr dieses Bakterium den Weg in den Mund findet, bildet sich drei Wochen nach einer Infektion an der Eintrittsstelle ein hochinfektiöses Geschwür. In diesem Stadium ist die Syphilis sehr ansteckend. Wenn Sie jemanden küssen, der gerade ein Syphilisgeschwür im Mund hat, dann kann das Küssen ansteckend sein, denn das Bakterium kann sowohl durch ihre intakte Schleimhaut als auch durch Mikroläsionen der äußeren Haut eindringen. Wer unter Parodontitis leidet, ist noch anfälliger! Das sogenannte Primärgeschwür verschwindet nach vier bis sechs Wochen. Allerdings bleiben die Lymphknoten in der Region manchmal noch monatelang geschwollen. Das Bakterium ist nicht weg. Es bereitet sich im Körper nur auf Phase zwei vor.

Im zweiten, sexuell sehr ansteckenden Stadium der Syphilis kommen Fieber, Abgeschlagenheit, Kopf- und Gliederschmerzen hinzu.

Diese Beschwerden ähneln einer Grippe. Die Bakterien sind jetzt im ganzen Körper verteilt, und es können Hautausschläge auftreten. Es kann zu starkem Haarausfall kommen, der Mottenfraß gleicht. Die Betroffenen sehen aus, als wären sie ungleichmäßig gerupft worden.[38] Sie verlieren an Gewicht und fühlen sich insgesamt unwohl. Nach diesem Stadium folgt eine latente Phase. Betroffene haben keine Beschwerden, sind aber weiter ansteckend.

Die Syphilis kann sehr gut mit einem Antibiotikum behandelt werden. Das gängigste Mittel ist Penicillin G. Bei Penicillinunverträglichkeit werden Tetrazykline, Erythromycin oder Cephalosporine verwendet.[39] Bleibt die Syphilis unentdeckt, so erreicht der Erkrankte nach einigen Jahren das Stadium der Spätsyphilis. In diesem Stadium können sämtliche Organe von Geschwüren befallen werden, die den gesamten Körper nach und nach zerstören. Im letzten Schritt der Erkrankung wird das zentrale Nervensystem zerstört (Neurosyphilis), es folgt der Tod.

Achtung: Nach einer erfolgreich behandelten Syphilisinfektion kann man sich wieder damit anstecken, denn der Körper kann keine Immunität gegen den Erreger aufbauen. In der Regel sind es Angehörige von Risikogruppen, die sich immer mal wieder auf Syphilis untersuchen lassen, wie homosexuelle Männer. Doch auch unter Heterosexuellen kommt es zu Ausbrüchen, wie das Robert Koch-Institut mit Blick nach Osteuropa und den Balkan berichtet.[40]

Eine Übertragung, die Menschen betrifft, die jahre- und jahrzehntelang eine monogame Beziehung pflegen, ist die Parodontitis. Die Bakterien einer chronischen Zahnfleischentzündung (siehe Seite 70 ff.) können auf den Beziehungspartner übergehen. Bei schweren Fällen von Parodontitis behandle ich deshalb oft beide Partner. Im Falle eines Hain-Tests (siehe Seite 73) sind dann bei beiden dieselben Bakterienstämme überproportional vorhanden. Wenn ich nur einen Partner therapieren würde, dann würde zu Hause mit den Bakterien Pingpong gespielt.

Eine Parodontitis geht beide Partner etwas an. Natürlich hängt die Anfälligkeit für eine solche Ansteckung vom Immunsystem, von der Mundflora und dem oralen Pflegezustand des Partners ab – und nicht zuletzt davon, wie oft man sich küsst. Bevor nun Liebende ein Kussverbot bekommen, ist eine gemeinschaftliche Behandlung die deutlich bessere Lösung. So rettet man im Übrigen nicht nur seine Zähne, sondern auch seine Attraktivität für den Partner, denn ehrlich gesagt: Eine Zahnfleischentzündung ist nicht sexy.

DARF ICH MEIN KIND KÜSSEN?

Kinder benötigen unsere Liebe und Aufmerksamkeit. Das Kuscheln mit den Kleinen gehört zu einer liebevollen Kindheit dazu. Wenn man jedoch die Kleinen auf den Mund küsst, den Löffel oder den Schnuller ableckt, kann man Keime übertragen, die das Kind dann zeitlebens im Mund trägt. Denn genau wie andere Infektionserreger auch wird der Streptococcus mutans, der Hauptübeltäter bei der Entstehung von Karies, von Mensch zu Mensch übertragen. Meist sind hier die Eltern oder andere enge Bezugspersonen die Überträger.

Diese gut gemeinte Geste kann also auch ihre Schattenseiten haben. Am besten ist es, wenn die werdende Mutter bereits vor der Schwangerschaft die Zähne und das Zahnfleisch untersuchen und vollständig behandeln lässt und zusätzlich während der Schwangerschaft regelmäßig eine Zahnreinigung durchführen lässt. Ideal wäre unter diesen besonderen Umständen alle drei Monate eine professionelle Zahnreinigung.

Leistung

Stimmt's oder nicht?
Gesunde Zähne machen leistungsfähiger.
Sportler fokussieren sich oft auf den Körperteil, den sie am meisten – oder besser gesagt: am offensichtlichsten – nutzen. Aber auch wenn Sie ein Läufer sind, besteht Ihr Körper nicht nur aus Beinen; und wenn Sie ein Boxer sind, besteht er nicht nur aus Armen. Alles in Ihrem Körper hängt zusammen – biologisch, anatomisch, chemisch, statisch … Das Zusammenspiel ist viel komplexer, als man es auf den ersten Blick vermuten würde. Wenn Sie beispielsweise einen Fehlbiss haben, werden auch die Kaumuskeln beeinträchtigt. Wenn die Kaumuskeln beeinträchtigt werden, dann werden auch die Nacken- und Schultermuskeln in Mitleidenschaft gezogen. Diese Kette setzt sich dann über die Rückenmuskeln bis hinunter in die Beine und Füße fort. Daher stehen dann nicht nur die Kiefer in einer Fehlposition zueinander, sondern sämtliche andere Stellen Ihres Skeletts ebenso. Wenn die Wirbel, das Becken oder die Füße Probleme machen, kann das oft vom Kiefer kommen. Meist wandern solche Beschwerden nämlich von oben nach unten. Was nützt es also, wenn Ihr Physiotherapeut ständig an Ihrem Bein herumwerkelt, aber die Ursache im Kiefer liegt? Aus Fehlstellungen resultierende Verspannungen (siehe Seite 183 ff.) müssen behandelt und korrigiert werden, denn sie mindern nicht nur die Leistung, sondern steigern das Risiko von Verletzungen.

Wenn wir nun weiterschauen, ist es logisch, dass Entzündungen den Körper in seiner Leistungsfähigkeit enorm beeinträchtigen. Wie soll der Körper eines Sportlers volle Leistung bringen, wenn er einen wichtigen Anteil seiner Energie für die Unterdrückung einer versteckten Zahnfleischentzündung oder einer Karies einsetzen muss? Wer jemals für einen Wettkampf trainiert hat, weiß, dass ab einer gewissen Fitness nur noch Nuancen darüber entscheiden, wer den Sieg holt. Bei unbehandelten Zahnbeschwerden muss das Immunsystem viel Energie aufwenden, die dann dem Sportler bei seiner Performance fehlt. Auf dieses Problem wurde die Sportmedizin erst aufmerksam, als im Jahr 2012 während der Olympischen Spiele 278 der Athleten (aus Amerika, Europa, Afrika) akut zum Zahnarzt mussten. Später wurden die so entstandenen Daten in einer Studie publiziert, nach der etwa 55 Prozent dieser Athleten Karies aufwiesen, etwa 45 Prozent Erosionen hatten (also Zahnhartsubstanzverlust) und etwa 76 Prozent von Zahnfleischproblemen betroffen waren. Etwa 40 Prozent der Sportler fühlten sich durch Zahnbeschwerden gestört, und circa 28 Prozent gaben an, dadurch eine verringerte Lebensqualität zu haben.[41] Diese Studie zeigt, dass versteckte Entzündungen nicht nur leistungsmindernd sind, sondern sogar zum Totalausfall führen können. Zahnschmerzen suchen sich immer den falschen Zeitpunkt aus, um akut und heftig zu werden, wenn man dem Problem nicht zuvorkommt.

Hier muss außerdem noch erwähnt werden, dass Sportler aufgrund der kohlenhydratreichen Ernährung und der oft extrem zuckerhaltigen, sogenannten isotonischen Getränke vermehrt zu Karies und Zahnfleischproblemen neigen. Die meisten Läufer und Triathleten sind stärker von Karies befallen als die Normalbevölkerung. Grund sind Energielieferanten wie Gels, Drinks oder Riegel, die unterwegs konsumiert werden. Dies im Zusammenhang mit dem teils massiven Verlust von Köperflüssigkeit und dem Austrocknen des Mundes, führt zu einer problematischen Situation, denn der Speichel als Schutzmedium ist nicht mehr ausreichend vorhanden – so werden die Zähne stark angegriffen. Zucker ist übrigens nicht das einzige Problem bei den Sportgetränken. Isotonische Getränke sind oftmals säurehaltig,[42] was zu Erosionen führt. Erosionen sind chemisch bewirkte, flächige Defekte, die vor allem an den Frontzähnen nicht sonderlich sexy aussehen und noch dazu wehtun können.

Bodybuilder haben meistens nicht nur starke Muskeln im Bizeps. Wenn sie kurze und intensive Krafttrainingseinheiten absolvieren, schüttet ihr Körper vermehrt Testosteron aus. Das passiert auch bei

Frauen, wodurch sie im Übrigen aber nicht gleich zum »Mannweib« werden, sondern erst einmal einen straffen Körper bekommen. Das ausgeschüttete Testosteron macht alle Muskeln stärker und sorgt dafür, dass die Kaumuskeln ebenfalls wachsen. So werden aber unter Stress oder Leistungsdruck unbewusst die Zähne besonders stark zusammengepresst, und nachts wird geknirscht, bis die Beißerchen abgenutzt und verkürzt aussehen. Das ist nicht nur ästhetisch nachteilig, sondern auch funktionell, denn durch den Höhenverlust der Zähne rücken beide Kiefer näher aneinander. So verliert das untere Drittel des Gesichts an Höhe. Man muss nicht zahnlos sein, um wegen Zahnproblemen an Schönheit zu verlieren, oft reichen einige Millimeter Zahnabnutzung, um faltiger und verfallener auszusehen. Leider wird durch diese Veränderung ein Prozess in Gang gesetzt, der dann das ganze Skelett betrifft. Die Fehlstellung wandert wie eingangs beschrieben weiter von oben bis unten, sorgt für Verspannungen (siehe Seite 183 ff.) und kann zu Folgeschäden an Muskeln, Gelenken und Sehnen führen.

Lippen

Stimmt's oder nicht?
Vom Lippen einsaugen werden die Zähne schief.
Das kann passieren. Die Zähne sind über Fasern im Kiefer verankert. Jeder Zahn hat einen eigenen Platz in seinem Kieferfach. Sogar jede Wurzel hat ihre eigene Mulde. Der Kieferknochen ist, wie jeder andere Knochen auch, im ständigen Umbau. Alle sieben Jahre erhalten wir so quasi ein komplett neues Skelett.[43] Nur durch dieses lebendige System ist es möglich, dass Knochen nach Knochenbrüchen wieder zusammenwachsen. Die knochenbildenden Zellen (Osteoblasten) bilden ständig neuen Knochen, während die knochenabbauenden Zellen (Osteoklasten) Knochen abbauen. Das verhindert übermäßiges Wachs-

tum und Wucherungen. Beide Prozesse finden parallel statt. Reize wie Druck oder Zug beeinflussen den Knochenauf- und Abbau.

Wenn die Zähne nun durch die Lippen ständig in eine Richtung gedrückt werden, werden die Knochenzellen so stimuliert, dass der Zahn im Kiefer verschoben werden kann. Dies geschieht, indem auf einer Seite des Zahns Knochen abgebaut und auf der anderen Seite Knochen aufgebaut wird. Beim Einlagern der Unterlippe hinter den oberen Frontzähnen werden die Frontzähne auf diese Weise gekippt. Der Knochen folgt der Bewegung. Da, wo gedrückt wird, wird abgebaut; da, wo gezogen wird, wird aufgebaut. Das ist auch das Grundprinzip der Kieferorthopädie.

Mit unseren Lippen sollten wir allerdings keine Kieferorthopädie betreiben, schon gar nicht in die falsche Richtung. Dieses Verhalten sollte man sich möglichst schnell abgewöhnen. Wenn sich die alte Gewohnheit nur schwer ablegen lässt, kann eine sogenannte Mundvorhofplatte zur Hilfe genommen werden. Das ist ein kieferorthopädischer Apparat, der aussieht wie ein Schnuller, aber statt eines Saugers eine Art Schirm hat, der zwischen Zähne und Lippen in den Mundvorhof eingelagert wird. Dieser Apparat versperrt der Lippe den Weg beim Einsaugen, sodass diese verformende Gewohnheit abgelegt werden kann.

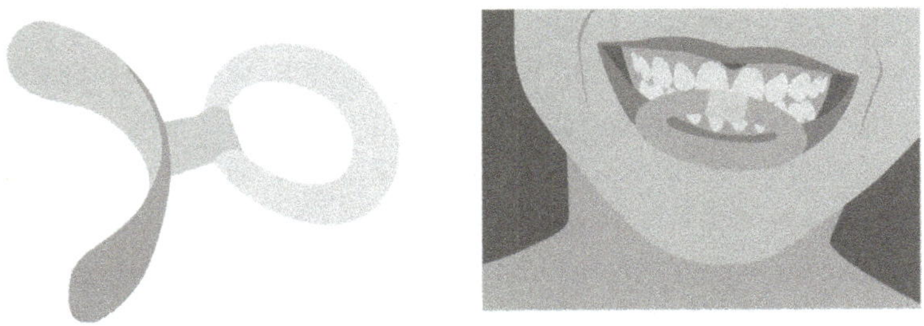

Eine Mundvorhofplatte hilft, verformende Angewohnheiten abzulegen.

Bröckelige (Milch-)Zähne

Stimmt's oder nicht?
Umweltgifte führen zum immer häufigeren Bild zerbröselnder Zähne bei Kleinkindern.

Leider passiert es immer häufiger, dass bei Kindern Zähne mit einer weichen, bröseligen Struktur durchbrechen. Diese Zähne sind sehr empfindlich und sehen zerklüftet aus. Das hat nicht nur ästhetische Nachteile, sondern auch funktionelle. Die Kariesanfälligkeit ist meist gegenüber gesunden Zähnen erhöht. Auch lassen diese Zähne sich erfahrungsgemäß schlechter betäuben und füllen.

Im Internet werden hauptsächlich Zähne, die eine Molaren-Inzisiven-Hypomineralisation (siehe Seite 32 ff.) aufweisen, als bröckelig bezeichnet. Bei der MIH liegt primär eine Mineralisationsstörung der Sechsjahrmolaren (siehe Abbildung Seite 48) und der oberen bleibenden Schneidezähne vor. Die Schneidezähne des Unterkiefers sind seltener befallen als die des Oberkiefers. Der Ausprägungsgrad kann sehr unterschiedlich sein. Es können eventuell nur einzelne Bereiche des Zahns, wie beispielsweise die Höckerspitzen, befallen sein, oder eben der Zahn im Ganzen.[44] Der Zahn ist dann fleckig, porös, und die Oberfläche bröselt bei Belastung. Karies hat da leichtes Spiel.

Als Ursachen werden viele Möglichkeiten diskutiert. Ein eindeutiger Grund für die Problematik wurde bisher nicht bewiesen. So könnten Gifte wie Dioxin, Bisphenol A oder Infektionskrankheiten des Kindes, wie Scharlach, Mumps oder Masern, in den ersten drei Lebensjahren die Ursache sein. Es wird darüber diskutiert, ob eine Zöliakie oder eine Überdosierung mit Vitamin D eine Ursache darstellen könnte, da auch sie den Mineralhaushalt beeinflussen.

Bröckelige und braune Milchzähne können aber auch eine ganz andere Ursache haben! Wenn Ihr Kind gern Saft aus der Nuckelflasche trinkt, läuft es Gefahr, eine massive Erkrankung der Milchzähne zu bekommen. Hierbei handelt es sich nicht um eine Störung, sondern um eine frühkindliche Karies, die auch als Bottle-Syndrom (siehe Seite 92) bezeichnet wird.

Milchzahnpflege

Stimmt's oder nicht?
In den ersten Lebensjahren ist die Zahnpflege unwichtig – die Milchzähne fallen ja eh wieder aus.
Ob ein Kindergarten- oder Grundschulkind das Bohren ertragen muss, nur weil die Familienroutine nachlässig ist, ist die eine Frage. Im Alter bis sechs Jahren verankern Kinder aber auch Gewohnheiten im Gehirn, die sie dann ein Leben lang begleiten. Tatsächlich fordert die Landesarbeitsgemeinschaft Jugendzahnpflege in Hessen deshalb einen verpflichtenden Zahnarztbesuch für Kleinkinder als eine der U-Untersuchungen.

Gründe gibt's aber noch mehr: Kinderzähne sind nämlich keine verzichtbaren Wegbegleiter, die dann herausfallen und die Fehler vergessen lassen, wenn man diese nicht gepflegt hat! Milchzähne dienen der Sprachentwicklung des Kindes und darüber hinaus auch als Platzhalter für die bleibenden Zähne. Wenn frühzeitig Zähne verloren gehen, dann kommt es oft zu Kieferfehlstellungen, oder der darunter liegende Zahn kommt gar nicht mehr, weil sein Milchzahn als Vorgänger ihm diesen Weg nicht ebnen kann. Wird der eigentlich vorgesehene Platz von den Milchzähnen nicht frei gehalten, wachsen die bleibenden Zähne eventuell wie Kraut und Rüben.

Besonders schlimm ist es, wenn die Milchzähne wegen tiefer Karies einen Abszess bekommen. Das kann auf den darunterliegenden, noch nicht ausgereiften Zahnkeim übergehen, sodass der nachfolgende Zahn Schaden nimmt und mit einer bereits beschädigten Struktur das Licht der Welt erblickt. Ähnliches kann passieren, wenn das Kind stürzt und sich der Milchzahn mit der Wurzel in den Zahnkeim des darunterliegenden, noch nicht ausgereiften Zahns bohrt. Sie sehen: Milchzähne sind zum Kauen und Sprechen wichtig, aber noch für viel mehr. Es lohnt sich, wenn Sie Ihrem Kind die Zähnchen putzen.

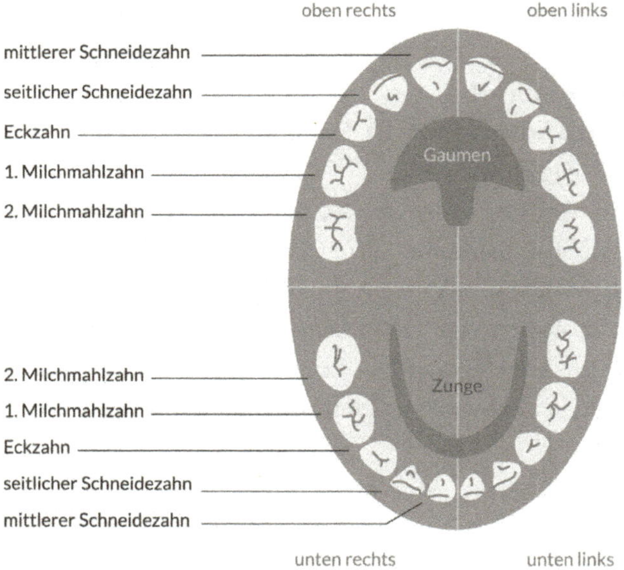

Das Milchgebiss hat 20 Zähne. Die Molaren des permanenten Gebisses wachsen als Zuwachszähne hinter den zweiten Milchmalzähnen dazu. Die anderen bleibenden Zähne sind Wechselzähne. Das bedeutet, dass die Zähne ihren Milchzahnvorgänger lockern und deren Platz einnehmen.

Mundatmung

Stimmt's oder nicht?

Durch den Mund atmen ist schlecht für die Zähne.

Die Atmung durch die Nase hat viele Vorteile, auch für Zähne und Kiefer. Die Nase wurde von der Natur so konstruiert, dass sie durch die kleinen Härchen auf der Innenseite die Luft filtert, bevor sie in die

Lunge gelangt. Staub, Schmutz und Krankheitserreger werden gleich wieder abgefangen und belasten den Körper nicht. Durch die Nasenatmung wird die Luft angewärmt und befeuchtet und aus den Nasennebenhöhlen kommt Stickstoffmonoxid hinzu. Dieses Gas bildet der Körper selbst, um damit Blutgefäße zu erweitern. All dies sorgt für einen besseren Gasaustausch in der Lunge.

Die Mundatmung überspringt diese wichtigen Funktionen. Exzessiv betrieben führt sie zudem zu Zahnschäden und Kieferfehlstellungen. Wenn Sie selbst oder eines Ihrer Familienmitglieder ständig durch den Mund atmen, gilt es herauszufinden, ob ein körperlicher Grund vorliegt oder ob es sich um eine reine Gewohnheit handelt. Auf körperlicher Ebene kann die Nasenatmung durch einen Polypen (eine Schleimhautwucherung) behindert sein. Dann ist eventuell eine chirurgische Entfernung sinnvoll. Aber auch ein fehlender Muskeltonus, wie er etwa beim Down-Syndrom vorkommt, kann dazu führen, dass jemand den Mund einfach nicht schließen kann.

Für alle, die mangels Spannkraft ihre Lippen nur schlecht schließen können, gibt es Methoden und kieferorthopädische Apparaturen, die wie Fitnessgeräte für den Mund funktionieren. Mithilfe dieser einfachen Geräte werden die Muskeln um den Mund herum trainiert, sodass die Lippen wieder aufeinander zum Liegen zu kommen. Ist die Mundatmung eine reine Gewohnheitssache, dann kann das mithilfe von Geräten und Übungen umtrainiert werden. Wichtig ist, die Ursache zu kennen, um dem Problem dauerhaft beikommen zu können.

Wird die Mundatmung nicht beseitigt, kann das dazu führen, dass die Zähne austrocknen und durch den fehlenden Speichel kariesanfälliger werden. Ohne das Reparaturmedium Speichel sind die Zähne den »bösen« Bakterien schutzlos ausgeliefert.

Darüber hinaus kann das Wachstum der Kiefer erheblich beeinflusst werden. Normalerweise passt der Unterkiefer in den Oberkiefer, wie ein Fuß in den Schuh passt. Auf diese Weise regulieren die beiden Kiefer einander im Wachstum, sodass dieses Verhältnis gewahrt bleibt. Werden nun Oberkiefer und Unterkiefer ständig getrennt voneinander durch die Gegend getragen, lagert sich die Zunge automatisch in den Unterkiefer, anstatt an den oberen Gaumen, wo sie hingehört. Den Unterkiefer drückt die Zunge immer mehr in die Weite, was sein Wachstum fördert. Dem Oberkiefer fehlt der Wachstumsreiz durch die Zunge. So kommt es zu einem schmalen Oberkiefer, der gar nicht mehr über den Unterkiefer greifen kann. So wachsen die Kiefer unabhängig voneinander in die verkehrte Richtung und geraten völlig aus der vorgesehenen Relation. Auf diese Weise werden Funktion und Ästhetik langfristig gestört. Ohne eine kieferorthopädische Therapie im Wachstumsalter bleibt dann im Erwachsenenalter nur noch eine umfangreiche kieferorthopädisch-chirurgische Behandlung übrig. Zähne kann man zeitlebens bewegen, ein ausgewachsener Knochen kann aber ohne eine Operation nicht mehr umgeformt werden.

Mundtrockenheit

Stimmt's oder nicht?
Menschen mit trockenem Mund bekommen eher Karies.
Unser Speichel ist eine eierlegende Wollmilchsau. Er kann Zähne durch seine Kalziumionen und Fluoridspuren remineralisieren. Immunzellen schwimmen auch mit dem Speichel im Mund umher, sodass verletzte oder entzündete Stellen der Mundschleimhaut schnell Hilfe bekommen können. Wenn Ihnen die ausreichende Menge Speichel fehlt, werden Sie dadurch leider tatsächlich kariesanfälliger, denn so bilden sich eher Beläge auf den Zähnen, unter denen dann Karies entstehen kann, wie Privatdozentin Dr. Roswita Heinrich-Weltzien aus der Poliklinik für Präventive Zahnheilkunde in Erfurt betont.[45] Aus meiner Praxiserfahrung kann ich Ähnliches berichten.

Oft sind Medikamente (siehe Seite 43) der Grund für die ausbleibende Speichelproduktion. Laut der Pharmazeutischen Zeitung sind ältere Menschen zweimal häufiger als der Rest der Bevölkerung von Mundtrockenheit betroffen. Da mehr als 400 Medikamente bekannt sind, die zu einem trockenen Mund führen können, ist es nicht einfach für diese Menschen, dieser Nebenwirkung zu entkommen, denn etwa ein Drittel der Über-65-Jährigen muss gleich mehrere Medikamente auf einmal einnehmen.[46] Damit steigt die Wahrscheinlichkeit einer Mundtrockenheit in dieser Altersgruppe erheblich. Aber auch jüngere Menschen, die beispielsweise ein Antidepressivum oder ein Neuroleptikum einnehmen, können unter einer Mundtrockenheit und ihren Folgen leiden. Um gegen das erhöhte Kariesrisiko anzugehen, rate ich, zusätzlich wöchentlich ein Fluoridgel zu verwenden.

Schlucken

Stimmt's oder nicht?
Falsches Schlucken verschiebt die Zähne.

Ja, das stimmt: Wer falsch schluckt, bekommt einen sogenannten frontal offenen Biss. Das bedeutet, dass die oberen Frontzähne zu weit nach vorn stehen und nicht über die unteren Frontzähne greifen. So bleibt eine Lücke zwischen den Frontzähnen beider Kiefer, und man kann nicht richtig abbeißen. Außerdem ist es nicht sehr ästhetisch, wenn im zugebissenen Zustand dennoch in die Mundhöhle geguckt werden kann, sobald die Lippen offen sind. Diese Zahnfehlstellung ist kieferorthopädisch korrigierbar. Für den Erfolg dieser Maßnahme muss jedoch vorher die Ursache beseitigt werden. Die besteht darin, dass sich das frühkindliche Schluckmuster nicht adäquat weiterentwickelt hat.

Ein Säugling schluckt anders als ein Erwachsener. Ein Baby drückt beim Schlucken die Zunge nach vorn.[47] Auf diese Weise kann es einen Unterdruck erzeugen und die mütterliche Milch aus der Brust saugen. Zwischen dem zweiten und vierten Lebensjahr entwickelt sich dieses Schluckmuster weiter zu einer sogenannten Mischschluckphase. Langsam geht das Baby-Schluckmuster (das »viszerale« Schluckmuster) in ein sogenanntes somatisches, »erwachsenes« Schluckmuster über. Bei Letzterem wird die Zungenspitze an den Gaumen gedrückt, während die Zähne beider Kiefer in Kontakt sind.

Leider bleibt bei manchen Menschen über das vierte Lebensjahr hinaus das kleinkindliche Schluckmuster bestehen. Die Zunge wird dann bei jedem Schluckvorgang weiterhin in den vorderen Mundbereich gepresst, anstatt am Gaumen angelagert zu werden. So werden die Frontzähne permanent von der Zunge nach vorn gedrückt. Doch nicht nur die Zähne werden in ihrer Stellung gestört. Auch die Kiefer bekommen durch die Krafteinwirkung der Zunge falsche Wachstumsimpulse und verformen sich ungünstig. Im Idealfall wird diese Gewohnheit bereits während des Wachstums entdeckt und therapiert. Den offenen Biss und das falsche Schluckmuster kann ein erfahrener Zahnarzt bei der Routineuntersuchung des Kindes feststellen. Dann überweist er es weiter zum Kieferorthopäden und zum Logopäden. So können die Kiefer in ihrem Wachstum doch noch in die richtige Richtung gesteuert werden. Auch bei Erwachsenen ist eine Therapie immer noch sinnvoll.

Als Therapie ist die Logopädie das Mittel der Wahl. Hierbei werden Übungen für die richtige Positionierung der Zunge gemacht. Beispielsweise wird die Zunge durch ein leichtes Ticken, nicht Schnalzen, immer wieder an den Gaumen gedrückt. Diese Übung soll täglich gemacht werden. Auch das Schlucken wird neu gelernt, indem die Zunge dabei bewusst am Gaumen gelagert wird. Anfangs wird es für Betroffene nicht unbedingt einfach sein, weil sich die falsche Schluckart so eingeschliffen hat. Im Spiegel können Sie Ihr Schluckmuster ganz leicht kontrollieren. Machen Sie es falsch, sehen Sie, wie die Zunge beim Schlucken zwischen den Frontzähnen nach vorn gleitend hervorblitzt. Ist die Ursache erst einmal abgeschaltet, kann die eigentliche, kieferorthopädische Therapie des offenen Bisses beginnen.

Die Dauer der kieferorthopädischen Behandlung kann abhängig vom Wachstum, Alter und Schweregrad sehr unterschiedlich sein.

Beim Erwachsenen gilt die Behandlung des offenen Bisses als schwierigere Disziplin der Kieferorthopädie, da die komplexe Fehlstellung der Zähne und der Kiefer nur über die Zähne kompensiert werden kann. Beim Kind kann dagegen das Wachstum der Kiefer zur Korrektur der Fehlstellung gesteuert werden, sodass Zähne und Kiefer zur Korrektur genutzt werden können.

Schwangerschaft

Stimmt's oder nicht?
Jede Schwangerschaft kostet einen Zahn.
Achten Sie auf Ihr Zahnfleisch! Vor allem wenn Sie eine Schwangerschaft planen oder Ihr wunderbares Geschenk schon in sich tragen. Wenn Sie schon länger nicht mehr bei der Prophylaxe waren, dann nehmen Sie dies bestenfalls vor einer geplanten Schwangerschaft und auch währenddessen in Angriff. Der menschliche Körper kann vieles kompensieren, weshalb eine versteckte Entzündung im Mund oft lange gar nicht auffällt.

Durch die Hormone (siehe Seite 102) während der Schwangerschaft kann sich eine Zahnfleischentzündung jedoch verschlimmern. So ziemlich jedes Bindegewebe im Körper wird lockerer, schließlich soll es sich ja dehnen. Allerdings schwillt deshalb auch das Zahnfleisch an, wird empfindlich und kann wie verrückt bluten. So wird wiederum das Putzen erschwert, weil es einfach wehtut. Dann huscht man schnell mit der Zahnbürste durch den Mund und agiert eher für das Gewissen als für die tatsächliche Pflege. Unter Umständen stellt sich dann eine sich stetig verschlimmernde Schwangerschaftsgingivitis ein, die bei jedem Schlucken Bakterien im gesamten Körper verteilt. Der Körper einer werdenden Mutter vollbringt ohnehin schon Höchstleistungen, nun muss er zusätzlich auch noch diese Erreger abwehren. Unbehandelt kann sich daraus noch eine tiefergehende Entzündung entwickeln. Diese Parodontitis schleudert dann noch mehr Keime in den Organismus, weil die entzündete, blutige Fläche am Zahnfleisch größer wird und die Bakterien über die Blutbahn alle Organe erreichen.

Schwangere, die in meine Praxis kommen, weil sie plötzlich Zahnschmerzen haben, sagen oft mit einem Hauch der Resignation: »Jede Schwangerschaft kostet einen Zahn.« Das stimmt aber nur bedingt, denn wenn die Schwangerschaft einen Zahn kostet, dann war er schon vorher nicht mehr in Ordnung. Unter Stress ist der Körper immer sensibler an den Zähnen – egal, ob Sie eine Grippe haben, gerade eine Scheidung durchmachen oder eben schwanger sind. Der Körper hat nicht die Energie, alle Probleme und Herausforderungen gleichzeitig zu 100 Prozent zu kompensieren. Wenn die schwangere Frau bereits Karies hat und die Hormone verrücktspielen, die alltäglichen Aufgaben immer schwerer werden und dann noch die nächtliche Erholung nachlässt – durch Babystrampeln, Toilettendrang und schwieriges Umwälzen von Seite zu Seite –, dann ist der Körper gestresst.

Sogar eine große Karies kann unbemerkt bleiben, wenn bei der Vorsorgeuntersuchung zuvor keine Bissflügelaufnahmen (siehe Seite 207) zur Diagnose von Zwischenraumkaries gemacht worden sind. Zwischenraumkaries ist eine Karies, die entstehen kann, wenn die Pflege der Zahnzwischenräume mit Zahnseide und Interdentalbürstchen versäumt wurde. Diese Bereiche bleiben bei der Vorsorgeuntersuchung unentdeckt, wenn keine Röntgenbilder (siehe Seite 204 ff.) angefertigt werden.

Während der Schwangerschaft aber sollte das Röntgen vermieden werden, auch wenn Zähne und Kiefer einigermaßen weit weg von der Gebärmutter liegen und eine Bleischürze oder ein Kinnschild genutzt werden. Einfach weil es nicht genügend Erkenntnisse dazu gibt, ob und wie sehr die Röntgenstrahlen das Ungeborene belasten würden. Auch wenn es vereinzelte Meinungen gibt, dass man ab dem zweiten Trimenon in dringenden Notfällen röntgen könnte, kenne ich keinen einzigen Zahnarzt, der das tut, da weder die werdenden Eltern noch der behandelnde Zahnarzt das Risiko genau abschätzen und eingehen möchten. Das erschwert allerdings unseren Job als Zahnärzte, wenn wir eine Karies finden, da ohne Röntgenbild nicht eindeutig ist, wie tief die Karies geht und ob beim Bohren der Nerv eröffnet wird. Ist die Stelle sehr entzündet, kann es sein, dass die Betäubung (siehe Seite 192 ff.) nicht wirkt, denn an dieser Stelle verändert sich der pH-Wert, und das behindert die Wirkung der Narkose. Eine Betäubung ist übrigens für das Kind nicht schädlich. Auch das Adrenalin, das in der Betäubung ist, ist nicht so hoch dosiert wie das Adrenalin, das der Körper ausschütten würde, wenn ohne Betäubung, also unter Schmerzen behandelt werden würde.

Die Behandlung einer Zwischenraumkaries ist klassischerweise mit einer Füllung erledigt. Weil nicht direkt im Zwischenraum gebohrt werden kann, muss der Zahnarzt von oben in den Zahn bohren, bis er zur Karies vorgedrungen ist. Dann wird die Karies entfernt und der Defekt mit einer Füllung fest verschlossen. Wenn die Karies jedoch sehr tief ist und man keine halbwegs aktuellen Röntgenbilder hat, kann der Arzt den Umfang der Behandlung nicht genau einschätzen. So wird die Behandlung zum Überraschungsei. Das betrifft aber jede Karies, egal, ob im Zahnzwischenraum oder woanders.

Hat die Karies den Nerv erreicht, gibt es zwei große Hindernisse während der Schwangerschaft: Die erste Komplikation liegt darin, dass eine Nervenentzündung bei Schwangeren leider erst auffällt, wenn sie schon sehr weit vorangeschritten ist. Auch das kann dazu führen, dass die Betäubung leider nicht ausreichend wirkt. Außerdem sind für Wurzelkanalbehandlungen (siehe Seite 210 ff.) Röntgenbilder einfach nötig, und zwar vor, während und nach der Behandlung. Ohne Röntgenbilder kann eine Wurzelkanalbehandlung nicht korrekt durchgeführt werden, sodass jede Behandlung des Zahnnervs in der Schwangerschaft nur einen Kompromiss darstellt – hinsichtlich der Schmerzlinderung und der Lösung des eigentlichen Problems. Der

Zahn wird unter Betäubung von oben her eröffnet und der entzündete Nerv teilweise entfernt. Nach Spülung und Desinfektion wird der Zahn mit einem Provisorium verschlossen. Schmerzen können dann zwar erst einmal verschwinden, können aber wiederkommen, weil der Nerv ja nur »anbehandelt« wurde. So kommt es, dass Schwangere mit einem provisorisch versorgten Zahn durch die ganze restliche Schwangerschaft müssen, bis sie entbunden haben. Das ist keine angenehme Situation. Weil die Bakterien ja nicht vollständig verschwinden, muss der Zahn immer wieder eröffnet und noch mal desinfiziert werden und wieder provisorisch versorgt werden. Während des provisorischen Zeitraums besteht das Risiko, dass der Zahn bricht, weil die Kariesentfernung und die begonnene Behandlung des Nervs viel Zahnsubstanz einfordern und den Zahn von innen stark aushöhlen. Die Entzündung kann sich verschlimmern, wenn die Bakterien den Zahn bereits zu massiv befallen haben. Aufgrund des verlängerten Behandlungszeitraums, der Komplikationen und immer wiederkehrende Beschwerden in sich birgt, geht dann oft ein solcher Zahn im Lauf der Schwangerschaft verloren. Meist beschließen Arzt und Patientin in so einer Situation gemeinsam, sich von dem Zahn zu trennen, weil der Aufwand und Stress für die werdende Mutter zu groß werden. Die Komplikationsrate einer fast blind durchgeführten Wurzelkanalbehandlung ohne Röntgenbilder ist sehr hoch. Möglicherweise geht der so behandelte Zahn später doch verloren oder muss sogar während der Schwangerschaft noch entfernt werden. Das ist eine blöde Situation für alle Beteiligten. Die Patientin hat Schmerzen, der Zahnarzt hat keine Röntgenbilder und kann deshalb nicht mit seinem üblichen Qualitätsstandard arbeiten. So bleiben die Patientin und der behandelnde Zahnarzt in einer Phase aus Kompromissen stecken, in der Hoffnung, dass es irgendwie gut geht.

Selbst wenn die Praxis über eine elektrometrische Längenmessung verfügt (ein Gerät zur Messung der Wurzelkanallänge ohne Röntgenbilder), kann nicht der Verlauf des Kanals ermittelt werden. Der

Zahnarzt sieht also nicht, ob die Wurzelkanäle beispielsweise stark gekrümmt sind, ob sie breit oder schmal sind. Diese wichtigen Parameter bleiben eine Überraschung! Überdies ist die Studienlage zur elektrometrischen Messung sehr dünn. Viele Gerätehersteller haben bewusst das Thema Schwangerschaft in der Betriebsanweisung gänzlich ausgelassen. Bei direkter Nachfrage meinerseits herrschte bei den Herstellern Unsicherheit, und niemand wollte verbindliche Aussagen treffen. Daher rate ich sicherheitshalber von einer elektrometrischen Messung der Wurzelkanallänge während der Schwangerschaft ab.

Eine weitere Komplikation bei der Behandlung von Schwangeren: Abhängig von der Schwangerschaftswoche kann die werdende Mutter nicht lange auf dem Rücken liegen, wie sonst bei der Behandlung üblich, sondern muss immer wieder zwischendurch aufrecht hingesetzt werden, da sonst das Kind auf die Hohlvene drücken würde (Vena-Cava-Syndrom) und es zu Sauerstoffmangel und Bewusstlosigkeit kommen könnte. Das kann Termine deutlich in die Länge ziehen.

Die oft auftretende Übelkeit einer Schwangeren stellt ebenfalls ein Problem für die Zähne dar, denn der saure Mageninhalt greift die Zahnoberflächen an. Falls Sie von Schwangerschaftsübelkeit betroffen sind, bitte ich Sie, nicht direkt nach dem Erbrechen zur Zahnbürste zu greifen, weil Sie sonst den gelockerten Zahnschmelz herunterbürsten würden. Spülen Sie stattdessen Ihren Mund gründlich mit Wasser aus, und nutzen Sie eine Mundspüllösung, um den unangenehmen Geschmack zu überdecken. Etwa eine Stunde später können die Zähne geputzt werden. Bis dahin hat der Speichel die Zahnoberfläche so weit remineralisiert, dass Sie mit einer Zahnbürste und fluoridhaltiger Zahnpasta Ihre Zähne pflegen und vor Karies schützen können.

Das Risiko einer Frühgeburt ist bei einer Parodontitis, so warnt die Deutsche Gesellschaft für Zahn-, Mund-, und Kieferheilkunde, um das 7,5-Fache erhöht.[48] Bestimmte Entzündungsbotenstoffe schießen bei Menschen mit Parodontitis nach oben und stehen mit der Zerstörung der Knochen und des Zahnfleischs im Zusammenhang. Darüber hinaus gehen diese entzündungsfördernden Botenstoffe aber auch ins Fruchtwasser über, was vorzeitige Wehen auslösen kann, wie unter anderem eine koreanische Studie zeigt.[49] Schützen Sie Ihr Kind und sich vor möglicherweise jahrelangen Einschränkungen und den gesundheitlichen Risiken einer Frühgeburt, indem Sie vor und während der Schwangerschaft gut auf Ihre Zähne Acht geben.

Herausgeschlagene Zähne

Stimmt's oder nicht?
Wurde ein Zahn herausgeschlagen, muss man ihn sauber machen, in ein Papiertuch wickeln und zum Zahnarzt bringen.
Das stimmt so nicht. Haben Sie schon mal etwas von einer Zahnrettungsbox gehört? Das ist ein Behälter mit einer Lösung, die etwa zwei Jahre haltbar ist. Wenn einmal ein Zahn herausgeschlagen wird oder abbricht, dann sollte der Zahn in diese Box gelegt werden. Es ist wichtig, den herausgeschlagenen Zahn weder zu bürsten noch den Sand abzukratzen, denn die Wurzeloberfläche des Zahns hat mikroskopisch kleine Fasern, die normalerweise dazu dienen, den Zahn in seinem Knochenfach aufzuhängen. Der Zahn steckt nämlich nicht einfach im Knochen, wie man zunächst vielleicht annehmen könnte. Die Aufhängung an Fasern verleiht ihm eine gewisse Beweglichkeit und wandelt Druck in Zug um. Deswegen fühlt es sich so unangenehm an, wenn mal ein Stück Schale vom gerade geknabberten Apfel zwischen den Zähnen klemmt, denn plötzlich wird der betroffene Zahn minimal zur Seite gedrängt, und seine Nerven signalisieren eine Unpässlichkeit.

Nur bei einem intakten Faserapparat (siehe Abbildung Seite 129) hat der herausgeschlagene Zahn im Falle einer Reimplantation eine Chance, wieder einzuwachsen. Eine Garantie dafür haben Sie allerdings nicht, weil es viele Faktoren gibt, die sich der Kontrolle des Arztes entziehen. Aber immerhin besteht so eine Chance. Das Wichtigste ist, den Zahn nicht austrocknen zu lassen. Falls Sie keine Zahnrettungsbox zur Hand haben, nehmen Sie einen Schluck kalte H-Milch und legen den Zahn dort hinein, bis Sie beim Zahnarzt sind. Zusammengefasst: Die Fasern dürfen weder berührt werden noch dürfen sie austrocknen.

Und was, wenn der Zahn nicht herausgeschlagen wurde, aber stark abgebrochen ist? Dann macht es einen Unterschied, ob der Zahn nur im Schmelz oder im Dentin oder in der Wurzel beschädigt wurde (siehe Abbildung »Aufbau eines Zahns«, Seite 16).

Eine Schmelzfraktur ist meist mit einer Füllung korrigierbar, während einer Dentinfraktur eine Wurzelbehandlung nach sich ziehen

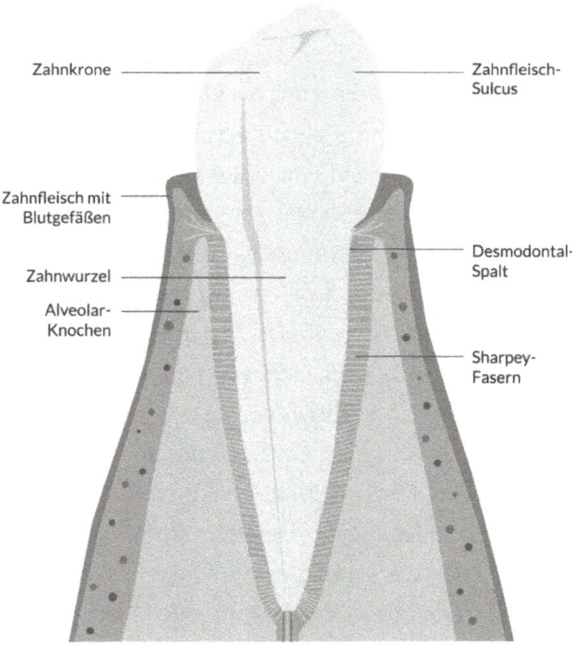

Der Zahn ist im Kiefernfach durch Fasern aufgehängt, die Druck in Zug umwandeln. Durch diese Reize bildet der Knochen mehr Zellen und wird dichter. Soll ein ausgeschlagener Zahn wieder einwachsen, sollten die Sharpey-Fasern möglichst intakt bleiben.

kann – oder auch eine Überkronung. Wenn die Zahnwurzel betroffen ist, ist es leider oft so, dass der Zahn verloren ist. Dann kann je nach Befund ein Implantat oder eine Brücke die Lösung des Problems sein. Auch sind manchmal vermeintlich gerettete, traumatisch beschädigte Zähne irgendwann plötzlich tot oder entzündet. Das sind dann die Spätfolgen eines solchen Unfalls. Oft kann der Zahn dann aber doch noch mit einer Wurzelkanalbehandlung (siehe Seite 210 ff.) gerettet und durch Überkronung stabilisiert werden.

Zähneknirschen

Stimmt's oder nicht?

Zähneknirschen ist für den Partner nervig, kann mir aber egal sein. Der Job nervt, zu Hause gibt es auch noch Gezanke oder unterschwellige Konflikte – wenn zu viel auf einmal los ist, neigen einige Menschen dazu, unbewusst ihre Zähne aufeinanderzupressen oder damit zu knirschen (Bruxismus). Das kann zu einem Abrieb der Zahnhartsubstanz und sogar zu traumatisch verursachten Entzündungen und Irritationen an Zahn und Zahnfleisch führen! Das Kiefergelenk kann nach einiger Zeit Schaden nehmen, sodass muskuläre Verspannungen, Migräne oder Tinnitus folgen können. Der Abrieb der Zahnhartsubstanz schadet der Optik, da sie über einen längeren Zeitraum durch das Knirschen erheblich eingekürzt werden. Doch auch die Nerven und das Zahnfleisch leiden. Unbehandelt kann Knirschen dazu führen, dass sich die Nerven der Zähne entzünden, weil das ständig einwirkende Trauma auf die Zähne nicht toleriert wird. Die immer wiederkehrende Überbelastung kann zu so starken Schäden des Zahnfleischs und des Knochens führen, dass sich die Zähne lockern und im schlimmsten Fall verloren gehen.

Eine Knirscherschiene (Aufbissschiene) ist eine dem Zahnbogen angepasste Kunststoffauflage, die hilft, Zähne und Gelenke zu schützen. Ab einem gewissen Grad reicht eine Schutzschiene aber nicht mehr aus. Dann muss eine auf das Kiefergelenk abgestimmte Schiene hergestellt werden.

Stress ist eine häufige, aber nicht die einzige Ursache des sogenannten Bruxismus. Auch schlecht sitzende Kronen und Parodontitis (siehe Seite 70 ff.) können Auslöser sein. Wenn Sie unversorgte Zahnlücken (siehe Seite 215 f.) haben oder Zähne, die ins Leere beißen, weil ihr Gegenspieler (Antagonist) vom anderen Kiefer fehlt, kippen die Zähne oder wachsen in Lücken hinein. Das ganze System gerät aus dem Ruder, und das Gehirn bekommt das Signal, dass mit dem Biss etwas nicht stimmt. Ähnliche Signale bekommt das Gehirn auch, wenn die Zähne wegen einer Zahnfehlstellung nicht zusammenpassen. Diese Ursache kann altersunabhängig mit einer Zahnspange korrigiert werden. Geschieht dies nicht, bekommen die Muskeln vom Gehirn das Signal, dieses Problem durch Aneinanderreiben der Zähne zu »korrigieren«. Eine Schiene entkoppelt genau diesen neuromuskulären Kreis und schützt zusätzlich die Zähne vor Abrieb.

Leiden Sie nicht unnötig! Unbehandelt kann Zähneknirschen zu schmerzhaften Beschwerden der Kaumuskeln führen, zu denen sich Schmerzen im Nacken, in den Schultern und im Rücken gesellen können. Eine Physiotherapie kann die Verspannungen (siehe Seite 183 ff.) im Körper zwar reduzieren, aber diese kommen immer wieder, solange die Ursache im Mund nicht angegangen worden ist.

(Feste) Zahnspange

Stimmt's oder nicht?
Eine feste Zahnspange ist nicht notwendig, eine herausnehmbare reicht auch.

Mittlerweile könnte man meinen, sie avanciert schon fast zum Modeaccessoire: Zahnspangen gibt es heutzutage auch mit Glitzer, witzigen Motiven oder mit dem Logo des Lieblingsvereins. Frühpubertierende tragen sie mit beinahe ebenso viel Stolz wie ihr Smartphone. Sogar Laufstegmodels suggerieren, dass die Zahnspange neben der Nerdbrille echt cool seien. Sind sie auch! Aber braucht man sie wirklich? Im Internet wird dieses Thema heiß diskutiert. Ganz anders manche Eltern, die in der Praxis gezielt nach einer Zahnspange fragen: »Es ist jetzt Zeit, alle anderen Kinder in der Nachbarschaft haben die doch auch!« Bisweilen hört man auch eine Mama aus der Ecke rufen: »Unsere Laura möchte auch eine feste Zahnspange, weil Kimberly auch eine hat!« Meine Reaktion darauf: Bitte vergessen Sie nicht, dass es sich bei der festen Zahnspange um eine medizinische Behandlung handelt. Wir würden ja auch nicht ohne Not Tabletten schlucken. Jede medizinische Behandlung kann mit Nebenwirkungen verbunden sein, die durch das bloße Mitschwimmen bei einem Trend nicht gerechtfertigt sind.

Wenn die Zähne und die Kiefer während der Kindesentwicklung ihre Position verfehlen, wird Ihnen der Zahnarzt oder Kinderzahnarzt das mitteilen und Ihr Kind zum Kieferorthopäden überweisen. Besonders anfällig sind Kinder, die Daumennuckeln (siehe Seite 93 f.) oder ihre Lippe einsaugen (siehe Seite 114 ff.). Darüber hinaus gibt es familiäre Häufungen beispielsweise unproportional zueinander wachsender Kiefer. In diesen Fällen ist eine lose Spange super, weil die Wirkung gegenüber der möglichen Nebenwirkung überwiegt.

Für einen Befund und Behandlungsplan benötigt der Kieferorthopäde Röntgenbilder (siehe Seite 204 ff.). Nur so kann er schauen, wie weit das Wachstum und der Zahnwechsel des Kindes vorangeschritten sind und wann und wie eingegriffen werden kann. Mit der herausnehmbaren Zahnspange werden Lücken für Nachfolgerzähne freigehalten und die Kiefer in ihrem Wachstum gesteuert. Außerdem können kleine Bewegungen an Zähnen durchgeführt werden.

Wenn aber die Zähne wachsen wie Kraut und Rüben, ist eine herausnehmbare Spange nicht mehr als nerviger Klimbim, der niemandem etwas nützt. Zur Wachstumsregulierung wird eine lose Spange verwendet, also als grobe Vorbehandlung. Anschließend wird die Therapie mit einer festen Spange für das Feintuning fortgesetzt. Bei Erwachsenen wird direkt mit der festen Spange begonnen. Schließlich wachsen wir ja nicht mehr.

Eine feste Zahnspange ist ein fantastisches Korrekturmittel, sie ist jedoch auch mit einem erhöhten Risiko von Karies und einer Zahnfleischentzündung verbunden. Achten Sie darauf, dass die Zähne von Speichel umgeben sind. Die generell schon nicht zahnfreundliche Mundatmung (siehe Seite 118 ff.) ist während des Zahnspangentragens noch gefährlicher, weil der Mund dadurch austrocknet, denn es entstehen viele Nischen, die besonders gut gepflegt werden müssen. Bleiben Beläge liegen, sind Zahn- und Zahnfleischprobleme bald der nächste Anlass für eine Behandlung.

Unsere Kleinen sind meist Schleckermäuler, doch allzu viel Zucker sollten sie während der Zahnspangenzeit nicht naschen, weil so das Risiko für spätere Flecken auf dem Zahnschmelz erhöht wird! Vor allem bei inkorrekter Pflege bildet sich überall um die Brackets herum (also um die festgeklebten Plättchen auf dem Zahn) eine oberflächliche Karies. Diese werden dann als viereckige Flecken auf den Zähnen sichtbar, sobald die Brackets entfernt werden. Das ist quasi der Bikiniabdruck der Zahnspange, nur dass hier kein hübscher Teint zu sehen ist, sondern bloß eine kariös veränderte Schmelzstruktur.

Kaugummi, Lakritze und Karamell sollte man jedenfalls ganz von der Liste streichen. Kaugummi kann sich eventuell in den Brackets verkleben und ist schwer, wieder herauszupulen. Klebrige Bonbons und Co. tun dasselbe und können – einmal am Zahn festgeklebt, schnell zu Karies führen.

Manchmal werden beim Einsetzen der festen Zahnspange sogenannte Bänder an den großen Backenzähnen angebracht, die diese ringförmig umgeben. So kann im gesamten Mund mehr Kraft zugunsten der Bewegung der Zähne ausgeübt werden. Achten Sie auf Folgendes: Die Bänder werden mit einem speziellen Zement eingesetzt, der sich auch auswaschen kann. Wenn Sie feststellen, dass sich Bereiche dieses Zements herausgelöst haben und sich ein Spalt zwischen dem Zahn und dem Band befindet, kann sich dort sehr schnell eine fiese Karies bilden. Bitten Sie dann Ihren Kieferorthopäden darum, diese Lücke zu schließen.

Neben den klassischen Metallbrackets gibt es Varianten aus zahnfarbener Keramik, die auf die Zähne aufgeklebt werden und durch ihre helle Farbe kaum auffallen. Bei den Brackets gibt es Modelle mit oder ohne Gummiringe, die um die Brackets angebracht werden. Mit Gummiringen ist es preislich am günstigsten, sie haben aber auch Nachteile. Beispielsweise können sie sich durch Speisen wie Curry oder Beeren sehr stark verfärben. Außerdem werden sie mit der Zeit porös und gleichsam zur geruchsbildenden Bakteriensammelstätte.

Wenn Sie eine feste Zahnspange tragen, dann nehmen Sie immer eine kleine Reisezahnbürste und eine kleine Bracket-Reinigungsbürste für die Zahnspange in Ihrer Tasche mit. So können Sie Unannehmlichkeiten vermeiden, wenn unterwegs plötzlich Essen in der Zahnspange hängt. Bitte aber nicht unmittelbar nach dem Essen putzen, weil das den Schmelz schädigt.

Kaufen Sie von Anfang an ein Wachs aus der Apotheke, wenn Sie oder Ihr Kind eine feste Zahnspange bekommen. Dieser wird meistens in einer kleinen Box verkauft, in der mehrere Portionen in Stangen angeordnet sind. Sollte ein Bracket oder ein Stück Draht an der Wange oder Lippe scheuern, dann entnehmen Sie ein Stück von diesem Wachs, bilden eine erbsengroße Kugel und legen diese mit festem Druck auf die Stelle. Wenn die störende Stelle dadurch noch nicht ganz abgedeckt ist, legen Sie ruhig noch etwas Wachs nach. Wenn sich etwas von der Spange gelöst hat oder schmerzhaft auf das Weichgewebe drückt, rufen Sie nach dieser Maßnahme sofort Ihren Kieferorthopäden an und schildern die Situation, um baldmöglichst einen Termin zu bekommen. Wichtig zu wissen: Frisch geklebte Brackets sollten in den ersten ein bis zwei Stunden nicht belastet werden. Fällt ein Bracket ab, ist das nicht tragisch; er sollte aber möglichst zeitnah vom Kieferorthopäden wieder eingesetzt werden.

Wie verhindere ich die Nebenwirkungen?

Sie müssen nun nicht ständig Ihre Zahnbürste unter dem Esstisch bereithalten. Aber gut ist es schon, wenn Sie auf der Arbeit die Muße haben, mal kurz nach der Mittagspause aufs Klo zu verschwinden und die Speisereste vor dem Spiegel dort grob aus der Spange entfernen.

Mindestens abends ist dann aber eine sehr gründliche Reinigung der Zähne und des Zahnfleischs erforderlich. Weil die Zunge nicht mehr überall glatt an den Zähnen entlangstreifen kann, ist auch ein Zungenschaber (siehe Seite 81 ff.) sinnvoll. Aufgrund der erhöhten Kariesgefahr (mehr Nischen und Winkel, mehr Stellen, an denen Essensreste und Bakterien unentdeckt ihr Unwesen treiben können) sollten die Zähne nicht noch zusätzlich mit schädigenden süßen und/oder sauren Getränken, wie Cola, Apfelschorle, Limonade, Eistee oder Energydrinks, belastet werden. Wenn Sie es nicht lassen können - oder es für unrealistisch halten, dass Ihr Kind das in der Schulpause beachtet –, dann sorgt ein Strohhalm dafür, dass diese Getränke möglichst wenig Kontakt mit den Zähnen haben.

Eine Zahnreinigung beim Zahnarzt ist alle drei Monate zu empfehlen. Außerdem sollte mit Solobürsten um die Brackets herumgeputzt werden. Bei der Verwendung von Zwischenraumbürstchen bitte daran denken, dass sich die Größe der Zwischenräume durch die tägliche Verschiebung der Zähne ändert! Das bedeutet, dass nicht immer dieselben Bürstchen in dieselben Lücken hineinpassen. Zu große Bürstchen aber, die unter Zwang irgendwie in die Lücke hineingedrückt werden, können den Schmelz beschädigen, wenn ihr Drahtkern daran kratzt. Alternativ können Sie eine spezielle Zahnseide (siehe Seite 78 ff.) für Spangenträger benutzen.

Bei dieser speziellen Zahnseide ist ein Ende dicker und steif, sodass Sie ohne viel Fummelei den Faden zwischen den Zähnen entlangfädeln können. Nischen, an denen die normale Zahnbürste vorbeiputzt, können mit der Solobürste und der Bracketbürste (bekommt man in der Apotheke oder vom Kieferorthopäden) gereinigt werden.

Die Bracketbürste sieht aus wie ein Flaschenreiniger und wird unter dem Metallband, entlang der Brackets von allen vier Seiten am Zahn herangeführt. Die Zahnbürste sollte einmal senkrecht auf die Zahnoberfläche und Brackets entlangputzen und dann anschließend jeweils im 45-Grad-Winkel zu den Brackets hingerichtet entlanggeputzt werden.

In den ersten Tagen kann es zu Schmerzen kommen, weil die frisch aufgeklebte Spange enorm drückt. Besonders die Zähne mit den kleinen Wurzeln, das sind die vorderen Zähne, reagieren sehr empfindlich. Vermeiden Sie daher erst einmal das Abbeißen, und wählen Sie Speisen, die mundgerecht dosiert werden oder kein Kauen erfordern. Auch wenn Sie hart im Nehmen sind, ist es besser, die Zähne nicht noch mehr zu reizen.

Ideal für die ersten Tage ist weiche, breiige oder flüssige Nahrung. Greifen Sie beispielsweise zu Gemüsesuppen, Joghurt, Kartoffelpüree, Fisch ohne Gräten, Eier, Bananen, weiches Brot ohne Kruste und Nudeln. Hartes, klebriges, kerniges Essen sollte man vermeiden, damit die Brackets nicht wieder herausbrechen. Auch Rohkost und hartes Obst wie Äpfel sind jetzt nicht geeignet. Faseriges wie Mango, Pfirsich oder Spinat kann sich grundsätzlich in den Brackets verheddern und ist nur sehr schwer wieder herauszubekommen. Sie werden selbst merken, dass der Aufwand hinterher viel zu groß ist, wenn sie fluchend vor dem Spiegel stehen und sich schwören, diese Speise während der Zahnspangenzeit nicht noch einmal zu essen. Das Herauspulen ist sehr zeitaufwendig und nervig, muss aber sein. Denn nicht entfernte Essensreste führen immer zu Zahnfleischentzündungen und je nachdem, was Sie gegessen haben, zu Mundgeruch und Karies.

Auch wenn die Zahnspange schon etwas länger in Ihrem Mund ist, schonen Sie sich, und schneiden Sie alles, was ein bisschen zäh ist und normalerweise erst kraftvoll mit den Schneidezähnen abgebissen werden müsste, in mundgerechte Stücke. So kann das Essen gleich bequem auf den Backenzähnen gekaut werden. Trinken Sie beim Essen viel, und spülen Sie nach jeder Mahlzeit den Mund mit Wasser aus, um ihn von Essensresten zu befreien. Abends sollte die Zahnpflegeroutine immer eine Zwischenraumpflege mit einbeziehen. Wenn Sie während Ihrer Zahnspangenzeit leiden oder vom Aufwand genervt sind, denken Sie daran, wie toll Ihre Zähne nach dieser Behandlung aussehen werden, sofern Sie nun auch richtig gepflegt werden. Motivation ist in dieser Phase alles!

Feste Zahnspangen sind so weit verbreitet, dass Teenager sie in der Regel gut akzeptieren und oft sogar die volle Ladung Metall im Mund cool finden. Etwas anders sieht es aus, wenn man schon mitten im Leben steht und zum Beispiel auf der Arbeit häufig Kundenkontakt hat. Dann können auch zahnfarbene Keramikbrackets als zu auffällig empfunden werden. Für diesen Fall gibt es die sogenannte linguale Zahnspange, bei der die Zahnspange auf der Zungenseite der Zähne geklebt wird. Ich persönlich finde diese Zahnspangen allerdings nicht gut, weil die ohnehin erschwerte Mundhygiene mit einer solchen Spange fast unmöglich wird und die nächste Erkrankung somit beinahe vorprogrammiert ist. Was nützen gerade Zähne, wenn Sie danach jede Menge Karies oder Parodontitis haben? Für Kinder ist diese Spange nicht geeignet, da die richtige Reinigung der Zähne bei so einer Spange sehr viel Geschick erfordert und für sie quasi unmöglich sein kann.

Endlich gerade Zähne, was nun?

Erst einmal freuen Sie sich! Sie sind am Ziel angekommen und haben endlich schöne gerade Zähne. Nach der Entfernung der Brackets werden die Klebereste grob entfernt. Es ist ratsam, sich gleich noch mal beim Zahnarzt zu melden, falls Klebereste übrig bleiben. Denn sonst können sie teilweise noch jahrelang an den Zähnen kleben und aufgrund der rauen Oberfläche Karies einladen. Nach dem Entfernen der Klebereste wird eine Zahnreinigung durch entsprechendes Fachpersonal als notwendiges Finish einer erfolgreichen kieferorthopädischen Behandlung angesehen.

Wie finde ich den richtigen Kieferorthopäden?

Sorgen Sie dafür, dass Sie wirklich bei einem Facharzt für Kieferorthopädie behandelt werden. Im deutschen Zahnmedizinstudium wird auch die Kieferorthopädie umfangreich gelehrt, jedoch bedarf es einer Weiterbildung zum Fachzahnarzt für Kieferorthopädie, um professionelle Arbeit leisten zu können. Man kann zwar auch als Zahnarzt mit ein paar Wochenendseminaren die Basics der praktischen Kieferorthopädie erlernen und sicherlich gute kieferorthopädische Behandlungen anbieten, dennoch ist das Fachwissen eines vollwertigen Kieferorthopäden, die er in zwei Jahren Weiterbildungszeit an der Universität und zusätzlichen Praxisjahren erwirbt, diesen Wochenendseminaren weit überlegen.

Dies macht sich vor allem dann bemerkbar, wenn der Fall kompliziert ist. Wenn Sie unsicher sind, können Sie bei der Zahnärztekammer nachfragen, ob Ihre Wahl einen vollwertigen Kieferorthopäden getroffen hat. Wählen Sie ihn aber auch nach menschlichen Gesichtspunkten aus, denn mit ihm sind Sie quasi bis zum Ende der Therapie »verheiratet«. Sie müssen mit ihm gut reden können, wenn Ihnen mal etwas abbricht oder wenn etwas nicht planmäßig läuft. Liegen Sie beide nicht auf derselben Wellenlänge, wird die Zusammenarbeit schwer. Außerdem sollten Sie sich erkundigen, ob Ihr Kieferorthopäde hauptsächlich Kinder behandelt oder auch Erwachsene. Die meisten Kieferorthopäden haben nämlich ihre Schwerpunkte. Bei Erwachsenen sind durch das abgeschlossene Wachstum, eventuelle Erkrankungen und vielleicht auch Zahnersatz andere Hindernisse zu bewältigen als bei einem Kind.

Zahnspange für Erwachsene

Stimmt's oder nicht?

Eine Zahnspange ab 30 bringt eh nichts mehr.

Zähne können ein Leben lang kieferorthopädisch bewegt werden, da der menschliche Knochen sich zeitlebens im Umbau befindet. Es dauert unter Umständen noch nicht mal länger als bei Teenagern, eine Fehlstellung der Zähne durch eine feste Zahnspange zu beheben.

Der Kiefer kann im Erwachsenenalter allerdings nur mit einer Operation korrigiert werden, bei der die Knochen aufgetrennt und in der gewünschten Stellung zueinander mit Schrauben fixiert werden. Mit der Zeit heilen die Teile dann in der neuen Position ein. Dieses Verfahren kann für die Patienten schmerzhaft werden, auch Komplikationen sind nicht ausgeschlossen. Mehrere Wochen darf nichts festes gegessen werden. Es ist immer von Vorteil, Kieferprobleme im Wachstumsalter zu korrigieren!

Während Sie dieses Buch in den Händen halten, bauen Ihre Osteoklasten (Ihre körpereigenen Knochenfresserzellen) gerade Knochen ab, während Ihre Osteoblasten (Knochenbilder) zeitgleich mit der Bildung von Knochen gegensteuern. Dank dieses ständigen Ab- und Aufbaus kann der Knochen nach einer Operation oder einem Unfall überhaupt wieder verheilen. Diese Lebendigkeit des Knochens machen sich die Kieferorthopäden für die Bewegung der Zähne zunutze. Der Zahn wird mittels einer Zahnspange oder einer dünnen, durchsichtigen Kunststoffschiene, Aligner genannt, in die gewünschte Richtung bewegt, indem Druck ausgeübt wird. Bei jeder kieferorthopädischen Bewegung bilden sich Druck- und Zugzonen. Dort, wo der Zahn hingedrückt wird, entsteht Druck auf dem Knochen. Die Stelle, von der der Zahn wegbewegt wird, erfährt Zugkräfte durch die Sharpey-Fasern (siehe Abbildung Seite 129). So löst der Zahn, bildlich gesehen, den Knochen langsam vor sich auf, und hinter ihm bildet sich neuer Knochen. Cool, oder? Die Bereiche, in denen Zug ausgeübt wird, werden dazu angeregt, Knochen anzulagern. Die Bereiche, in denen Druck ausgeübt wird, bauen Knochen ab.[50] Durch dieses einfache, jedoch sehr effektive Prinzip kann man Zähne zeitlebens bewegen – egal, ob aus ästhetischen oder funktionellen Gründen.

Aber wann sind Zahnkorrekturen überhaupt sinnvoll? Nun, Zähne sind Ihr Aushängeschild. Erfolgreiche Menschen sind oft nicht nur sehr adrett gekleidet, sondern auch mit einem besonders schönen Lächeln gesegnet. Während ungepflegte Zähne eher mit Armut und Krankheit assoziiert werden, ist das strahlend weiße Lächeln der neuen Abteilungsleiterin einladend und vermittelt automatisch Gesundheit und Kompetenz, schon bevor sie überhaupt etwas sagt. Wer will nicht schön gerade weiße Zähne haben, wenn es sogar Studien dazu gibt, dass man damit besser bei den Mitmenschen ankommt? Daher ist die Ästhetik einer der Hauptfaktoren, warum sich Erwachsene noch für eine Zahnspange entscheiden. Außerdem kommen viele weitere Vorteile dazu: Wenn die Zähne am richtigen Platz stehen, können sie besser gepflegt und länger erhalten werden, weil Karies und Parodontitis vermieden werden.

Es ist auch besser für das Kiefergelenk, wenn die Zähne des Oberkiefers und des Unterkiefers harmonisch zusammenbeißen. Nur ein harmonischer Biss bringt das Kiefergelenk beim Zusammenbeißen in eine gleichmäßige ausbalancierte Position. Der harmonische Biss hat Auswirkungen auf das gesamte Skelett und auf die gesamte Muskulatur des Körpers. So können schief gewachsene Zähne zu anhaltenden Verspannungen (siehe Seite 183 ff.) führen und die sportliche Leistung (siehe Seite 112 ff.) herabsetzen.

Oft werden kieferorthopädische Maßnahmen durchgeführt, um ungünstig gekippte Zähne aufzurichten, sodass eine bessere Statik für die weitere Therapie ermöglicht wird. Dies ist der Fall, wenn Backenzähne in eine Zahnlücke (siehe Seite 215 f.) gekippt sind und das Kauen behindern. Bei ungünstiger Kippung kann der Zahnarzt in der Region keinen perfekt sitzenden Zahnersatz planen, weil die so bestehenden Nischen längerfristig Probleme bereiten würden. Wenn der Zahnarzt Ihnen in einem solchen Fall einen nachhaltigen Zahnersatz anbieten möchte, dann rät er Ihnen dazu, den Zahn erst einmal in seiner Stellung korrigieren zu lassen.

Die Erwachsenenbehandlung ist für den Kieferorthopäden eine andere Herausforderung als die Behandlung von Kindern und Jugendlichen. Die Knochenstruktur ist bei Erwachsenen anders und muss erst langsam an die Kräfte gewöhnt werden.[51] Außerdem liegen bei Erwachsenen manchmal schon Kronen, Brücken oder Implantate vor. Auch Zahnfleischveränderungen spielen eine Rolle, da ein erkrankter Zahnhalteapparat nur viel vorsichtiger und mit weniger Kraft belastet werden kann, um die Zähne zu bewegen. Ansonsten können Schäden am bereits reduzierten Knochen entstehen.

Um die schön geraden Frontzähne in ihrer neuen Position zu halten, werden sie heutzutage mit einem Retainer in ihrer neuen Position fixiert. Dazu dient ein Spezialdraht, der mit Kunststoff hinter die Frontzähne geklebt wird. Alternativ kann auch eine Schiene, die wie eine Knirscherschiene aussieht, täglich vier bis fünf Stunden getragen werden. Hierfür reicht es, wenn diese nachts zum Schlafen eingelegt wird – das allerdings dauerhaft beziehungsweise so lange, wie Sie gerade Zähne haben möchten. Die Entscheidung, ob nun ein geklebter Retainer sinnvoll ist oder eher eine Schiene, ist abhängig vom Biss und von der Mitarbeit des Patienten. Ein geklebter Retainer kann nicht vergessen werden, erschwert jedoch das Putzen. So kann sich bei nicht optimaler Zahnpflege leichter Plaque ablagern und Zahnstein bilden. Somit erhöht ein geklebter Retainer das Risiko einer Karies und einer Zahnfleischentzündung – das Gebiss bedarf noch höherer Aufmerksamkeit!

Die Schiene ist sehr von der Mitarbeit des Patienten abhängig. Eine sporadisch getragene Schiene kann ihre Wirkung verfehlen. Wer als erwachsener Zahnspangenpatient im Anschluss gänzlich auf den Retainer verzichtet, muss mit einem sogenannten Rezidiv rechnen. Das bedeutet, dass sich die Zähne tendenziell im Lauf der Zeit wieder in die vorherige Position zurückstellen – und dann war der ganze Aufwand umsonst.

Tipp: Falls Sie eine Schiene als Retainer bekommen, dann bewahren Sie die Modelle oder Duplikate auf. Der Kieferorthopäde hat nur eine zehnjährige Aufbewahrungspflicht. Wenn die Schiene kaputt geht oder Sie diese verlieren, kann der so dokumentierte nagelneue Zahnzustand direkt nach Entfernung der Zahnspange dazu dienen, Ihnen eine neue Schiene herzustellen.

Zahnstein

Stimmt's oder nicht?
Jeder hat Zahnstein.
Zahnstein kennt tatsächlich so ziemlich jeder. Fast niemand weiß allerdings genau, was das ist und wie das Zeug dahinkommt. Wie viel Zahnstein ein Mensch entwickelt, ist sehr unterschiedlich und hängt von zwei Faktoren ab. Erstens davon, wie gut jemand seine Zähne putzt. Zweitens von der Zusammensetzung des Speichels. Die Mineralien des Speichels sind zwar hervorragend, um den Zahnschmelz nach dem Essen in seiner Struktur wieder aufzubauen, doch proportional zum Mineralgehalt des Speichels steigt auch die Zahnsteinbildung.

Mit der richtigen Putztechnik und einer regelmäßigen professionellen Zahnreinigung können mit mineralienreichem Speichel Gesegnete gegensteuern, denn Zahnstein bildet sich durch nicht entfernte Plaque, die sich mit den Mineralien des Speichels zu einer festen Ablagerung verbindet. Während sich Plaque noch leicht mit Zahnbürste, Zahnseide und Zwischenraumbürsten entfernen lässt, werden Sie Zahnstein nicht mehr ohne die Hilfe einer professionellen Zahnreinigung los.

Neben den zahlreichen kleinen Speicheldrüsen hat der Mensch jeweils drei paarig angelegte große Speicheldrüsen. Diese haben ihre Ausführungsgänge im Oberkiefer seitlich zwischen der Wangenschleimhaut und den großen Backenzähnen sowie im Unterkiefer auf der Zungenseite hinter den unteren Schneidezähnen. Das sind die klassischen Zahnsteinstellen, wie Ihnen sicher auch schon bei der Prophylaxe aufgefallen ist. Jetzt, wo Sie wissen, wie Zahnstein entsteht und was Sie dagegen tun können, müssen Sie sich dem Problem nicht mehr ausgeliefert fühlen. Lassen Sie den Zahnstein vor allem nicht zu lange stehen, denn solange er noch oberhalb des Zahnfleischs ist, löst er höchstens eine oberflächliche Zahnfleischentzündung (siehe Seite 70 ff.) aus. Es hat schon einen Sinn, dass die Krankenkassen die Versicherten mindestens einmal pro Jahr beim Zahnarzt sehen wollen, um Schlimmerem vorzubeugen! Wer dieses Angebot jedoch nicht wahrnimmt, riskiert, dass es so ausartet, dass sich der Zahnstein zwischen Zahn und Zahnfleisch frisst. Dann zerstören die darin lebenden Bakterien den Knochen, es bildet sich eine Parodontitis (siehe Seite 70 ff.). Diesen unterirdischen Zahnstein nennt man nicht mehr Zahnstein, sondern Konkremente. Durch die Vermischung mit dem Blut der tiefen Entzündung sind sie dunkel verfärbt und kleben hartnäckig an der Wurzeloberfläche des betroffenen Zahns. Die raue Oberfläche des Zahnsteines und der Konkremente dient den Bakterien als guter Unterschlupf. Als würden sie wie Bergarbeiter mit einem Fahrstuhl in die Tiefe fahren, wird durch die wachsenden Ablagerungen immer mehr Platz in die Tiefe eröffnet. Die Entzündung frisst sich weiter. Unbehandelt führt dieser Zustand zu einer Zahnlockerung und irgendwann zum Zahnverlust.

Zahnzusatzversicherung

Stimmt's oder nicht?
Zusatzversicherungen brauchen nur Leute mit schlechten Zähnen.
Manchmal können die schönsten Zähne durch einen plötzlichen Unfall einen großen Behandlungsbedarf bekommen. Dann sollten Sie nicht mit abgebrochenen Wurzeln zur Bank laufen müssen, um einen Kredit in Höhe eines Kleinwagens zu beantragen.

Wir alle haben keine hellseherischen Kräfte, und ich werde aus diesem Buch kein Buch für Versicherungen machen. Was ich Ihnen aber ans Herz legen kann: Schließen Sie eine Zusatzversicherung ab – am besten, wenn Sie noch alle Zähne haben. Gibt es bereits Lücken und Defekte im Gebiss, so sind viele Versicherungen nicht gewillt, diese mitzuversichern.

Es lohnt sich definitiv, genau zu vergleichen, welche Leistungen innerhalb der Versicherung angeboten werden. Beispielsweise, wie häufig eine professionelle Zahnreinigung übernommen wird und ob Füllungen, Wurzelkanalbehandlungen, Zahnersatz oder Implantate integriert sind. Achten Sie darauf, ab wann die Versicherung zahlt und wie viel. Sind Sie zusatzversichert, zahlen zunächst Sie selbst die Kosten für die Behandlung, erhalten diese aber nach Einreichen der Rechnungen bei der Versicherung anteilig oder vollständig zurück.

Klar, die gesetzliche Krankenkasse zahlt auch etwas. Wenn Sie ein vollständiges Bonusheft haben, zahlt sie sogar ein bisschen mehr. Dabei ist allerdings das, was die gesetzliche Krankenkasse zahlt, nicht immer die schönste Lösung. Wer vorgesorgt hat, ist dann klar im Vorteil.

Alternative und komplementäre Methoden und Sichtweisen

»Die Natur gibt, was wir erhalten sollen.«

DR. NEDA RAHIMIAN

Aktivkohle

Stimmt's oder nicht?
Aktivkohle ist ein natürlicher, schonender Weißmacher.
Auf den ersten Blick scheint die feinkörnige Kohle die Zähne geradezu aufzuhellen. Wer Weißzahnpasta (siehe Seite 66 f.) oder einem Bleaching (siehe Seite 195 ff.) misstraut, mag geneigt sein, zum schwarzen Pulver zu greifen. Im Internet berichten Blogger und Influencer enthusiastisch vom Vorher-Nachher-Effekt, der durch das anfängliche Auftragen der schwarzen Farbe besonders beeindruckend wirkt. Leider wird dabei völlig übersehen, wie die Aktivkohle eigentlich wirkt. Über lange Zeit angewendet, kann sie Ihren Zähnen schaden und diese sogar verfärben.

Aktivkohle wird seit Jahrhunderten bei Magen-Darm-Beschwerden eingesetzt, wo sie, wie ein Staubsauger, bakterielle Toxine und Giftstoffe aus dem Darm aufsaugt und ausleitet. Auf dieselbe Weise bindet ihre raue Oberfläche verfärbende Stoffe auf unseren Zähnen. Da die Aktivkohle jedoch nicht selektieren kann, was sie absorbieren soll und was nicht, werden auch die guten Bakterien gebunden.

Das Putzen mit Aktivkohle hat einen hohen Preis – für Ihre Zähne. Ähnlich wie eine Weißzahnpasta löst die Aktivkohle Verfärbungen primär durch einen Schmirgeleffekt, bevor sie anschließend entfernt und aufgenommen werden können. Wie Schleifpapier fährt sie über die Zähne. Ja, sie erwischt dabei auch hartnäckige Verfärbungen. Aber gleichzeitig kann sie den Zahnschmelz zerkratzen und ihn abtragen. Weil er so aufgeraut ist, setzen sich außerdem neue Verfärbungen leichter fest. Das merkt man nicht sofort. Zuerst fühlen sich die Zähne sogar besonders glatt an – eine tückische Täuschung, weil die haarfeinen Kratzer nicht bemerkt werden. Wer dann meint, noch mehr Aktivkohle gegen die neuen Verfärbungen benutzen zu müssen, gerät leicht in einen Teufelskreis, der zu schmerzenden, kaputten Zähnen im mittleren bis höheren Alter führt. Nämlich dann, wenn die Kratzer so groß geworden sind, dass der Schmelz nach und nach absplittert und das darunter liegende gelbe Dentin freilegt (siehe Abbildung Seite 24).

WIE GROSS IST DER ABRIEB?

Der Abrieb durch eine Zahnpasta wird durch den RDA-Wert angegeben. Einen guten Kompromiss zwischen Reinigungswirkung und Zahnschonung erzielen Werte zwischen RDA 35 und RDA 60. Bei Zahnpasta mit angeblich aufhellendem Effekt werden in der Regel RDA-Werte bis 140 angegeben. Menschen mit frei liegenden Zahnhälsen benutzen bitte unbedingt Produkte mit Werten unter 50 RDA, weil die Schutzschicht auf diesem Teil der Zähne sehr fein ist und leicht beschädigt werden kann. Selbst bei völlig gesunden Zähnen und gesundem Zahnfleisch sollten Sie unter einem RDA-Wert von 80 bleiben und lieber niedrigere Werte um die 60 wählen.

Manchmal steht der RDA-Wert auf der Verpackung angegeben. Ansonsten lässt er sich im Internet nachschauen.[1]

Im Zuge des »schwarzen Trends« wird nun Aktivkohle auch gelegentlich Zahnpasta beigemischt, die sie dann schwarz färbt. Diese Zahnpasten sind dann besonders teuer, sie können den Preis üblicher Zahnpasta um das Zehnfache übersteigen. Beigemischt ist unter anderem Hydroxylapatit, das den Zahnschmelz schützen und Kerben wieder »auffüttern« soll. Nach Einschätzung von Frau Prof. Carolina Ganß, Präsidentin der Deutschen Gesellschaft für Präventivzahnmedizin, in der Zeitschrift Ökotest,[2] ist es aber zweifelhaft, ob die Aktivkohle dann überhaupt noch gegen Verfärbungen wirkt. Denn ihre Aufnahmefähigkeit ist vermutlich schon dadurch erschöpft, dass sie sich mit Stoffen aus der Zahnpasta verbunden hat. Im Chemiker-Deutsch würde das heißen: Die Aktivkohle ist bereits gesättigt.

Besonders für empfindliche Zähne und solche, bei denen die Zahnhälse teilweise frei liegen, ist Aktivkohle ein absolutes No-Go! Gleiches gilt für Menschen mit Parodontitis – sie würden sich das Zahnfleisch zerstören! Nur der Vollständigkeit halber sei erwähnt, dass die Aktivkohle nicht wirklich aufhellt, sondern bei ihren ersten Anwendungen maximal die natürliche Zahnfarbe wiederherstellen kann. Hellere Nuancen lassen sich nur mit einem Bleaching (siehe Seite 195 ff.) mit stark verdünntem Wasserstoffperoxid erreichen. Das Bleaching trocknet den Zahn anfangs zwar aus und führt zu Empfindlichkeiten, die rund 24 bis 48 Stunden anhalten können. Davon erholen sich die Zähne aber relativ schnell, und sie werden weiß, ohne dass die Zahnhartsubstanz unwiederbringlich zerstört wird.

Amalgam

Stimmt's oder nicht?
Amalgamfüllungen vergiften den Körper.
Amalgam gilt als Sondermüll und muss von Zahnärzten an die entsprechenden Stellen des europäischen Abfallverzeichnisses zur Entsorgung weitergeleitet werden. Es wird in einem separaten Sieb aufgefangen, wenn es in den Sauger gelangt und vom Abwasser getrennt wird. Da stellt sich die Frage, warum wir das im Mund haben sollten, wenn es nicht einmal in die Umwelt darf? Viele Praxen sind heutzutage weitgehend frei von Amalgam, weil die Ärzte sich, das Personal und die Patienten vor einer unnötigen Quecksilberbelastung schützen möchten.

Amalgam wurde deshalb so viel eingesetzt, weil es ein sehr haltbares, festes, formstabiles Material ist und durch den Silberanteil tatsächlich auch antibakteriell wirkt. Allerdings hat es aus Anwendersicht auch Nachteile. Da Amalgam nicht wie etwa Kunststoff mit dem

Zahn verklebt werden kann, müssen beim Entfernen der Karies zusätzlich Unterschnitte gemacht werden, sodass sich das Amalgam verankert. Das bedeutet, dass nach Entfernung der Karies zusätzlich gesunde Zahnsubstanz geopfert werden muss.

Durch die fehlende Verklebung zwischen der Amalgamfüllung und dem Zahn ist der Zahn außerdem dauerhaft geschwächt, und es gibt einen Mikrospalt am Rand der Füllung. Nach einer gewissen Dauer wird dieser Spalt durch die Korrosion des Metalls im Mund versiegelt.[3] Die höchste Quecksilberbelastung findet beim Legen der Füllung und beim Entfernen der Füllung statt. Schwangere, Stillende, Kinder unter 15 Jahren sowie Niereninsuffiziente dürfen keine Amalgamfüllung bekommen. Allergiker müssen ihre Allergie mit einem Allergiepass belegen, um eine Kunststofffüllung von der Kasse bezahlt zu bekommen. Nach wie vor wird in allen anderen Fällen von der Kasse nur die Amalgamfüllung übernommen, und der Patient muss für die besseren Materialien selbst aufkommen. Deuten Sie es nicht als Geldgier, wenn der Zahnarzt Ihnen eine Füllung mit Zuzahlung empfiehlt. Oft sind bereits andere Metalle im Mund vorhanden, und die Belastung mit zu vielen verschiedenen Legierungen, die sich im Lauf der Generationen in ihrer Zusammensetzung immer mal wieder geändert haben, würde zu groß werden.

Menschen mit verschiedenen Amalgamfüllungen, vielleicht sogar noch mit metallischem Zahnersatz haben eine aktive »Mundbatterie«. Vielleicht erinnern Sie sich noch an alte Schulzeiten, als im Unterricht erklärt wurde, wie man eine Batterie selbst bauen könne. Wenn zwei verschiedene Metallgemische (Legierungen) in einer Lösung sind, geht die unedlere metallische Legierung in Lösung. Da die geladenen Ionen nun in Lösung gehen, werden die Patienten permanent mit gelösten Metallen belastet, die durch die Mundschleimhaut und bei jedem Schluckvorgang ihren Weg in den Organismus finden.

Bevor Sie nun völlig erschrocken alle Amalgamfüllungen herausnehmen lassen, nutzen Sie eine gründliche individuelle Beratung. Früher wurden auf vielen Zähnen, die eigentlich hätten überkront werden müssen, Amalgamfüllungen gemacht. Da Amalgam eine lange Haltbarkeit hat, ging das mit etwas Glück auch lange gut. Es muss genau abgewogen werden, ob man durch das Entfernen der Füllung nicht Folgebehandlungen riskieren würde. Manchmal kann eine Wurzelkanalbehandlung oder eine Krone die Folge eines solchen Eingriffs sein. Daher sind eine genaue Untersuchung mit Röntgenbildern und ein eingehendes Gespräch vor einer solchen Entscheidung sinnvoll.

Ich persönlich würde heutzutage nicht mehr auf eine Amalgamfüllung zurückgreifen wollen. Generell gilt: Je weniger Metall im Mund, desto besser. Auch beim Zahnersatz. Wobei Kunststofffüllungen ebenso ihre Nachteile mit sich bringen. Die haben leider die Eigenschaft zu schrumpfen. Diese Eigenschaft nimmt mit steigender Größe der Füllung zu. Besonders die günstigen Produkte auf dem Markt schrumpfen sogar sehr stark und sind noch dazu nicht immer eindeutig als Bisphenol-A-frei deklariert (eine hormonell wirksame Chemikalie, die Sie lieber nicht im Mund haben möchten). Sie sehen: Jedes Material hat Vor- und Nachteile. Aber zahnfarbene Füllungen aus Kunststoff kleben am Zahn, sind daher substanzschonender und sehen, je nach Handwerk des behandelnden Zahnarztes, nahezu unsichtbar und natürlich aus.

Wenn Sie nun doch alle Amalgamfüllungen austauschen lassen wollen, dann achten Sie darauf, dass sie vorab gründlich beraten werden. Die Füllung soll so entfernt werden, dass Sie keinen Amalgamstaub schlucken. Dies kann man mit einem Kofferdam machen. Ein Kofferdam ist ein Tuch, das über den zu behandelnden Zahn gestülpt wird und den Zahn vom restlichen Mund abschirmt. Quasi wie ein Präservativ für den Zahn. Dieses für Wurzelkanalbehandlungen gängige Hilfsmittel kann verhindern, dass Sie den Staub im Körper aufnehmen. Falls doch mal ein Krümel danebengeht, muss die zahnärztliche Assistenz diesen mit dem Sauger entfernen. Trotzdem soll immer direkt nach dem Entfernen der Amalgamfüllung der Mund gründlich ausgespült werden, da trotz Kofferdam Mikropartikel, wenn auch nur minimal, in den Mundraum durchdringen könnten.

Backpulver

Stimmt's oder nicht?
Backpulver mit Zitronensaft macht die Zähne weiß.
Das ist kein geeignetes Hausmittel. Während das Backpulver bei einmaliger Anwendung im gesunden Mund weniger problematisch ist, zählt »Zitronensaft auf die Zähne« wohl zu den brutalsten Angriffen, die sich das Internet ausdenken konnte.

Backpulver wird bereits seit Jahrzehnten einer Vielzahl von Zahnpasten beigemischt, allerdings in geringen Mengen. Es ist, anders als beispielsweise die Aktivkohle (siehe Seite 146 ff.), an und für sich nur wenig abrasiv:[4] Laut der amerikanischen FDA (Food and Drug Administration) hat es einen RDA-Wert (siehe Seite 147) von 7.[5] Das heißt, der mechanische Schmirgeleffekt ist eher gering ausgeprägt. Dabei spielt aber auch eine Rolle, wie fein das Pulver ist. Reguläres Kaiser-Natron gehört zu den grobkörnigen Varianten.

Dennoch greift Backpulver den Zahnschmelz an. Trockenes Backpulver ist etwas anderes als Backpulver, das mit Feuchtigkeit in Berührung kommt. Der Schaum, der dann entsteht, zeigt die chemische Reaktion an. Im trockenen Zustand enthält Backpulver im Wesentlichen Natriumhydrogencarbonat, ein bisschen Säure und ein Trennmittel. Wird es nass, überwinden die zwei ersten Bestandteile das Trennmittel und reagieren miteinander. Dabei zerfällt das Backpulver in Hydroxid und Kohlendioxid. Letzteres erzeugt die Bläschen, die beim Backen dem Kuchen Auftrieb geben. Diese Reaktion löst Flecken und Plaque sehr effektiv, wie mehrere Studien zeigen.[6] Leider greift sie bei mehrfacher Anwendung aber auch den Zahnschmelz an. Vor allem das Zahnfleisch ist gar nicht entzückt und zieht sich infolge der Reaktion zurück, je öfter, desto mehr. Die Folge können frei liegende, schmerzempfindliche Zahnhälse sein und eine erhöhte Anfälligkeit für Parodontitis.

Auf gar keinen Fall auch noch Zitronensaft dazugeben, wie auf manchen Blogs im Internet geschrieben wird! Das ist gezielte Zahnzerstörung!

Zitronensäure entzieht dem Zahnschmelz wichtige Mineralstoffe. Die Landeszahnärztekammer Thüringen beschreibt es so: »Ähnlich wie beim Entkalken eines Wasserkochers lösen Säuren die Kalzium- und Phosphationen aus dem Hydroxylapatit der Zähne heraus. Dadurch wird der Zahnschmelz aufgeweicht und löst sich langfristig auf. Einmal zerstörter natürlicher Zahnschmelz kann nicht wiederhergestellt werden, er ist unwiederbringlich verloren.«

Der Schaden ist umso größer, je länger die Säure im Mund bleibt. Beim Kauen von sauren Früchten bleiben diese selten länger als 30 Sekunden in unserem Mund, meist sogar weniger. Doch beim Zähneputzen mit Zitronensaft kommen mehrere Minuten zusammen. Auf manchen Webseiten wird sogar empfohlen, den Zitronensaft vorab zehn Minuten einwirken zu lassen – das ist brutal. Zum tatsächlich angerichteten Schaden gibt es keine systematischen Studien. Zur Orientierung dienen aber Erkenntnisse zu Zitronenlimonade. Laut Landeszahnärztekammer Thüringen weicht diese »bereits nach kurzer Wirkzeit zwischen einer halben Minute und zwei Minuten die Zahnschmelzoberfläche auf. Deren äußere Härte verringert sich um mehr als 80 Prozent.«[7 8] Der pH-Wert von Zitronensaft liegt bei 2. Zum Vergleich: Der pH-Wert von Cola beträgt 3 bis 4.

Backpulver ist von Natur aus alkalisch mit einem pH-Wert von 9 (unser Speichel hat einen pH-Wert von 6 bis 7). Zwar könnte man jetzt argumentieren, dass der basische pH-Wert und der saure pH-Wert des Backpulvers sich gegenseitig ausgleichen. Für das richtige Mengenverhältnis würde es aber schon erweiterte Kenntnisse in Chemie bedürfen. Die Folge von solchen unsachgemäß durchgeführten Experimenten können großflächige Erosionen bis hin zu unwiderruflichen Zahnschäden sein. Zahnschmelz, der verloren geht, ist für immer verloren.

Ist das Kind schon in den Brunnen gefallen und Sie haben sich gerade mit Backpulver und – Gott bewahre! – Zitronensaft die Zähne geputzt, verwenden Sie ein Fluoridgelee aus der Drogerie, um sie wiederaufzubauen. Zahnpasten mit kleinen Backpulvermengen enthalten ebenfalls Fluorid zur Remineralisierung.[9]

Achtung: Bei Zahnspangenträgern können sich durch das Backpulver die angeklebten Brackets lösen – unter Umständen so sehr, dass ein Kieferorthopäde sie wieder aufwendig richten muss. Das Gleiche gilt für Menschen, die einen permanenten Retainer im Mund tragen, um die Zähne nach einer Zahnspangen-Episode auf Linie zu halten. Kronen aus Keramik werden durch das Backpulver angegriffen, sodass sie unschön und abgewetzt aussehen.

Chili

Stimmt's oder nicht?
Chili desinfiziert den Mundraum.
Es gibt sogar Zahnpasta, der Chili beigemischt ist. Der Scharfstoff Capsaicin fördert die Durchblutung des Zahnfleischs und so auch dessen Stoffwechsel, wodurch es an Festigkeit und Elastizität gewinnen kann. Die gesteigerte Durchblutung führt zu einem Wärmegefühl. Das Empfinden von regelrechter Hitze bei Chili-Kontakt entsteht allerdings nur dadurch, dass das Capsaicin unsere Hitzerezeptoren anregt. Es wird also entgegen mancher Befürchtungen nichts »weggeätzt«, Zähne und Zahnfleisch werden durch Chili nicht angegriffen! Interessanterweise spüren alle Säugetiere ein Hitzegefühl beim Kontakt mit Capsaicin, nicht aber Vögel.[10] Sie könnten problemlos eine ganze indische Küche leer picken.

Die Azteken trugen Chilipaste auf schmerzende Zähne auf, um sie zu betäuben.[11] Das macht Sinn, denn Capsaicin lindert auf natürliche Art Schmerzen und wird deshalb auch einigen Muskel- und Gelenksalben beigemischt, die es in der Apotheke zu kaufen gibt. Ein bisschen merkwürdig klingt es schon: Etwas, das Schmerzen verursacht, soll Schmerzen lindern können? Des Rätsels Lösung: Capsaicin bindet sich an den Schmerzrezeptoren TRPV1 – eben jenen, der uns dann Hitze signalisiert.[12] Werden die Neuronen allerdings auf diese Weise überstimuliert, hören sie irgendwann auf zu feuern. Der Schmerz lässt nach. Zusätzlich schütten wir dann noch Endorphine aus, Glücksbotenstoffe, die wie körpereigene Opioide wirken. Deshalb, so munkelt man, kann scharfes Essen auch regelrecht süchtig machen.

Chilis haben natürliche antibakterielle Eigenschaften. Forscher der Universität Cornell halten das für den wahrscheinlichsten Grund, weshalb sich scharfes Essen vor allem in warmen Ländern ohne ausreichende Kühlmöglichkeiten etabliert hat. Gleichzeitig können Chilis Entzündungen signifikant lindern, indem das Capsaicin auf einen Entzündungsmodulator, die sogenannte »Substanz P«, einwirkt. Je nach Dosierung soll das Capsaicin dabei so stark wirken wie der Entzündungs- und Schmerzhemmer Diclofenac aus der Apotheke, das berichten Forscher aus Australien und Südafrika.[13] Darüber hinaus stimuliert das Capsaicin das Immunsystem.[14] So kann es sich gegen Bakterien, die am Zahnfleisch nagen, besser zur Wehr setzen. Übrigens: Paprika enthält ebenfalls Capsaicin, allerdings in einer geringeren Dosierung als Chili.

Was Chili aber besser kann als seine milden Verwandten: den Speichelfluss anregen. Deshalb wird es von einigen Forschern für die Behandlung von Mundtrockenheit empfohlen, auch wenn konkrete pharmakologische Studien zu diesem Anwendungsbereich noch ausstehen.[15] Sogar die Augen tränen und die Nase läuft, wenn wir uns beim Asiaten ein extrascharfes Gericht bestellen. Doch der Speichel verändert sich auch qualitativ: Unter Capsaicin-Einfluss enthält er besonders viel vom Verdauungsenzym Amylase,[16] sodass Kohlenhydrate sehr effizient zerlegt und dann mit der großen Speichelmenge gleich heruntergeschluckt werden. Zudem wird der Mund von anderen Nahrungsresten gut gereinigt, sodass auch auf diese Weise Zahnfleischentzündungen vorgebeugt wird.

Erdbeeren

Stimmt's oder nicht?
Erdbeeren hellen die Zähne auf.
Erdbeeren werden auf einigen alternativen Foren als Hausmittel für weiße Zähne beworben. Frauenzeitschriften greifen gelegentlich solche Ideen unhinterfragt auf und tragen sie weiter. Schade eigentlich, denn mit ein bisschen Grundlagenwissen kann man sich schon denken, dass das für die Zähne nicht gut sein kann. Erdbeeren enthalten Säuren, ihr pH-Wert liegt zwischen 3 und 3,9[17] – also gleichauf mit Cola. 200 Gramm Erdbeeren enthalten auch noch rund 10 Gramm Zucker (250 Milliliter Cola enthalten mit 27 Gramm Zucker noch mehr), den die Bakterien auf unseren Zähnen ebenfalls zu Säuren umwandeln. Das lockert das Hydroxylapatit der Zähne, das aus Kalzium und Phosphat besteht. Die Zähne demineralisieren.

Wenn wir Erdbeeren ganz normal essen, danach eine längere Essenspause einlegen und für einen guten Speichelfluss sorgen, können die Zähne sich auch wieder vernünftig remineralisieren. Genießen Sie also weiterhin die Erdbeersaison, schließlich liefern die köstlichen roten Früchtchen jede Menge Vitamine und Mineralstoffe. Doch wer sich auf Anraten einer Internetseite pürierte Erdbeeren auf die Zähne schmiert und diese minutenlang einwirken lässt, tut sich selbst keinen Gefallen, denn so rauen die Zähne auf. Unter Umständen kann man sich sogar auf den Schneidezähnen bemerkenswerte Erosionen aneignen. Dann kann auch an diesen Stellen Karies entstehen.

Erdbeeren enthalten noch dazu viele kleine Kerne, die sehr abrasiv (schmirgelnd) wirken – zusammen mit den Säuren leider eine höchsteffektive Methode, um den Zahnschmelz von den Zähnen zu entfernen. Leider kommt er nie mehr wieder, wenn man ihn vollständig zerstört hat. Dann bedarf es Kronen und Brücken, um die Funktion der Zähne wiederherzustellen und sie vor Schmerzen zu schützen. Auch das empfindliche Zahnfleisch kann durch das Rubbeln mit diesen Kernen Schaden nehmen und sich zurückziehen. Besonders übel wird es das Zahnfleisch nehmen, wenn man es mit einer selbst angerührten Mixtur aus Erdbeeren und Backpulver traktiert.

Tatsächlich wurde der oft behauptete Bleaching-Effekt von Erdbeeren bereits wissenschaftlich untersucht.[18] Dr. So Ran Kwon von der Universität Iowa rieb eine Mischung aus Erdbeermus und Backpulver dreimal täglich über eine Vielzahl gezogener Zähne. Die Mischung ließ sie fünf Minuten einwirken, bevor Sie sie wegputzte. Dabei stellte sie fest, dass der vermeintlich aufhellende Effekt nur auf der Entfernung der Plaque beruhte. Weißer werden Zähne dadurch nicht.

Geschichte

Stimmt's oder nicht?
Zähneputzen ist eine Erfindung der Neuzeit.
Genau genommen gibt es die Zahnpflege schon länger, als es uns Menschen gibt. Denn sogar Affen kauen stundenlang auf faserigen Zweigen herum, was hilft, die Zähne durch vermehrten Speichelfluss und mechanische Reinigung zu säubern.

In der Steinzeit, bevor die Menschen sesshaft wurden, spielte Karies eine untergeordnete Rolle, weil nur wenig Zucker gegessen wurde. Die Ernährung bestand hauptsächlich aus Fleisch und Pflanzen mit vielen Faserstoffen. Dennoch verwendeten die Menschen damals schon kleine Weidenstöckchen, um ihre Zähne von Nahrungsresten zu befreien.

Systematisiert haben die Zahnpflege allerdings die alten Ägypter. Bereits vor 3000 Jahren benutzten sie etwas, das heute noch in vielen afrikanischen und arabischen Ländern als eine Art Zahnbürste dient: Siwak, auch Miswak genannt. So nennt man die Zweige des sogenannten Zahnbürstenbaums. Das Besondere: Diese Zweige enthalten neben Putzkörpern und desinfizierenden Inhaltsstoffen natürliches Fluorid – sie sind quasi Zahnbürste und Zahnpasta in einem. Dieses Zahnputzholz gibt es sogar heute und hierzulande in einigen Naturkostläden und im Internet zu kaufen. An den Enden wird ringsum die Rinde entfernt und dann darauf herumgekaut. Dadurch zerfasern die Zweige, bis sie Zahnbürstenborsten ähnlichsehen. Tatsächlich haben mehrere Studien gezeigt, dass die Entfernung von Plaque durch Siwak-Zweige vergleichbar mit dem Effekt unserer modernen Zahnbürsten ist. Auch das Zahnfleisch wird in vergleichbarer Weise geschützt.[19]

In verschiedenen Teilen der Welt wachsen unterschiedliche Bäume, und so dienten in Indien und Pakistan vor allem die Zweige des Neembaums als Zahnbürste. Auch er hat antibakteriell wirkende Bestandteile und Fasern, die durchs Kauen zu einer Art Pinsel werden, mit denen man den Belag von den Zähnen wischen kann. Selbst heutzutage wird Neemextrakt nicht nur indischen, sondern auch einigen Kräuterzahnpasten auf dem deutschen Markt beigemischt.[20]

Bevor man wusste, wie man feucht bleibende Zahnpasta herstellen kann, gab es Versuche, das Putzergebnis mit Pulverrezepten zu verbessern. Im sogenannten Gesetzbuch von Manu, einer vedisch-hinduistischen Schrift aus den Jahren 200 v. Chr. – 200 n. Chr. wurden die Gläubigen angewiesen, sich morgens nach dem Aufstehen die Zähne zu reinigen.[21] Für ein gutes Ergebnis setzte man auf den antibakteriellen Effekt von Gewürzen und Ingwer gemischt in alkalischer Asche.[22]

Die alten Römer nutzten keinen Zahnbürstenbaum. Sie griffen zu einer Paste aus zermahlenen Knochen, Horn und Muscheln, das zu Asche verbrannt und mit Natron und Myrrhe vermischt wurde. Mit diesem von dem Gelehrten Plinius entwickelten »Dentifricium« rieben sie sich die Zähne ab.[23] Zuvor hatte der Medizinschriftsteller Aulus Cornelius Celsus Salz zur Zahnreinigung empfohlen, was aber nach heutigen Erkenntnissen wegen des Schmirgeleffekts dem Zahnschmelz schadet. Recht modern war allerdings die Verwendung von Zahnstochern – aus Holz, Knochensplittern oder Metallspänen. Die haben die Römer allerdings nicht erfunden. Die ältesten Zahnstocher wurden in Mesopotamien entdeckt. Schon 3500 Jahre v. Chr. wurden mit ihnen Essensreste aus den Zahnzwischenräumen entfernt. Gefertigt wurden sie aus Metallen: Bronze, Kupfer, aber auch Silber und Gold.[24]

Später, im Europa der Renaissance wurden kunstvoll verzierte metallene Zahnstocher zum Must-have-Accessoire der High Society. Sie wurden sogar zum Schmuck an seidenen Bändern um den Hals getragen.[25] Die ländliche Bevölkerung begnügte sich freilich mit Strohhalmen, um Essensreste zu entfernen.

Doch springen wir noch einmal zurück. Etwa um das Jahr 1500 wurde in China das erste Werkzeug entwickelt, das unserer heutigen Zahnbürste ähnelt. Für die Borsten wurden im Land des Lächelns Wildschweinhaare verwendet, die auf Griffen aus Knochen oder Bambus befestigt waren.[26] Aber erst vor etwa 300 Jahren nahmen Kaufleute diese Errungenschaft mit nach Europa. Hier galt sie zunächst als Luxusartikel, für das Volk kaum erschwinglich.[27] Jedoch hatte diese Zahnbürste einen Haken, denn abgeschnittene Wildschweinborsten zerkratzen den Zahnschmelz und können das Zahnfleisch verletzen. Deshalb gab es Versuche mit Pferdehaar. Doch auch das war nicht ideal, denn Pferdehaar ist zu weich, außerdem innen hohl und somit ein Paradies für Bakterien.[28]

Die erste Kunstfaser, das Nylon, wurde 1935 erfunden. Die daraus geschaffenen weichen Borsten mit abgerundeten Enden schonten ab den 50er-Jahren des 20. Jahrhunderts endlich Zahnfleisch und Zahnschmelz und waren preiswert genug, um der Masse als alltäglicher Hygieneartikel zu dienen.

Heute sind makellos weiße Zähne gerade bei den »Schönen und Reichen« ein Muss. Das war aber nicht immer so. Bevor die Zahnbürste im 17. Jahrhundert nach Europa kam und zunächst sehr zögerlich Fuß fasste,[29] galt Karies als ein Zeichen des Wohlstands. Denn nur reiche Leute konnten sich Zucker leisten. Deshalb litten die Wohlhabenden allerdings auch unter oft stark verfaulten Zähnen (und einem entsprechenden Atem). Das führte bei der Bevölkerung teilweise sogar zu der skurrilen Mode, sich die Zähne schwärzen zu lassen, um ihren Herrschern - wie zum Beispiel Queen Elisabeth I. im 16. Jahrhundert - in nichts nachzustehen.

Erst im 18. und 19. Jahrhundert fand die Zahnbürste zunehmend Verbreitung in Europa. Bis dahin verwendeten die Menschen lieber andere Utensilien wie etwa Federkiele zur Zahnreinigung. In Ermangelung von Zahnpasta, wie wir sie heute kennen, zerrieben sie beispielsweise Eier- oder Muschelschalen, um daraus ein Zahnputzpulver herzustellen. Meist wurde es einfach mit den Fingern aufgetragen.

1850 entwickelte der damals 23-jährige Dr. Washington Sheffield die weltweit erste feucht bleibende Zahnpasta, indem er seiner Mixtur Glycerin hinzufügte. Zu dieser Zeit experimentierte man auch mit Zahnseife,[30] über die man die nasse Zahnbürste rieb, um sie aufzuschäumen. Doch als Dr. Sheffield dann noch - inspiriert von Pariser Kunstmalern und ihren Ölfarben - die erste Zahnpastatube entwickelte, trat diese 1896 ihren Siegeszug in den Drogerieregalen an.[31]

Ein bisschen früher, im Jahr 1815, war der US-amerikanische Zahnarzt Levi Spear Parmly auf die Idee der Zahnseide gekommen. Er reinigte die Zahnzwischenräume seiner Patienten mit ungezwirntem Seidengarn und empfahl ihnen, dies zu Hause fortzusetzen.[32] 1889 patentierte die Firma Johnson & Johnson eine Zahnseide, die aus demselben Material hergestellt wurde wie chirurgische Seide. In den 40er-Jahren des 20. Jahrhunderts kam schließlich die heute gängige gewachste Variante aus Nylon auf den Markt.

Grüner Tee

Stimmt's oder nicht?
Grüner Tee härtet die Zähne.

Richtig, grüner Tee enthält natürliches Fluorid. Das härtet den Zahnschmelz – und auch die Knochen.[33] 1 bis 3,8 Milligramm pro Tag gelten als optimal,[34] so viel steckt in der Regel in ein bis vier Tassen.[35] Der tatsächliche Gehalt schwankt abhängig von der Teesorte, aber auch von dem Trinkwasser, das Sie zur Zubereitung verwenden. Mehr sollten Sie nicht trinken, weil sonst der positive Effekt kippt und Sie beispielsweise Magen- oder Kreislaufbeschwerden bekommen könnten. Denken Sie daran: Die Dosis macht's! Wenn Sie regelmäßig Tee trinken, sparen Sie sich deshalb fluoridiertes Speisesalz.

Grüntee schützt die Zähne allerdings auf vielfältige Weise. Unter anderem hat er antibakterielle Eigenschaften. Seine besonderen Polyphenole, vor allem das Catechin EGCG, hemmen so die Entstehung von Karies. Zum einen kann Grüntee Bakterien abtöten, es behindert aber auch deren Enzym Glycosyltransferase, mit dem sie Zucker in klebrige Plaque umwandeln. Gewohnheits-Teetrinker haben deshalb tendenziell weniger Probleme mit Plaque, was sich positiv auf die Gesundheit ihres Zahnfleischs auswirkt. Die stärkende Wirkung auf das Zahnfleisch zeigt eine japanische Studie.[36] Wissenschaftler der Universität Kyūshū stellten fest, dass Zahnfleischtaschen weniger tief waren, wenn ihre Probanden viel grünen Tee tranken. Die Häufigkeit von Blutungen und der Zahnfleischverlust verringerten sich ebenfalls. »Mit jeder Tasse grünem Tee pro Tag verbesserten sich alle drei Werte«, resümierte der Hauptautor der Studie Yoshihiro Shimazaki.[37]

Die Catechine im Tee wirken antioxidativ, wodurch sie Entzündungsreaktionen im Zahnfleisch entgegenwirken. Die Effekte können dabei immer nur moderat bleiben. Wer eine handfeste Parodontitis hat, wird diese durch das sprichwörtliche »Abwarten und Teetrinken« nicht in den Griff bekommen. Da bedarf es immer der Hilfe einer Zahnärztin oder eines Zahnarztes.

Schwarzer Tee enthält sogar noch mehr natürliches Fluorid als Grüntee. Allerdings kann schwarzer Tee, ähnlich wie Kaffee, die Zähne deutlich verfärben. Mit der Zeit können sich auch durch Grünteegenuss langsam leichte Ablagerungen zeigen. Das passiert sogar durch den sogenannten weißen Tee. Diese Verfärbungen werden aber bei der professionellen Zahnreinigung rückstandsfrei entfernt.

Auf manchen Internetseiten wird empfohlen, Tee gleich zum Essen zu trinken. Weil er nämlich unser Enzym Amylase hemmt, das Kohlenhydrate zu Zucker spaltet, soll das Säureangriffen auf die Zähne vorbeugen. Diesen Tipp halte ich für wenig sinnvoll. Wenn Sie etwas essen, dann achten Sie bitte im Sinne Ihrer Darmgesundheit darauf, dass Sie es gut verdauen. Reduzieren Sie lieber insgesamt den Kohlenhydratanteil in Ihrer Ernährung und ersetzen ihn durch hochwertiges, mageres Eiweiß und gute Fette aus vornehmlich pflanzlichen Quellen. Wenn Sie Kohlenhydrate essen, bevorzugen Sie Vollkornvarianten, oder essen Sie zumindest genügend Faserstoffe gleichzeitig, die den Mund reinigen, etwa durch eine ordentliche Portion Gemüse. Grüner und schwarzer Tee hemmen leider auch die Eisenaufnahme. Es ist deshalb am sinnvollsten, ihn nicht zu einer Mahlzeit, sondern genau zwischen den Mahlzeiten zu trinken.

BESSER PURER GENUSS

Auch wenn es eigentlich klar sein sollte, sei zur Sicherheit noch einmal angemerkt: Wer seinen Tee mit Zucker trinkt, macht die positiven Effekte für die Zähne zunichte. Milch im Tee hat ebenfalls ihre Tücken: Sie bindet das Fluorid, sodass es für den Zahnschmelz nicht mehr nützlich ist.[38]

Gymnastik

Stimmt's oder nicht?

Gymnastik für den Mund ist gut für Zähne und Kiefer.

Genau wie es Gymnastik gegen mimische Gesichtsfalten gibt, wurden Übungen für den Mund erfunden. Wer im Internet googelt, stößt schnell auf Gymnastik für die Zunge. Die ist allerdings vor allem für Schnarcher gedacht, denn bei ihnen mangelt es oft an Spannkraft der Zunge, die im Schlaf immer wieder zurücksinkt und so die Atemwege teilweise behindert. Darüber hinaus gibt es spezielle Übungen für Menschen mit Kiefergelenksproblemen, denn wenn etwas mit dem Biss nicht stimmt, kann das weitreichende Folgen haben. Bei einer sogenannten Craniomandibulären Dysfunktion (CMD) liegt eine Fehlfunktion zwischen dem Schädel (Cranium) und dem Kiefer (Mandibula) vor. Das merken Sie beispielsweise daran, dass das Kauen schmerzt oder der Kiefer sich nicht so bewegt wie sonst – vielleicht sogar regelrecht sperrt, sodass der Mund sich nicht ganz öffnen kann.

Kiefergelenksprobleme können sich aber auch durch Spannungskopfschmerzen bemerkbar machen, Tinnitus oder Schwindel. Zudem sind Schluckbeschwerden, Stimmveränderungen oder Schulterschmerzen möglich.[39] Wenn Sie vermuten, dass Sie unter CMD leiden könnten, suchen Sie am besten einen Spezialisten auf.[40] Hier wie bei anderen medizinischen Beschwerden gilt: Verschleppen Sie sie nicht. Je früher Sie die CMD behandeln lassen, desto einfacher lässt sie sich auflösen. Wenig aussagekräftig sind Selbsttests aus dem Internet. Ein CMD-Spezialist untersucht die Bewegungen Ihres Kiefers mit speziellen Instrumenten und unter Umständen mit elektronischen Messsystemen und kommt so zu sehr präzisen Ergebnissen.[41]

Die Gesellschaft für Zahngesundheit, Funktion und Ästhetik (GZFA) geht davon aus, dass etwa 20 Prozent der Menschen in Deutschland behandlungsbedürftige Symptome infolge einer CMD haben.[42] Dabei sieht sie enge Verbindungen zu den Volkskrankheiten Kopf- und Rückenschmerzen. Risikofaktoren sind vor allem Zahnfehlstellungen und psychische Probleme.[43] Zahnfehlstellungen können auch bei Erwachsenen im Lauf der Zeit entstehen, etwa durch Zahnlücken, schlecht sitzende Füllungen oder Kronen. Das Knirschen mit den Zähnen kann ebenso über längere Zeit zu Zahnfehlstellungen und daraus resultierenden Spannungen führen. Auf diese Weise spielt also die Psyche mit hinein. Wer tagsüber immer wieder die Zähne zusammenbeißt, knirscht oft des Nachts. Deshalb rät die GZFA, sich öfter mal selbst zu kontrollieren. Wenn Sie sich mit zusammengepresstem Mund vor dem Spiegel erwischen, öffnen Sie ihn, und lockern Sie bewusst Ihren Unterkiefer. Bewegen Sie auch Ihre Zunge möglichst locker hin und her. Öffnen Sie dann den Mund so weit wie möglich, bevor Sie ihn schließen und eine »spitze Schnute« machen. Blasen Sie die Wangen auf, wenn Sie können, sogar ganz schnell und oft hintereinander. Erlauben Sie sich einen fröhlichen Moment der vermeintlichen Albernheit. Schließen Sie mit einer Massage der Kaumuskulatur ab, die Sie bis auf den Nacken und den Hinterkopf ausdehnen. Tasten Sie sich dabei mit den Fingerspitzen langsam kreisend vorwärts – Sie werden die bedürftigen Stellen erspüren.

Nutzen Sie außerdem regelmäßig Sport- und Entspannungsangebote wie Yoga oder Progressive Muskelrelaxation, um Stress abzubauen. Gegen Muskelverspannungen helfen Wärmeauflagen für Nacken und Schulter. Wer sich dabei ertappt, dass er nachts mit den Zähnen knirscht (oder vom Partner darauf hingewiesen wird), der sollte sich eine Beißschiene beim Zahnarzt anfertigen lassen. Ansonsten gönnen Sie sich bitte so oft wie möglich schöne Stunden, in denen Sie lächeln oder von Herzen lachen. Das entspannt Ihren Kiefer, sogar sehr effektiv.

Auch für Menschen ohne behandlungsbedürftige CMD ist es empfehlenswert, immer mal wieder die Kiefer bewusst zu lockern. Achten Sie tagsüber öfter darauf, ob Sie die Zunge gegen die Zähne pressen. Das passiert meist Menschen, die unter Stress stehen. Ein Hinweis darauf können Dellen an den Seiten der Zunge sein, wo die Zahnabdrücke sichtbar werden. Legen Sie die Zunge bewusst entspannt hinter den

Frontzähnen am oberen Gaumen ab. Die Zahnreihen haben dabei keinen Kontakt. Setzen Sie sich nun gerade auf eine Stuhlkante, und legen Sie Ihre Hände auf den Oberschenkeln ab. Schließen Sie die Augen, sodass Sie sich ganz auf die Bewegungen Ihres Kiefers konzentrieren können. Öffnen und schließen Sie nun den Mund mehrere Male, erst mit kleinen, dann mit immer größer werdenden Bewegungen. Das dient zur Aufwärmung, die Bewegungen sollen locker sein, gehen Sie nicht gegen einen Schmerz! Die Übung heißt »der Frosch«.[44] Sie können sich also jedes Mal ein »Quak« vorstellen und dabei innerlich schmunzeln. Machen Sie diese Übung ein- bis zweimal täglich für mindestens drei Minuten.

Weitere, individuelle Übungen sollten sich CMD-Patienten von ihrem Spezialisten zeigen lassen.

Immunsystem

Stimmt's oder nicht?
Wer oft krank ist, hat auch öfter angegriffene Zähne.
Schon im alten Indien war klar: Der Mund ist das Tor zum Körper. Deshalb wurde schon in den jahrtausendealten vedischen Schriften viel Wert auf die Mundhygiene gelegt. Recht hatten sie! Heute wissen wir: Auf jedem unserer Zähne leben zwischen 1000 und 100.000 Bakterien. Insgesamt sind es sogar mehrere Milliarden, die unsere Mundhöhle bevölkern.[45] Die meisten von ihnen sind grundsätzlich harmlos, aber unser Immunsystem muss permanent genau unterscheiden: Handelt es sich um Freund oder Feind?

Weiße Blutkörperchen, die Leukozyten, bilden die erste Barriere des Immunsystems. Ist ihre Zahl reduziert, etwa wegen des hohen Alters eines Patienten, chronischer Krankheiten oder abwehrsenkender Medikamente (Immunsuppressiva, Kortison), dann leistet dies Zahnfleischentzündungen Vorschub, die sich schnell und massiv ausdehnen können. Doch schon eine banale Erkältung bei jüngeren Menschen kann zeitweise dafür sorgen, dass sich Entzündungen im Mund schneller breitmachen.[46] Die Gingivitis, eine oberflächliche Zahnfleischentzündung, ist erst einmal nichts anderes als eine Abwehrreaktion gegen die Bakterien in der Plaque, die nicht entfernt wurde.[47] So kann das Immunsystem über oftmals erstaunlich lange Zeit verhindern, dass die Bakterien in tieferes Gewebe vordringen. Überwinden die Bakterien jedoch diese Barriere, kommt es zur Parodontitis mit ihren Folgeschäden für den Zahnhalteapparat.

Raucher merken es oft später als andere, wenn sie an einer Zahnfleischentzündung leiden, denn ihre Gefäße sind durch das Nikotin verengt, deshalb machen sich Blutungen nicht so schnell bemerkbar. Die verminderte Durchblutung führt außerdem zu einer reduzierten Wundheilung, was eine Parodontitisbehandlung deutlich erschwert. Da sich bei Rauchern schneller Plaque im Mund ansammelt,[48] sind sie für Erkrankungen des Zahnfleischs besonders anfällig.

Alkohol schwächt das Immunsystem ebenso und schadet somit dem Zahnfleisch. Allerdings nicht nur: Menschen, die abwehrgeschwächt sind, leiden auch häufiger unter Karies.[49] Wenn Sie merken, dass sich bei Ihnen ein Infekt anbahnt, verzichten Sie auf Alkohol, bis Sie völlig auskuriert sind. Ihren Zähnen und Ihrem Zahnfleisch zuliebe – und für den ganzen Körper. Trinken Sie, wenn überhaupt, auch sonst nur selten Alkohol. Bereits vier bis fünf Gläser pro Woche reichen, um den Botenstoff Interferon gamma herabzusetzen, der das Immunsystem bei Gefahr warnt.[50]

Diabetes mellitus schwächt ebenfalls das Immunsystem, wenn er medikamentös nicht oder nur schlecht eingestellt ist. Grund ist der hohe Zuckerspiegel im Blut, denn Zucker ist nicht nur auf direktem Weg schlecht für die Zähne – er hemmt zudem die Immunantwort.[51] Auch starkes Übergewicht führt dazu, dass das Immunsystem gewissermaßen abstumpft, also Krankheitserreger nicht mehr so effizient abwehrt.[52] Die gute Nachricht: Durch eine gesunde Ernährung und Sport kann sich der Immunstatus wieder deutlich verbessern.[53]

Stress kann eine Neigung zu Aphten verstärken, schmerzhaften weißlichen Schleimhautläsionen, die scheinbar ohne Grund auftauchen und nach ein paar Tagen von allein wieder abklingen. Darüber hinaus erhöht Stress die Anfälligkeit für Zahnfleischerkrankungen.[54] Wenn Sie plötzlich ungewöhnlich oft rote Schlieren nach dem Zähneputzen im Waschbecken entdecken, schalten Sie einen Gang runter, und geben Sie Ihrem Immunsystem die nötigen Pausen, um sich zu regenerieren. Bewegen Sie sich tagsüber viel an der frischen Luft. Wer Sport treibt, erhöht die Zahl der weißen Blutkörperchen in seinem Blut, schärft also die Abwehr. Ausdauersport mit moderater Belastung hat den günstigsten Effekt auf das Immunsystem.[55] Wer zu sehr über seine eigene aktuelle Leistungsgrenze geht, schwächt sein Immunsystem vorübergehend und braucht dann erst einmal ein paar Tage Ruhe. Sorgen Sie grundsätzlich für ausreichend Schlaf, um Ihre Abwehrkräfte wieder aufzufüllen.

Essen Sie vitaminreich, um Ihr Immunsystem und Ihr Zahnfleisch zu stärken. Achten Sie besonders auf Vitamin C, das die Gewebeerneuerung fördert und den Knochenabbau bei Parondontitis hemmt.[56] Darüber hinaus brauchen Sie die fettlöslichen Vitamine A, D, E und K sowie B-Vitamine wie die Folsäure. Gemüse und Obst liefern darüber hinaus über ihre sekundären Pflanzenstoffe weitere wichtige Antioxidantien, die eine Heilung von entzündetem Zahnfleisch begünstigen. Mehr Tipps erfahren Sie unter dem Stichwort Ernährung (siehe Seite 96 ff.).

Kokosöl

Stimmt's oder nicht?

Kokosöl ist aufgrund seiner antibakteriellen Eigenschaften besser zum Zähneputzen geeignet als Zahnpasta.

Kokosöl wird im Internet als Mittel gegen Karies gepriesen. Tatsächlich gab die »Society for General Microbiology« 2012 eine Studie heraus, die einen antibakteriellen Effekt zeigt. Infolgedessen empfahl die Gesellschaft, Kokosnussöl als Zusatz in Zahnpasta in Erwägung zu ziehen.[57] Allerdings testeten die Forscher dabei zwei Varianten: ein unbehandeltes Kokosöl, wie wir es aus dem Glas kennen, und eines, das mit fettspaltenden Enzymen behandelt worden war, was dem Prozess der Verdauung ähnelt. Dieses »verdaute Kokosöl« zeigte eine hohe Schlagkraft gegen den Streptococcus mutans, dem Haupterreger von Karies. Auch gegen Pilze der Candida-Gruppe zeigte das modifizierte Öl Wirkung. Bisher ist mir allerdings nicht bekannt, das Zahnpflegeprodukte mit modifiziertem Kokosöl schon auf den Markt gekommen wären. Wichtig zu wissen: Der ganze Hype um Kokosöl für die Zähne beruht auf dieser einen Studie – und viele Internetseitenbetreiber übersehen den Aspekt der Modifizierung des Öls.[58] Zudem fehlen Studien, die belegen, dass der antibakterielle Effekt allein ausreichen könnte, um die Entstehung von Karies zu verhindern.

Wie auch bei Kurkuma (siehe Seite 168 f.) beruht der angebliche Weiß-Effekt von Kokosöl darauf, dass es der Anhaftung von Plaque und Verfärbungen entgegenwirkt. Wirklich aufhellen können diese Stoffe die Zähne nicht, das vermag nur ein Bleaching (siehe Seite 195 ff.). Das ist nicht nur für Menschen interessant, die ein Hollywoodlächeln haben wollen. Sind Zähne innerlich verfärbt, etwa weil sie einen Schlag abgekriegt haben oder ein Wurzelkanal verletzt wurde, wird ihnen Kokosöl nicht helfen. Die reguläre Zahnpasta kann Kokosöl nicht ersetzen. Schließlich ist das der Zahnpasta zugesetzte Fluorid bei unserer kohlenhydratlastigen Ernährung einer der wichtigsten Helfer bei der Kariesprophylaxe. Wenn Sie mit Kokosöl experimentieren möchten, wenden Sie es deshalb lieber nach dem Zähneputzen als komplementäre Maßnahme an, etwa beim Ölziehen (siehe Seite 169 f.).

Kokosöl soll zudem gegen Mundgeruch helfen. Wenden Sie es zu diesem Zwecke komplementär an, denn wichtiger und effektiver ist das Reinigen der Zahnzwischenräume mit Interdentalbürstchen und Zahnseide. Ein Zungenschaber mit integrierten Bürstchen verhilft des Weiteren zu frischerem Atem – ebenso wie gute Zahnpflegekaugummis.

Kurkuma

Stimmt's oder nicht?
Kurkuma macht die Zähne weiß.
Kurkuma, in Kokosöl auf die Zähne gerieben, soll diese nach rund fünf Minuten Einwirkzeit weiß machen, behaupten viele Seiten im Internet. Das klingt merkwürdig: Wie soll etwas, das in der Küche sämtliche Ablagen, Schneidebrettchen und Kochlöffel penetrant gelb färbt, die Zähne weißer machen? Wer mit frischer Kurkumawurzel kocht, weiß, dass die Finger danach drei Tage lang gelb sein können. Auch die Zahnborsten, so berichten Anwender der »Kurkuma-Methode«, sind schon nach einer Anwendung gelb. Und das Waschbecken sollte danach schnell und gründlich ausgespült werden ...

Der Hype ist groß, die wissenschaftliche Datenlage eher dünn. Die American Dental Association weist darauf hin, dass es keinen wissenschaftlichen Beleg für eine Aufhellung der Zähne durch Kurkuma gibt.[59] Belegt wurde allerdings eine Entfernung von Plaque durch die Wurzel, was womöglich schon des Rätsels Lösung ist. Auch wenn es Fans als natürliches Bleaching bezeichnen: Aufhellen beziehungsweise bleichen kann Kurkuma die Zähne nicht. Es kann lediglich möglicherweise Verfärbungen lösen, also die natürliche Zahnfarbe wieder zum Vorschein bringen.

Wissenschaftliche Studien haben zudem einen entzündungshemmenden Effekt und so eine Linderung von Zahnfleischbeschwerden entdeckt.[60] Eine Mundspülung mit einer 0,1-prozentigen Lösung mit Kurkuma zeigte sich sowohl gegen Plaque als auch gegen Gingivitis effektiv.[61] [62] So verwundert es nicht, dass Kurkuma in der jahrtausendealten Traditionellen Chinesischen Medizin und im Ayurveda gegen leichte Zahnfleischirritationen empfohlen wird.

Achtung: Mehrere Internetseiten zu diesem Thema empfehlen, Kurkuma, unter anderem mit Salz, zu einem Zahnpulver zu mischen. Das ist hoch abrasiv (schmirgelnd) und deshalb eher schädlich als nützlich. Es raut den Zahnschmelz auf, sodass sich Verfärbungen eher noch festsetzen können. Das könnte gerade bei mehrfacher Anwendung das Gegenteil des gewünschten Effekts herbeiführen. Beigemischtes Backpulver (siehe Seite 151 ff.), wie in manchen DIY-Rezepturen empfohlen, nimmt vor allem das Zahnfleisch übel.

Die Frage ist: Ist der Aufwand des Saubermachens die Mühe wert? Meine Meinung: Kann man machen, muss man aber nicht. Wenn Sie mit Kurkuma in Kokosöl einmal die Zähne putzen möchten, achten Sie darauf, die Kurkumamischung sofort von den Mundwinkeln abzuwischen, damit Ihr Lächeln nicht tagelang gelb umrahmt bleibt. Alternativ können Sie aber auch einfach dem Genuss asiatischer und indischer Gerichte frönen. Da steckt meist Chili (siehe Seite 153 ff.) drin – damit wird die Kombi noch gesünder für den Mund, und Sie nähren Ihren gesamten Körper.

Ölziehen

Stimmt's oder nicht?
Ölziehen zieht Giftstoffe aus dem Mund und macht die Zähne stark.
Im Ayurveda wird das Ölziehen mit warmem Sesamöl seit Jahrtausenden zur Stärkung und Gesunderhaltung des Mundraums empfohlen. Dabei legen die alten Schriften besonderen Wert darauf, beim sogenannten »Gandusha« einen Esslöffel Öl so lange wie möglich im Mund herumzuschwenken, am besten 15 bis 20 Minuten lang. Wer das einmal ausprobiert hat, weiß, dass sich dabei bereits zwei bis fünf Mi-

nuten wie eine halbe Ewigkeit anfühlen können. Das Öl soll immer wieder durch Kaubewegungen und anschließendes Saugen durch die Zähne gezogen werden. Tatsächlich attestiert eine indische Studie dieser Methode einen positiven Effekt gegen plaqueinduzierte Gingivitis – Zahnfleischentzündung durch Ablagerungen.[63] Allerdings bezieht sich diese Studie ausschließlich auf Sesamöl. Ähnliche Effekte wurden auch bei der Verwendung von kalt gepresstem Sonnenblumenöl beobachtet. Eine vorläufige Studie mit Kokosöl (siehe Seite 166 ff.) zeigte eine deutliche Verringerung von Plaque und Gingivitis nach einer siebentägigen Anwendung.[64] Je länger die Probanden diese Anwendung fortsetzten, desto stärker war der Effekt. Die Autoren sehen den Effekt vergleichbar mit dem von Chlorhexidin, nur dass durch Kokosöl keine Gefahr der Verfärbung oder einer veränderten Geschmackswahrnehmung besteht.

Wie genau der positive Effekt beim Ölziehen auf die Zahngesundheit funktioniert, ist noch nicht abschließend geklärt. Es ist wahrscheinlich, dass der ölige Film auf Zähnen und Zahnfleisch eine Anhaftung von Plaque behindert.[65] Definitiv werden aber durch kein Öl die Zähne aufgehellt – solche Behauptungen gehören ins Reich der Internetmythen.

Organ-Zahn-Wechselbeziehung

Stimmt's oder nicht?
»Jeder Zahn steht für ein Organ.«
Einen konkreten Zusammenhang von einem bestimmten Zahn zu einem bestimmten Organ gibt es nicht. Genau genommen ist es viel schlimmer. Der große Gelehrte Paracelsus (1493–1541) hatte recht, als er sagte: »An jedem Zahn hängt ein ganzer Mensch.«

Bakterien, Toxine und Entzündungsbotenstoffe aus dem Schlachtfeld einer Parodontitis können durch die Zahnwurzelspitze in den

Blutkreislauf eindringen. Dort können sie die Gefäße schädigen, sodass sich Ablagerungen leichter in ihnen bilden. Das birgt Gefahren für unsere Nierengesundheit. Auch das Risiko für eine Lungenentzündung steigt. Herzmuskel, Herzinnenhaut oder Herzklappe können sich entzünden, Herzinfarkt und Schlaganfall treten bei Betroffenen häufiger auf.[66] Dabei ist der Keim Porphyromonas gingivalis, der bei einer schweren Parodontitis auftritt, besonders aggressiv. Wenn die Zähne im Mund schon wackeln, womöglich immer mal wieder das Herz rast, schieben Sie den Zahnarztbesuch um Himmels willen nicht noch länger auf! Je früher Sie eine Parodontitis behandeln lassen, desto besser sind die Heilungschancen. Ein sogenannter Hain-Test (siehe Seite 73) hilft, das richtige Antibiotikum gegen die Übeltäter zu finden. Außerdem werden die Zahnfleischtaschen und Wurzeloberflächen gereinigt, sodass Sie unbelastet in ein neues Lebensgefühl starten können.

Haben Männer im besten Alter bereits eine Potenzschwäche, so wird meist auf die Psyche als Ursache getippt. Die spielt ohne Zweifel oftmals eine große Rolle. Wenn aber eine unbehandelte Erkrankung des Zahnhalteapparats vorliegt, dann wird das Endothel - die Innenauskleidung - ihrer Gefäße geschädigt. Das hemmt den Blutfluss in den Penis. Forscher aus Taiwan entdeckten, dass von den 5000 Männern mit Erektionsschwäche, die sie untersuchten, 79 Prozent eine Parodontitis hatten.[67] Auch die Prostata kann unter den Entzündungsstoffen leiden. Gesunde Zähne sind also wichtig für die Potenz!

Wenn wir Entzündungen im Körper haben, reagiert dieser mit depressivem Verhalten, dem sogenannten »Sickness behaviour«. Wir ziehen uns zurück, haben keinen Antrieb und wenig Lust auf Aktivitäten oder andere Menschen. Der biologische Sinn dahinter: Der Körper möchte alle Ressourcen, die er hat, zur Heilung einsetzen. Weil das Immunsystem permanent belastet ist, fühlen sich Betroffene müde und erschöpft. Oftmals haben sie große Schwierigkeiten, sich zu konzentrieren. Noch dazu leidet der ganze Allgemeinzustand durch die chronische Entzündung, was die Menschen weiter herunterziehen kann. Betroffene neigen öfter zu Infektionen der Atemwege oder im Magen-Darm-Bereich, haben mehr mit Allergien und Hautproblemen zu kämpfen, schlafen oft schlecht.[68] Als wäre das alles noch nicht genug, fanden Forscher aus New York kürzlich einen Zusammenhang von mangelnder Parodontitisbehandlung und Vorstufen von Magenkrebs.[69]

Wenn Sie unter chronischen Krankheiten scheinbar ohne Ursache leiden, lassen Sie sich beim Zahnarzt untersuchen. Insbesondere entzündliche Prozesse wie bei Rheuma können durch eine tief greifende Entzündung im Mund befeuert werden. Bei Rheumapatienten wird achtmal häufiger eine Parodontitis diagnostiziert als beim Rest der Bevölkerung.[70] Bei beiden Erkrankungen kommt es zum Abbau von Bindegewebe und letztlich sogar von Knochen. Wird die Parodontitis behandelt, sinken bei Rheumapatienten die Entzündungswerte.[71] Schmerzende, geschwollene Gelenke können sich wieder bessern.

Bei Diabetes kann eine Parodontitis verhindern, dass sich der Blutzucker richtig einstellen lässt.[72] Lücken im Gebiss sind eben nicht nur eine ästhetische Frage. Sie bieten Bakterien einen Tummelplatz, solange sie nicht mit Zahnersatz versorgt sind.

Ist die Parodontitis – oder eine schwere unbehandelte Karies – bis zum Kieferknochen durchgedrungen, kann sie dort zu eitrigen Abszessen oder zum Absterben von Knochengewebe führen. Schlimmstenfalls kann das eine Sepsis, also eine Blutvergiftung nach sich ziehen.[73] All diesen Risiken können Sie vorbeugen, wenn Sie mindestens einmal im Jahr zur professionellen Zahnreinigung gehen. Regelmäßige Kontrollen beim Zahnarzt und eine optimale Mundhygiene können tatsächlich eine Frage von Leben und Tod sein.

Beinahe harmlos, aber durchaus belastend, scheinen da die Kopf-, Nacken- und Rückenschmerzen, die aus Fehlstellungen der Zähne und des Kiefers resultieren können. Für solche Dysbalancen weiß Ihre Zahnärztin oder Ihr Zahnarzt ebenfalls Abhilfe.

Rohkost

Stimmt's oder nicht?
Rohkost kauen stärkt den Kiefer.

Möhrensticks, Paprika- und Gurkenschnitze sind ein Traum für unsere Mundgesundheit. Heutzutage kauen die meisten von uns viel weniger als unsere Vorfahren in der Steinzeit. Weich gekochte Nahrung, Breie, Smoothies und Säfte liefern reichlich Kalorien, ohne dass wir uns diese im Mund erst einmal erarbeiten müssten. Das hat Konsequenzen für den Zahnhalteapparat. Untersuchungen des spanischen Zahnmediziners Pedro Planas zeigen:[74] Bestimmte Fehlstellungen treten bei fehlernährten Kindern und Jugendlichen häufiger auf. Minderwertige Nahrung beeinträchtigt den Stoffwechsel und die Kaugewohnheiten. Feste, knackige Nahrung trainiert die Kaumuskeln und unterstützt den Knochenaufbau. Der Druck und Zug, der beim Beißen auf die Zähne entsteht, führt zu einem Wachstumsimpuls im Kiefer. Bei Kindern und Jugendlichen sorgt dies für einen gut ausgeprägten und ästhetischen Kiefer, in dem die Zähne eher ihren eigentlich zugedachten Platz finden. Bei Erwachsenen erhält der Druck eine gesunde Knochendichte.

Tipp: Wenn Sie Ihre Knochen oder die Ihres Kindes optimal versorgen wollen, benötigen Sie Vitamin D. Das bildet unsere Haut selbst unter Einfluss von Tageslicht. Gehen Sie nach Möglichkeit jeden Tag ins Freie, und tragen Sie kurze Ärmel und kurze Hosen oder Röcke, sobald es die Witterung erlaubt. Vitamin D steuert die Aufnahme und Verwertung von Kalzium, Phosphor und Magnesium – alles wichtige Bestandteile unserer Zähne und Knochen.

Rohkost enthält oft besonders viel Vitamin C, was das Immunsystem im Kampf gegen Entzündungen unterstützt. Die Faserstoffe des rohen Gemüses wischen zudem einiges an Plaque von den Zähnen. Zusätzlich wird das Zahnfleisch beim Kauen von Rohkost massiert und dadurch besser durchblutet. So können die wertvollen Vitamine, die wir durch die gesunde Ernährung aufnehmen, ihr Ziel besser erreichen und das Zahnfleisch aufbauen und festigen.

Der Speichelfluss wird vermehrt angeregt, wenn wir Knackiges im Mund haben. Das fördert die Selbstreinigung unseres Gebisses und hilft, die Zähne zu remineralisieren. So hilft Rohkost, der Entstehung von Karies vorzubeugen. Zudem können wir erst durch Speichel das volle Geschmackserlebnis erfahren und genießen. Wichtig: Kauen Sie so lange, bis sich die Nahrung im Mund mehr oder weniger komplett zerlegt hat. Das ist gut für die Mundgesundheit, aber auch für Ihre Verdauung und somit für Ihren ganzen Körper.

VON ALLEM EIN BISSCHEN

Abschließend ein Wort der Warnung: Rohkost ist fantastisch für unseren Körper, aber nicht als einzige Ernährungsform. So zeigte beispielsweise die Gießener Rohkoststudie[75] bei ausschließlichen Rohköstlern unter anderem Defizite bei der Zufuhr von Kalzium, Magnesium und Vitamin D (Letzteres steckt auch in tierischen Produkten). Es ist wie bei so vielem im Leben: Die Mischung macht's.

Sauerstoff

Stimmt's oder nicht?
Sport und tiefes Atmen stärken die Zähne.
Sauerstoff ist Leben. Unser gesamter Körper braucht ihn, um zu wachsen, um sich zu bewegen, um seine Funktionen aufrechtzuerhalten. Das gilt auch für unseren Kiefer, unser Zahnfleisch und unsere Zähne. Sauerstoff benötigen wir für die Zellteilung und somit auch für die

Wundheilung.[76] Im Inneren des Zahns befindet sich die sogenannte Zahnpulpa, deren weiches Bindegewebe Nervenfasern, dentinbildende Zellen und Blutgefäße umhüllt. Dieses Bindegewebe ist normalerweise stark durchblutet. Wird es mit sauerstoff- und vitalstoffreichem Blut versorgt, können sich alle Strukturen optimal ausbilden und gut erhalten. Im Blut befinden sich die Abwehrzellen und Antikörper unseres Immunsystems. Eine gute Durchblutung hilft so, Bakterien in Schach zu halten – einer der Gründe, warum Raucher mit ihren verengten Gefäßen häufiger unter Zahnfleischproblemen leiden.

Auch bei Diabetes leidet die Sauerstoff- und Nährstoffversorgung des Zahnfleischs, weil alle Blutgefäße durch erhöhte Zuckerwerte in Mitleidenschaft gezogen werden. Das Beste, was Diabetiker für Ihre Mundgesundheit tun können, ist, sich vom Arzt medikamentös einstellen zu lassen und diätetische Maßnahmen zu befolgen. Ein Typ-2-, also ein erworbener Diabetes, kann sich dadurch und durch Sport vielfach wieder zurückbilden.[77]

Ausdauersport ist für uns alle wichtig. Er verbessert deutlich die Sauerstoffaufnahme und die Sauerstoffsättigung des Blutes. Je länger Sie dabei dranbleiben, desto stärker verbessern sich diese Werte, denn unser gesamter Organismus passt sich an die sportliche Belastung an. Die Lungenfunktion verbessert sich, sodass wir mehr Sauerstoff aufnehmen können. Das Blutvolumen und die Menge an roten Blutkörperchen steigen, sodass mehr Sauerstoff im Blut gebunden und unserem Organismus zur Verfügung gestellt werden kann.[78] Der Körper reagiert sogar mit Kapillarneubildungen, sodass Gewebe in unserem Körper effektiver mit Blut, Sauerstoff und Nährstoffen versorgt werden.[79] Das betrifft auch das Zahnfleisch.

Obwohl es erst einmal so scheint, als würde man so besonders viel Sauerstoff aufnehmen: Die Mundatmung ist auf Dauer schlecht für die Zähne. Bei Kindern im Wachstum kann sie dazu führen, dass der Kiefer zu klein bleibt und deshalb nicht alle Zähne ordentlich Platz finden.[80] [81] [82] Die Sauerstoffsättigung in der Zahnpulpa ist bei Kindern und Jugendlichen besonders hoch, zumal mehr Stoffwechselprozesse stattfinden.[83] Bei Erwachsenen kommt es manchmal durch eine sogenannte Schlaf-Apnoe, Atemaussetzer beim Schnarchen, zu einer Sauerstoffunterversorgung. Abgesehen davon, dass der Schlaf dann wenig erholsam ist, weil der Körper in der Nacht immer wieder aufschreckt, leiden sämtliche Strukturen, auch das Gebiss. Umgekehrt kann es sein, dass eine Dysbalance von Ober- und Unterkiefer das Schnarchen und eine Unterversorgung mit Sauerstoff gerade fördert.

Im Alltag können wir unsere Sauerstoffversorgung verbessern, indem wir uns immer wieder aufrichten (viele von uns hocken die meiste Zeit gebückt vor dem Schreibtisch oder auf dem Sofa). Schulter lockern und möglichst tief in den Bauch atmen. Das hilft auch, Stress abzubauen, der sonst leicht zu einer flachen Brustatmung führt. Schütteln Sie sich im Lauf des Tages immer mal wieder aus, nehmen Sie die Arme hoch über den Kopf und ein paar tiefe Atemzüge. Lassen Sie die Arme locker fallen, bevor Sie sie erneut ausstrecken, diesmal zu beiden Seiten, als wollten Sie die Welt umarmen. Danach fühlen Sie sich frischer und freier und haben Ihren ganzen Organismus mit einer Extraportion Sauerstoff versorgt – vor allem wenn Sie diese Übung bei offenem Fenster machen.

In der Zahnarztpraxis wird Sauerstoff in vielfältiger Weise eingesetzt. Bei bestimmten Verfahren des Bleachings kann er durch Oxidationsprozesse die Wirkung der Bleichmittel wie Wasserstoffperoxid unterstützen.[84] Das sorgt für ein besonders lang anhaltendes Ergebnis.[85] Allerdings können sich die Zähne nach einer solchen Behandlung ein paar Tage lang empfindlicher anfühlen als sonst.

Ozon ist eine Art Aktiv-Sauerstoff (O3, auch *Tri-Sauerstoff* oder *medizinischer Sauerstoff*[86] genannt). Er kann unterstützend zur Zahnreinigung eingesetzt werden. Im Anschluss an eine professionelle Zahnreinigung oder eine Parodontitisbehandlung kann Ozon das Zahnfleisch und die Zahnfleischtaschen zusätzlich von Bakterien befreien. Dazu wird nach der Entfernung von Zahnstein eine weiche Bissschiene eingelegt, in die kaltes Plasma mit Sauerstoff einströmt. In einem Gel oder einer Flüssigkeit verarbeitet, kann Sauerstoff helfen, Entzündungen rund um Implantate, eine sogenannte Periimplantitis, zu behandeln. Auch starke Gewebeschädigungen profitieren davon.[87] Aggressive Bakterien im Mund sind oftmals anaerob, das heißt, ihr Stoffwechsel funktioniert ohne Sauerstoff. Für sie ist er ein starkes Gift – perfekt für die Behandlung![88] Allerdings kommt man für ein nachhaltiges Ergebnis um zusätzliche Antibiotika nicht herum.

Auch eine oberflächliche kleine Karies kann mit Aktiv-Sauerstoff behandelt werden. Vor einer Versiegelung werden außerdem in einigen Praxen die Keime in den Fissuren auf diese Weise bekämpft.[89] Aktivsauerstoff wird außerdem in Gebissreinigern für die sogenannten dritten Zähne verwendet – dort verursacht er die sprudelnden Bläschen in dem Glas Wasser, wo sie eingelegt werden.[90] Sauerstoffangereicherte Zahnpasta enthält oft schmirgelnde Partikel (siehe Weißzahnpasta, Seite 66 f.), achten Sie auf einen RDA-Wert unter 60![91]

Seelische Gesundheit

Stimmt's oder nicht?
Zähne sind ein Spiegel der Seele.

Kennen Sie den Spruch »Ich gehe auf dem Zahnfleisch«? Der trifft den Nagel auf den Kopf. Stress kann schwere Zahnfleischentzündungen begünstigen, wie eine Studie der Universität Zürich zeigt. Die teilnehmenden Medizinstudenten hatten kurz vor ihren Prüfungen eine deutlich schlechtere Zahngesundheit. Stress setzt die Leistungsfähigkeit des Immunsystems herab, besonders wenn er über längere Zeit anhält. So gilt Stress neben Rauchen als wichtiger Risikofaktor für Parodontitis.[92] Wie Rauchen verringert auch Stress die Durchblutung in den feinen Kapillaren. Hält er über einen längeren Zeitraum an, können die Stresshormone Adrenalin und Noradrenalin die Blutgefäße sogar schädigen. Die vermehrte Freisetzung von sogenannten freien Radikalen greifen die Zellwände an. Das führt dazu, dass das Gewebe weniger mit Immunzellen, Nährstoffen und Sauerstoff versorgt wird. Bakterien haben dann ein leichtes Spiel. Selbst nach einer zunächst erfolgreichen Parodontitisbehandlung kann diese leicht wieder aufflammen, wenn der stressige Lebensstil nicht behoben wird. Im Extremfall kann Stress auf diese Weise sogar Zahnausfall begünstigen. Die amerikanische Schauspielerin Demi Moore führte in einem Interview in »The Tonight Show starring Jimmy Fallon« den Verlust ihrer beiden Frontzähne auf zu viel Stress zurück.[93] Definitiv macht uns Stress nicht gerade hübscher. Durch die verstärkten Entzündungsprozesse lässt er uns auch schneller alt aussehen.

Ist der seelische Ballast groß, verspannen wir zudem oftmals die Rücken- und Nackenmuskulatur – der Druck rutscht in den Kiefer. Dort kann er Kräfte entfalten, die einem Gewicht von 80 Kilogramm gleichen.[94] Empfinden wir negative Emotionen, Nervosität oder gar Angst, werden oftmals die Zähne zusammengepresst, des Nachts wird geknirscht. Jeder Fünfte in Deutschland kennt solche Phasen, wobei Frauen im Alter von 30 bis 45 Jahren überdurchschnittlich oft betroffen sind.[95] Hohe Anforderungen in Familie und Beruf machen sich bemerkbar. Doch schon Kinder können nachts mit den Zähnen knirschen, sei es, weil sie familiäre Spannungen verarbeiten oder der schulische Druck als zu groß empfunden wird. Das sollte möglichst schnell behoben werden, denn durch das ständige Mahlen werden die Oberflächen der Zähne stärker abgenutzt, es können sogar ganze Stücke abbrechen! Eine Erste-Hilfe-Maßnahme ist dann eine Aufbissschiene vom Zahnarzt. Der durchsichtige Kunststoffüberzug verteilt den Druck gleichmäßiger, verhindert die mechanische Abreibung des Zahnschmelzes, und die Kiefergelenke werden entlastet. Bitte daran denken: Kinder wachsen aus solchen Schienen auch wieder heraus! Beim Milchgebiss ist es übrigens normal, dass das Kind knirscht. Die Milchzähne haben eine Wachstumsphase und anschließend eine Abnutzungsphase, bevor sie herausfallen. Die bleibenden Zähne sollten jedoch nicht kaputt geknirscht werden. Heutzutage haben viele Kinder nicht gelernt, Ruhephasen ohne mediale Unterhaltung auszuhalten. Beginnen Sie mit zehn Minuten täglich, während derer Sie sich gemeinsam auf dem Sofa hinlegen und einfach mal an die Decke starren. So können sich Nerven und Körper wieder harmonisieren. Steigern Sie diese Ruhephasen langsam auf mindestens 30 Minuten pro Tag.

Wenn Sie selbst sehr eingespannt sind, gönnen Sie sich jeden Tag mindestens ein paar Minuten nur für sich, vor allem vor dem Schlafengehen. Ein bisschen Yoga kann guttun. Allerdings: Nicht jeder Stress lässt sich mit Entspannungsübungen auflösen. Sind Sie in ungünstigen Mustern verstrickt, ob im Berufs- oder Privatleben, kann ein Coaching helfen, bessere Lösungen zu finden. Vielleicht bieten sich Veränderungen im Lebensstil und neue Prioritäten an. Denken Sie daran: Sie sind wichtig! Es ist wie bei den Sicherheitsinstruktionen im Flugzeug. Dort werden Sie angewiesen, im Falle eines Druckverlustes in der Kabine erst sich selbst eine Sauerstoffmaske aufzusetzen, bevor Sie anderen Passagieren gegebenenfalls dabei helfen. Sorgen Sie stets für genügend Regeneration und Kraft, bevor Sie sich im Alltag abwetzen.

Bei heftigen Fällen von Stress und Verstrickungen oder unverarbeiteten Traumata kann eine Psychotherapie die notwendige Unterstützung für eine tief greifende seelische Heilung bieten, die sich auf die körperliche Gesundheit sehr positiv auswirkt.

Störfelder

Stimmt's oder nicht?
Kranke Zähne sind Störfelder für den ganzen Körper.

Der Begriff »Störfeld« bezieht sich in der Systemischen Zahnmedizin[96] hauptsächlich auf chronische Entzündungen, die auf Dauer Zähnen,

Zahnfleisch und Kiefer und sogar anderen, weit entfernten Strukturen und Organen im Körper schaden können. Hierzu gehören zum Beispiel tief kariöse Zähne, die nach und nach durch die Entzündung von selbst absterben, sowie Weisheitszähne, die nicht oder nur teilweise durchgebrochen sind (retiniert oder teilretiniert). Außerdem Parodontitis, Kieferentzündungen, Wurzelreste nach einer nicht ganz gelungenen Zahnentfernung, Zahnanlagen (Zähne, die nicht durchgebrochen sind) oder Fremdkörper im Kiefer infolge eines Unfalls, manchmal auch unverträgliche Zahnersatz-, Füllungs- oder Klebematerialien.[97] Auch ein zu rigides Beschleifen der Zähne in Vorbereitung für Kronen oder Veneers (siehe Seite 19) kann eine Entzündung des Zahnnervs auslösen.[98]

Nervtote Zähne, beispielsweise durch eine Wurzelkanalbehandlung, werden manchmal von schlechten Bakterien, sogenannten pathogenen Keimen, als eine Art Höhle genutzt, in der sie sich unbehelligt vermehren können.[99] Dort bilden sie dann giftige Schwefelverbindungen, die zusätzlich zu den Verwesungsstoffen durch das absterbende Gewebe den Organismus belasten. Um das Problem irgendwie in den Griff zu bekommen, kapselt der Körper die Entzündung möglicherweise in einer Zyste ein. Auch diese kann zum Störfeld werden.

Entzündungen im Mundbereich können das Allgemeinbefinden massiv belasten (siehe Organ-Zahn-Wechselbeziehung, Seite 170 ff.). Wissenschaftliche Vergleichsstudien sind nicht möglich, weil jedes Geschehen sehr individuell ist.[100] Häufig wird im Zusammenhang mit Störfeldern über Symptome wie Kopfschmerzen, Haut- und Darmprobleme sowie chronische Müdigkeit berichtet. Die Gelenke können schmerzen oder scheinbar ohne Grund an Beweglichkeit einbüßen. Herz und Nieren können leiden, ebenso die Nerven und die Psyche. Das Immunsystem verliert an Leistungsfähigkeit. Kommen Infekte oder starke psychische Belastungen hinzu, kann es regelrecht zusammenbrechen.[101] Der Mensch wird salopp gesagt an allen Ecken und Enden krank und plagt sich mit immer mehr schweren Beschwerden. Von

Störfeldern Betroffene sollen außerdem vermehrt zu Allergien und Heuschnupfen oder gar zu Autoimmunerkrankungen neigen.

Mithilfe von Röntgenbildern (siehe Seite 204 ff.) und Ultraschall lassen sich solche Entzündungsherde im Kieferknochen aufspüren. Falls eine Zahnentfernung schiefgelaufen ist oder sich Fremdkörper im Kiefer befinden, müssen diese chirurgisch entfernt werden. Gegebenenfalls kann Aktivsauerstoff zum Einsatz kommen, um Keime im betroffenen Bereich abzutöten (siehe Seite 174 ff.). Unterstützen Sie Ihren Körper durch eine vitalstoffreiche Ernährung (siehe Seite 96 ff.). Achten Sie insbesondere auf Vitalstoffe zur Entgiftung: Die Spurenelemente Zink und Selen, B-Vitamine, sowie die Aminosäuren Cystein, Glutein und Glutaminsäure. Sie können sich gut mit all diesen versorgen, wenn Sie eine vollwertige Ernährung mit reichlich magerem Eiweiß sowie Kernen und Saaten essen.

Werden Störfelder beseitigt, gewinnt der ganze Körper an Kraft und Widerstandsfähigkeit. Grundsätzlich arbeitet jeder Zahnarzt den oben aufgeführten Entzündungen entgegen. Spezialisierte Zahnärzte für eine Störfeldtherapie finden sich beispielsweise über die Internationale Gesellschaft für ganzheitliche Zahnmedizin (GZM).[102] Allerdings sollte eine Therapie immer mit Augenmaß erfolgen. Aufwendige Zahnsanierungen, bei denen alte Füllungen herausgebohrt und mit neuen ersetzt werden, gehen immer mit Verlust der Zahnsubstanz einher.[103]

Eine Füllung, die intakt ist und funktioniert, ist eine gute Füllung, sofern der dazugehörige Zahn kariesfrei und frei von Entzündung ist. Bei der Beseitigung von Störfeldern sollte sich der Zahnarzt erst einmal auf die medizinisch relevanten Zähne beziehen. Vermeidbare Behandlungen, die mit Zahnsubstanzverlust oder anderen Risiken verbunden sind, sollten vorher genau besprochen und abgewogen werden. Wichtig ist, auch andere Ursachen für chronische Gesundheitsprobleme in Betracht zu ziehen. Nicht hinter jeder Migräne steckt ein Störfeld am Zahn.

Tinnitus

Stimmt's oder nicht?
Ohrpfeifen kann vom Kiefergelenk kommen.
Ein möglicher Grund für Tinnitus ist tatsächlich nächtliches Zähneknirschen – oder das Zusammenpressen der Zähne bei Tag. Bei Stress spannen wir unwillkürlich das Kiefergelenk an. Direkt neben dem Ohr lässt sich ein kleines Knöchelchen tasten, das sich verschiebt, wenn wir den Mund öffnen und schließen. Das ist unser Kiefergelenk, das über Bänder indirekt mit dem Mittelohr und der Halswirbelsäule verbunden ist. Fehlbelastungen verändern das Verhältnis zwischen dem Gelenkköpfchen zu seiner Gelenkpfanne. Dadurch werden Knochen und Gewebe gestaucht, die beiden dazwischen liegenden Nerven werden unter Umständen gereizt. Infolgedessen verspannt sich die Kiefermuskulatur – und die daran angebundenen Strukturen.

Auch ein Fehlbiss kann über diese Zusammenhänge zu chronischen Pfeifgeräuschen im Ohr führen. Gelegentlich geht dann das Klingeln im Ohr mit Schläfenkopfschmerzen einher. Korrigiert wird in der Regel mit Schienen. Nur in seltenen, ganz schweren Fällen sind chirurgische Maßnahmen gegen den Fehlbiss notwendig. Der erste Gang führt allerdings zum Hals-Nasen-Ohren-Arzt, um beispielsweise Infektionen des Gehörgangs als Ursache auszuschließen. Gegebenenfalls liegt eine funktionelle Störung der Wirbelsäule vor, die ein Orthopäde diagnostizieren kann.[104]

Egal, was die Ursache ist: Unterstützen können Sie den Therapieerfolg durch das Hören von leiser, rhythmischer Musik, leichte Gymnastik oder Yoga sowie Entspannungsübungen wie zum Beispiel der Progressiven Muskelrelaxation nach Jacobson. Falls eine Kiefergelenkfehlstellung vorliegt, helfen spezielle Übungen gegen Craniomandibuläre Dysfunktion (siehe CMD, Seite 162). Betroffene sollten in jedem Fall einem ausgeglichenen Lebensstil und ihrer seelischen Gesundheit (siehe Seite 177 ff.) höchste Priorität einräumen.

Übrigens: Wenn Sie nach einer Zahnbehandlung Pfeifgeräusche im Ohr haben, liegt das in der Regel daran, dass Sie Ihre Halsmuskulatur stark angespannt haben. Die Nerven hier sind mit dem Hörnerv im Gehirn verbunden.[105] Sobald Sie sich wieder entspannen, klingt das Pfeifgeräusch wieder ab.

Verspannungen

Stimmt's oder nicht?
Verspannungen können vom Mund kommen.
Ob Rücken-, Schulter-, Nacken- oder Kopfschmerzen: Gibt es keine Erklärung für diese Beschwerden, sollte auch an die Zähne gedacht werden, vor allem wenn die Beschwerden chronisch sind. Das sind keine alternativen Ideen, sondern klassische Schulmedizin. Hals-, Nacken- und Schultermuskeln hängen mit der Zunge und den Kaumuskeln zusammen. Über sogenannte Muskelketten wird die ganze Haltung beeinflusst, bis in den Rücken hinein. Sogar ein Beckenschiefstand kann daraus resultieren, wodurch ein Hüftgelenk frühzeitig abnutzt und sich dort eine Arthrose bilden kann. Es kann auch eher zu Bandscheibenvorfällen oder schmerzhaften Blockaden des Iliosakralgelenks am Ende der Wirbelsäule kommen. Unter Umständen funktionieren Blut- und Lymphfluss in den unteren Körperregionen nicht mehr so gut.[106] Auch die Kniegelenke oder die Füße können von diesem Beckenschiefstand in Mitleidenschaft gezogen werden. Zähne haben Auswirkungen auf unseren gesamten Körper, vom Scheitel bis zur Sohle. Dies hat zudem Auswirkungen auf Ihre sportliche Leistung (siehe Seite 112 ff.), da sie für komplexe Bewegungsabläufe eine funktionierende Koordination sämtlicher Muskelgruppen benötigen. Je geschmeidiger und balancierter alle Muskelgruppen und Skelettanteile zusammenarbeiten, desto leistungsstärker, gezielter und effizienter arbeitet Ihr Körper!

Ist beispielsweise eine Schulterseite durch einen Fehlbiss verspannt, verkürzen sich die Rückenmuskeln auf dieser Seite. Diese setzen aber teilweise auch am Becken an. Auf dieser Seite wird also die Hüfte nach oben gezogen. Je länger dieses Ungleichgewicht besteht, desto mehr verfestigt sich die Fehlhaltung. Die Faszien, also die umhüllenden Strukturen der Muskeln, können »verfilzen«, das ganze System wird starr. Schmerzen sind ein Alarmsignal, dass der Körper es nicht mehr schafft, die Dysbalancen zu puffern. Mit der Zeit kommt es zu einer vermehrten Abnutzung des Knorpels im anderen Hüftgelenk, was ja nun stärker belastet ist. Um das zu vermeiden, lassen Sie Zahnprobleme immer so schnell wie möglich behandeln. Gehen Sie auch zu Ihrem Hausarzt oder Orthopäden, um andere Ursachen auszuschließen, und lassen Sie sich bei Bedarf Physiotherapie verschreiben. Stärken Sie Ihre gesamte Muskulatur durch mehr Bewegung, und achten Sie darauf, sportliches Training mit sanften Dehnübungen abzuschließen. Sogenannte Faszienrollen können verklebtes Gewebe wieder weich machen und verbessern bei komplementärer Nutzung den Erfolg.

Menschen, die am Schreibtisch arbeiten, sollten immer mal wieder kleine Selbstmassageeinheiten einlegen. Massieren Sie zwischendurch sanft Ihre Kaumuskulatur mit Ihren Fingern, ebenso den Hinterkopf. Um den Nacken selbst zu massieren, legen Sie zunächst die rechte Hand auf Ihre linke Schulter, als wollten Sie sich selbst umarmen. Von hieraus streichen Sie sanft auf dem linken Muskelstrang Ihres Nackens auf und ab. Nicht die Muskulatur in Richtung Wirbelsäule drücken und schon gar nicht auf der Wirbelsäule selbst rubbeln. Danach wiederholen Sie dasselbe auf der anderen Seite. Bewegen Sie den Kopf sanft von Seite zu Seite. Kreisen Sie mit den Schultern ein paarmal vor und wieder zurück. Sie werden merken, wie sich dabei Ihre Wirbelsäule automatisch aufrichtet. Atmen Sie tief in den Bauch, und greifen Sie mit beiden Armen hinter Ihre Stuhllehne. Versuchen Sie, dort Ihre Hände zusammenzuführen, und verweilen Sie einen Moment so. Nun haben Sie sich aufgerichtet. Lassen Sie die Arme wieder locker, bleiben Sie jedoch so lange wie möglich in dieser vorteilhafteren, geraden Haltung.

Durch Verspannungen in der Brustmuskulatur werden die Schultern immer in einer Art Trauerhaltung nach vorn gezogen. Auch diese Verspannungen können mit Zahnproblemen zusammenhängen.[107] Diese gebeugte Haltung schränkt aber nicht nur die Atmung und die Versorgung mit Sauerstoff ein. Sie hat einen tief greifenden Effekt auf die Psyche. Wer sitzt oder steht, als wäre er traurig, fühlt sich tendenziell auch eher niedergeschlagen. Umgekehrt hat die seelische Gesundheit enormen Einfluss auf die Körperhaltung, damit auf den Biss und darüber hinaus auf die Motivation zu einer optimalen Mundhygiene.

Eine gestörte Kieferstellung kann sogar zu Tinnitus (siehe Seite 182 f.), Schwindel, Augenflimmern und anderen Sehstörungen führen. Ein symmetrischer Biss ohne Zahnlücken, mit geraden, gesunden beziehungsweise gut versorgten Zähnen beugt den hier erklärten Verspannungen und ihren Folgen vor. Zahnersatz ist deshalb so wichtig, weil er Fehlbissen vorbeugt, bei denen vermehrt auf den anderen Zähnen gekaut wird. Dadurch verspannen die Kaumuskeln, und die ungute Kettenreaktion nimmt ihren Lauf. Werden Zahnlücken nicht zeitnah aufgefüllt, können die umliegenden Zähne kippen oder wandern und zu weiteren Ungleichgewichten führen. Ein guter Zahnarzt achtet aus demselben Grund darauf, dass Füllungen oder der Zahnersatz nicht zu hoch oder zu tief sind, weil auch dies zu Ungleichgewichten führen würde.

Rund um den Zahnarztbesuch

»Wer Ahnung hat,
kann selbst entscheiden,
wann und wem er vertraut.«

DR. NEDA RAHIMIAN

Angst

Stimmt's oder nicht?
Wenn ich nicht so oft zum Zahnarzt gehe, wird auch nicht so viel gemacht.

Angst ist ein Gefühl mit großer Tragweite. Wir alle haben Ängste. Manche haben Angst vor dem Fliegen, andere haben Angst vor Spinnen. Ich persönlich habe Höhenangst. Jeder hat Angst vor irgendetwas, und es ist in Ordnung, Angst zu haben. Angst ist erst einmal nur ein Gefühl. Meine Höhenangst war sogar so stark, dass mir schon komisch zumute wurde, wenn ich mich nur auf einen Stuhl gestellt habe, um eine Glühbirne einzuschrauben. Um meine Angst zu überwinden, habe ich mich ihr gestellt und bin in der Höhe wandern gegangen, sogar Bouldern (Sportklettern) habe ich getestet. Dabei habe ich für mich herausgefunden, dass es nicht die Höhe war, vor der ich mich fürchtete. Es war die Angst zu fallen! Und warum haben Menschen Angst vor dem Zahnarzt?

Vor einer gefühlten halben Ewigkeit, als junge Assistenzzahnärztin, war ich mit Angstpatienten überfordert, so, wie viele Ärzte das oft sind. Niemand hatte mir erklärt, was ich in so einem Fall tun konnte. Oft wurden Angstpatienten von den Chefs als anstrengend oder nervig eingestuft und mir zugeschoben. Wie sollte ich mit einem solch ängstlichen Patienten umgehen? Oft musste ich die Behandlung abbrechen, weil der Patient nicht mitmachte. Dafür wurde ich dann auch noch von meinen Arbeitgebern verbal verdroschen.

Mit wachsendem Fachwissen und gestärktem Selbstbewusstsein erarbeitete ich mir durch gezieltes Fragen und Empathie eigene Wege. Ich versuchte, von den Patienten zu lernen, was sie benötigten, um sich zu beruhigen. Mir war es wichtig, dass sie Hilfe bekommen konnten, wenn sie schon den Gang zum Zahnarzt geschafft hatten. Es kostet Mut, trotz Angst zum Zahnarzt zu gehen und sich auf den gefürchteten Stuhl zu setzen. Es kostet Mut, einem anderen Menschen seinen

Mund anzuvertrauen und etwas machen zu lassen, ohne dabei zu sehen, was geschieht. Also fing ich an, meine Patienten zu befragen, was ihnen Angst machte, und mir Lösungen dazu zu überlegen. Was ich wusste: Meist warten ängstliche Patienten zu lange und gehen erst dann zum Zahnarzt, wenn sie schon starke Schmerzen haben. Leider ist es dann schon sehr spät, und die Behandlung endet nicht selten in der ebenfalls gefürchteten Wurzelkanalbehandlung (siehe Seite 210 ff.) oder in einer Zahnentfernung. Lassen Sie es nicht so weit kommen! Wenn man zu lange wartet, kommt es meistens ganz dicke. Da wären diese Patienten zu einem früheren Zeitpunkt glimpflicher davongekommen.

Karies, Nerv- und Zahnfleischentzündungen sind die Folge des Aufschiebens, und eine Zahnlücke folgt der nächsten. Wenn Sie genau wissen, was am Zahnarztbesuch angsteinflößend für Sie ist, dann können Sie Ihre Angst viel besser in Angriff nehmen. Reden Sie mit Ihrem Zahnarzt offen über Ihre Angst, und fordern Sie Verständnis ein. Wenn Sie kein Verständnis bekommen und sich Ihr Zahnarzt keine Zeit für das Gespräch nimmt, steht es Ihnen frei, sich jemanden zu suchen, der besser zu Ihnen passt.

Lassen Sie sich von Ihrem Zahnarzt den gesamten Behandlungsplan erklären sowie alle Kosten und den Zeitplan nennen. Anstehende Aufgaben sollen in Etappen nach Priorität erledigt werden. Wenn Sie aktuell keine akuten Schmerzen haben, die vorrangig behandelt werden müssen, dann sollte erst einmal mit einer Zahnreinigung und kleineren Behandlungen begonnen werden. Wenn Sie Angst haben, weil Sie nicht genau wissen, was der Zahnarzt tut, dann vereinbaren Sie einen Besprechungstermin vor der eigentlichen Behandlung. Der Zahnarzt soll Ihnen mit Bildern und Erklärungen den Ablauf genau erläutern, Ihnen sagen, wie viele Sitzungen dafür nötig wären, ob es Komplikationen geben könnte und was Sie beachten müssen. Wenn Sie den Stich der Spritze nicht mögen, dann erkundigen Sie sich, ob die Praxis ein Oberflächenanästhetikum hat. Das gibt es in Gel- und in Sprayform. Ich empfehle das Gel, auch wenn es viel teurer im Einkauf ist. Das Spray verteilt sich zu sehr, während das Gel nur auf der Stelle eingerieben werden kann, an der gepiekst wird. So spüren Sie den Einstich nicht.

Wenn Sie Angst vor Schmerzen haben, dann vereinbaren Sie mit Ihrem Zahnarzt, dass Sie die linke Hand heben, sobald etwas unangenehm ist, und dass der Zahnarzt dann sofort aufhören muss zu arbeiten, sodass Sie sich mitteilen können. So bekommen Sie wieder Kontrolle über das Geschehen, und Sie können ein bisschen mehr Vertrauen fassen. Wenn Sie wissen möchten, was gerade gemacht wird, dann sagen Sie Ihrem Zahnarzt vor der Behandlung, dass es Ihnen wichtig ist, bei der Behandlung jeden Schritt angekündigt zu bekommen. Wenn Sie Angst haben, sich zu verschlucken, atmen sie gezielt durch die Nase. So wird der weiche Gaumen auf den Racheneingang gedrückt, und Sie können sich nicht verschlucken, weil dieser verschlossen ist. Wenn Sie einen starken Würgereflex haben, dann hilft es, einige Stellen des Mundes mit einem Betäubungsspray zu behandeln. So wird dieser Reflex reduziert. Taucht der Reflex dann doch noch auf, dann heben Sie abwechselnd und langsam den rechten und den linken Fuß vorsichtig in die Höhe. So wird das Gehirn ausgetrickst und beschäftigt – der Reflex lässt nach. Egal, welche Tipps ich Ihnen hier gebe: Wenn der Zahnarzt, den Sie sich ausgesucht haben, von seiner Art und von seinem Charakter nicht zu Ihnen passt, dann wird Ihnen keiner dieser Ratschläge etwas nützen. Gehen Sie dann auf die Suche!

Woran erkenne ich, ob mein Zahnarzt zu mir passt, und wie kann ich mich auf den ersten Termin vorbereiten?

Zahnärzte sind auch Menschen mit einem jeweils eigenen Charakter, eigenen Wertvorstellungen, einem eigenen Humor und einer eigenen Art von Empathie. Suchen Sie sich am besten einen Zahnarzt, bevor Sie Schmerzen haben! Dann können Sie diesen in Ruhe kennenlernen und auf Herz und Nieren prüfen. Wenn Sie mit starken Schmerzen irgendwelche Nummern aus der Suchmaschine wählen, dann lassen Sie den Zufall für sich entscheiden. Das kann gut gehen oder auch nicht.

Schauen Sie sich vorab die Internetseite an. Ein Zahnarzt, der auf seiner Seite keinen freundlichen Eindruck auf Sie macht, wird Sie mit großer Wahrscheinlichkeit auch nicht in natura überzeugen. Wenn Sie anrufen, um einen Termin zu vereinbaren, sprechen Sie ruhig gleich Ihre Angst an, und lassen Sie sich einen Termin geben, der nicht in den Stoßzeiten des Betriebes liegt. So ist es leichter, in Ruhe Fragen zu stellen und ausführliche Antworten zu bekommen, weil auch Ihr Zahnarzt entspannter ist.

Falls es Röntgenbilder (siehe Seite 204 ff.) von Ihren Zähnen gibt, die jünger als zwei Jahre sind, dann rufen Sie in der Praxis an, die diese angefertigt hat, und veranlassen Sie die Zusendung an die neue Praxis. So unterstützen Sie Ihren Zahnarzt dabei, schneller einen genauen Überblick über Ihre Mundgesundheit zu bekommen. Das vermeidet unnötiges Warten.

Falls Sie Medikamente einnehmen, dann nehmen Sie eine Liste aller Ihrer Medikamente mit zum Termin. Auch einen Allergie-, Röntgen-, Herz- oder Implantatpass sollten Sie mitnehmen, falls Sie eines oder mehrere dieser Dokumente besitzen. Ganz wichtig ist es zu wissen, ob Sie auf ein bestimmtes Medikament oder Material nachweislich allergisch reagieren! Falls Sie eine Knirscherschiene oder herausnehmbaren Zahnersatz besitzen, dann sollte dies mit zum Termin genommen werden. Es ist am besten, zehn Minuten vor dem Termin in Ruhe in der Praxis anzukommen. So können Sie sich mit der Atmosphäre vertraut machen und sie auf sich wirken lassen. Wenn Sie freundlich empfangen werden und das Gefühl haben, dass man sich um Sie kümmert, ist das schon ein gutes Zeichen. Ein fröhliches zahnärztliches Team kann die Stimmung auflockern und zeigen, dass hier gern mit Menschen gearbeitet wird. In einer gewissenhaft geführten Praxis arbeiten zudem alle Mitarbeiter Hand in Hand. Wenn Sie die Praxis betreten, und Sie haben das Gefühl, dass Sie nicht willkommen sind, weil alle immer nur gucken wie drei Tage Regenwetter, dann ist dies vielleicht keine Praxis, in der ein Angstpatient gut aufgehoben ist.

Angstpatienten sind in einer Bestellpraxis besser aufgehoben als in Praxen, die man ohne Termin aufsuchen kann. In Bestellpraxen wird ein Termin exklusiv für Sie allein reserviert. So ist menschlich und fachlich ein höherer Standard zu erwarten. Der Zahnarzt, der zu Ihnen passt, wird Ihnen ins Gesicht sehen, wenn er den Raum betritt und Sie begrüßt. Er wird sich Ihre Anamnese anschauen (das ist der Bogen, den man immer vorher ausfüllen muss) und mit Ihnen über Ihre Allgemeinerkrankungen, Krankheitsgeschichte, Allergien und über Ihre Angst reden, bevor er Sie untersucht. Die Angst wird dadurch nicht verpuffen, aber wenn Sie das Gefühl haben, dass Sie hier eine gute Gesprächsebene finden, bei der Sie sich als Mensch gesehen und ernst genommen fühlen, dann stehen die Chancen schon einmal ganz gut, dass dieser Zahnarzt zu Ihnen passen könnte.

Ein auf Angstpatienten eingestellter Zahnarzt wird Ihnen so transparent wie möglich erklären, welche Zähne erhaltungswürdig sind und welche nicht. Er wird direkt nachhaltige Wege anstreben und das Flicken und Herumbasteln an einem unsicheren Zahn vermeiden. Es bringt außerdem nichts, wenn ein Zahnarzt mit Fachbegriffen um sich schmeißt. Sie beide wissen ja schon, dass er der Doktor ist, das muss er Ihnen nicht beweisen. Daher sollte Ihnen Ihr Zahnarzt Ihren Befund und Ihre Therapie immer so verständlich wie möglich erklären.

Betäubung

Stimmt's oder nicht?

Bei manchen Menschen wirkt die Betäubung nicht richtig.

Spritzen sind ein notwendiges Übel: Sie helfen, eine Behandlung durchzuführen, die sonst nur unter Schmerzen möglich wäre. Eine Spritze kann immer direkt in der Schleimhaut am jeweiligen Zahn gesetzt werden (die sogenannte Infiltrationsanästhesie). Hierbei baut man ein Polster auf, die Stelle ist dann gefüllt mit dem Anästhetikum, das dann durch den Knochen diffundiert und den Zahn samt seiner umgebenden Region betäubt.

Dieses Polster wird mit der Zeit langsam kleiner, da das Mittel mit dem Blut abtransportiert und über die Niere oder Leber vollständig abgebaut wird. Standardmäßig ist dem Anästhetikum Adrenalin beigefügt. Das sorgt dafür, dass die Blutgefäße in der betäubten Stelle verengt werden und so das Anästhetikum eben nicht so schnell abtransportiert wird. Adrenalinhaltige Anästhetika wirken also länger. Das bedeutet auch, dass bei längeren Behandlungen seltener nachgespritzt werden muss. Zusätzlich hat Adrenalin den Nebeneffekt, dass es bei Operationen die Blutung reduziert. Deswegen wird bei einer Zahnoperation unter Vollnarkose trotzdem betäubt – auch dann, wenn der Patient bereits schläft. Bei Einnahme bestimmter Medikamente, wie beispielsweise Antidepressiva, wird allerdings auf Adrenalin verzichtet, weil Wechselwirkungen zwischen den Wirkstoffen auftreten können. Teilen Sie eine solche Einnahme also Ihrer Zahnärztin oder Ihrem Zahnarzt mit!

Im Unterkiefer, besonders im Bereich der Backenzähne, kann der ganze Ast des Unterkiefers mit einer sogenannten Leitungsanästhesie betäubt werden. Diese Betäubung legt dann gleich die ganze Seite des Unterkiefers lahm und kann etwas länger anhalten. Im Oberkiefer verläuft ein Nerv von der Nase durch den Nasenboden in den Gaumen (der Nervus nasopalatinus). Auch der Tränengang befindet sich in der Nähe dieser Strukturen. Daher kommt es, dass Ihnen bei der Betäubung der oberen Frontzähne die Tränchen und die Nase laufen, weil plötzlich dort irgendwie alles kribbelt und sich die Lippen anfühlen, als seien Sie gerade beim Beautydoc zum Aufspritzen gewesen und nicht beim Zahnarzt.

Weil der Knochen des Unterkiefers anders beschaffen ist als der des Oberkiefers, reicht dort manchmal eine reine Infiltrationsanästhesie nicht aus. Das Mittel kann einfach nicht tief genug vordringen, um an der Wurzelspitze ihre Wirkung zu entfalten. Bei der Leitungsanästhesie wird die Spritze auf der Wangenseite des Unterkiefers etwa auf Höhe des Weisheitszahns gesetzt, weil es dort eine Öffnung im Knochen gibt, durch die der Nerv durchtritt. Meist sind die Lippe und die Zunge der jeweiligen Seite dann ebenfalls taub.

Die Anästhesie benötigt immer einen neutralen pH-Wert, um ihre Wirkung voll zu entfalten. Wenn ein Zahn stark entzündet ist, ist der pH-Wert oft zu sauer für eine ausreichende Anästhesiewirkung. Dann kann der Zahnarzt noch eine sogenannte intraligamentäre Anästhesie setzen. Hierbei wird eine spezielle, sehr dünne Nadel in den Spalt zwischen Knochen und Zahn eingebracht, und es wird sehr langsam mit Druck injiziert. Diese Betäubung ist unangenehm und erfordert vom Zahnarzt Fingerspitzengefühl und vom Patienten Mitarbeit.

Es kann auch andere Gründe geben, warum Anästhesien nicht immer wirken: Bei manchen Patienten verlaufen die Nerven ein bisschen anders als bei den meisten, sodass man sie nicht gleich erwischt. Melden Sie sich gleich, wenn Sie das Gefühl haben, zu Beginn der Behandlung nicht oder nicht ausreichend betäubt zu sein! Bestimmte Rauschmittel und Medikamente können den Stoffwechsel des Patienten so beeinflussen, dass er viel mehr Anästhesie benötigt. An die Kiffer unter Ihnen: Vertrauen Sie Ihrem Zahnarzt Ihr Laster an. Er wird es niemandem verraten, aber er wird dann von Beginn an entsprechend stärker anästhesieren und somit ständiges Nachinjizieren vermeiden. Wie viel Anästhesie Sie maximal bekommen dürfen, hängt von Ihrem Körpergewicht ab.

Solange die Betäubung nach der Behandlung noch wirkt, darf nicht gegessen oder Kaugummi gekaut werden, weil sie sonst plötzlich ein Stück Wange, Lippe oder Zunge zwischen Ihren Zähnen haben könnten – schlimmstenfalls kann man sich so selbst ganze Bereiche samt Muskeln versehentlich abbeißen und stark verletzen.

Bleaching

Stimmt's oder nicht?
Bleaching schadet den Zähnen.

Ob die Zähne beim Bleaching Schaden nehmen, hängt davon ab, ob Sie es selbst machen oder den Profi ranlassen. Manche Menschen haben das große Glück, dass ihre natürliche Zahnfarbe schon sehr weiß und gesund aussieht. Wenn Sie eher zur Gruppe der »Normalos« gehören, dann können Sie der Natur nachhelfen. Im Lauf der Jahre bekommen unsere Zähne langsam aber sicher einen Gelbstich. Das ist Teil des natürlichen Alterungsprozesses, weil wir ständig mit den Zähnen färbende Speisen, Getränke und Genussmittel zu uns nehmen. Aufhellen lassen sie sich dann mit Wasserstoffperoxid (H_2O_2), wie es viele vom Blondieren von Haaren kennen. Der Stoff wird unterschiedlich dosiert, je nachdem, ob Sie zu Hause bleachen wollen (dann ist es zur Sicherheit niedriger dosiert) oder es in der Praxis machen lassen (dann kann der Zahnarzt punktgenau mit Ihnen das gewünschte Farbergebnis festlegen).

Für die Heimanwendung fertigt der Zahnarzt eine individuelle Schiene an und gibt Ihnen das passende Mittel mit. Vorsicht bei frei verkäuflichen Sets aus der Drogerie oder Apotheke: Diese sind nicht an Ihre Zahnreihe angepasst und können Ihr Zahnfleisch regelrecht an-ätzen, sodass es sich zurückzieht. Oder sie überdecken Ihre Zähne nicht ganz, sodass Ihr Gebiss danach zweifarbig ist. Außerdem sind oft auch noch unnötige Zusätze darin enthalten, die dem Zahn schaden.

Die schnellste, effektivste und sicherste Methode ist das Bleichen der Zähne in der Praxis. Theoretisch kann man die Zahnfarbe um bis zu sechs Nuancen aufhellen. Der Profi stellt aber sicher, dass dadurch die Zähne nicht heller werden als die Kronen und Brücken im Mund. Zudem achtet er darauf, dass es keine undichten Füllungen gibt, wo das Bleichmittel unbemerkt hineinlaufen und den Zahn irreversibel schädigen könnte.

Wichtig zu wissen: Durch das Bleichen wird der Zahn sehr stark ausgetrocknet. Das macht ihn in den ersten zwei Tagen besonders anfällig für neue Pigmente, die in Speisen und Getränken enthalten sind. Ob Tee, Kaffee oder Rotwein – alles, was auf einem weißen Hemd Flecken machen würde, ist jetzt nicht gut.

Tabakprodukte, Lippenstifte, farbige Soßen, Curry, Safran, Tomaten, Möhren, Spinat, Paprika, Beeren, Kirschen und Kakao sind während der »weißen Diät« Ihre Feinde. Die Zähne können in diesem Zeitraum auch empfindlicher sein als sonst. Wenn Sie wissen, dass Sie schmerzempfindlich sind, dürfen Sie sich direkt vor dem Bleachingtermin eine Schmerztablette gönnen.

Ein Bleaching müssen Patienten selbst zahlen, weil das eine rein ästhetische Behandlung ist. Kalkulieren Sie dazu die professionelle Zahnreinigung mit ein, denn nur ein sauberer Zahn kann gebleached werden, alles andere macht keinen Sinn. Bei jugendlichen Zähnen wird vom Bleachen abgeraten, weil der Zahnnerv noch nicht ausgereift ist und Schaden nehmen kann. Außerdem gib es in der Theorie einen geringen Anteil an Patienten, die weniger auf das Bleaching ansprechen, da der Grundton ihrer Zähne die Aufhellung nicht so gut annimmt. Das allgemeine Prinzip des Bleachings ist folgendermaßen: Das Wasserstoffperoxid (H_2O_2) dringt in die Zahnoberfläche ein und bewirkt dort eine chemische Reaktion, die dann die Zahnfarbe optisch heller erscheinen lässt.

Dieses Verfahren wird mit einer speziellen Lampe unterstützt. Um Reaktionen mit der Haut zu vermeiden, ist das Bleaching bei Einnahme von fotoreaktiven Medikamenten nicht angebracht. Dazu gehören einige Antibiotika, wie Doxycyclin oder Tetracyclin. Aber auch der natürliche Stimmungsaufheller Johanniskraut oder das Aknemittel Tretinoin sind für ihre fotoreaktive Nebenwirkung bekannt und mit einem Bleaching nicht kombinierbar.

Nicht immer lassen sich die Zähne von außen bleachen, denn manchmal liegt die Ursache der Verfärbung im Inneren des Zahns. Dann macht man ein sogenanntes Endo-Bleaching. Damit lassen sich Verfärbungen (siehe Seite 62 ff.) von innen aufhellen. Das ist dann der Fall, wenn der Zahn aufgrund eines Unfalls oder einer Karies abgestorben ist beziehungsweise eine Wurzelbehandlung hatte. Dabei öffnet der Zahnarzt den Zahn und deckt den Eingang zur Wurzelfüllung hermetisch dicht ab, sodass kein Bleachinggel in den Kanal eindringen kann. Anschließend injiziert er das Gel mit Wasserstoffperoxid in den Kronenbereich des Zahns und verschließt den Zahn mit einer provisorischen Füllung. Meist lässt man das Gel mehrere Tage wirken, dann werden die Reste wieder in der Praxis entfernt. Das kleine Loch, das dabei entstanden ist, wird durch eine definitive Kunststofffüllung verschlossen.

Geldgier

Stimmt's oder nicht?
Zahnärzte machen mehr als notwendig, weil sie Geld verdienen wollen.
Ob Ihr Zahnarzt sich von Ihrem Geld ein neues Auto oder seiner Frau eine schicke Handtasche kaufen will, weiß ich nicht. Ich kann nur aus meiner Sicht den täglichen Wahnsinn berichten, in dem sich Zahnärzte befinden, wenn sie nur das machen, was die Kasse zahlt. Vielleicht werden Sie danach Ihren Zahnarzt oder Ihre Zahnärztin etwas besser verstehen.

Die Zahnmedizin hat sich in den letzten 30 Jahren enorm weiterentwickelt. Während früher Zähne viel schneller gezogen wurden, tragen heutzutage dank moderner Methoden auch Ältere deutlich öfter noch die eigenen Zähne im Mund. Früher fand man beispielsweise Amalgamfüllungen für die konservierende Restauration der Seitenzähne in Ordnung. Heutzutage entsorgt man Amalgam (siehe Seite 148 ff.) als Sondermüll. Trotzdem zahlen die Krankenkassen immer noch nur das billige Amalgam als Material für Zahnfüllungen. Wenn Ihr Zahnarzt Ihnen keinen Sondermüll oder fast genauso bedenklichen Sondermüllersatz in den Mund stecken will, dann muss er das hochwertige Material teuer einkaufen und diese Kosten als Zuzahlung mit einkalkulieren. Noch dazu kommt, dass die hochwertigen Materialien viel aufwendiger verarbeitet und geschichtet werden müssen, während Amalgam schnell gestopft und geschnitzt wurde. Auch bei den Wurzelkanalbehandlungen ist es so. Die maschinelle Aufbereitung mit hochwertigen Feilen wird dabei nicht bezahlt. Die Behandlung der Zähne unter der Lupenbrille oder dem Mikroskop wird auch nicht bezahlt. Mit dem bloßen Auge ist aber eine ordentliche Wurzelkanalbehandlung nicht machbar, weil zu viel übersehen wird. Die elektrometrische Messung der Wurzelkanäle wird ebenfalls nicht bezahlt. Der präedodontische Aufbau, also die solide Füllung vor der Wurzelkanalbehandlung, wird auch nicht von den Kassen übernommen. Die Verwendung eines Kofferdams (einer Art Präservativ für den Zahn), der verhindert, dass Keime aus dem Speichel in den Zahn kommen, wird ebenfalls nicht bezahlt. Die physikalischen Methoden zur Unterstützung der Kanalreinigung und die Laserdesinfektion auch nicht. Das Medikament, das in den Zahn eingelegt wird, wird maximal dreimal übernommen. Wenn der Zahn länger braucht, bis er sich beruhigt, gilt er für die gesetzliche Krankenversicherung als gescheitert und soll ihrer Meinung nach gezogen werden. Oft sind manche Zähne aber erst nach der vierten Sitzung schmerzfrei, und manchmal entscheidet genau dieser Zahn, ob der Patient eine Brücke oder eine Prothese bekommt, wenn er sich keine Implantate leisten kann. Also: Wieso sollte man nicht um den Zahn kämpfen, wenn es eine Chance gibt? Die Betäubung samt Material wird nur einmal mit einer Pauschale pro Sitzung bezahlt. Diese Liste ließe sich noch weiter fortsetzen. Ich muss aber sagen, dass es manchmal genau die Dinge sind, die die Kasse nicht bezahlt, die dazu führen, dass ein Zahn erhalten werden kann.

Zusätzlich kommen noch Auflagen von den Krankenkassen dazu, die zum Beispiel eine Wurzelkanalbehandlung zum kompletten Privatvergnügen des Patienten machen, sobald zum Beispiel eine Lücke in der Zahnreihe ist. Eine gute Wurzelkanalbehandlung an einem Backenzahn kann zwei bis drei Stunden dauern. Das Honorar der Kasse wird dem Zeitaufwand und Materialkosten nicht gerecht. Auch hier befinden sich Zahnärzte in einem Spagat zwischen dem, was die Kasse zahlt, und dem, was eigentlich das Beste für den Patienten wäre. Die Kasse stellt die Schrauben sehr eng. Leider zeigen manche Patienten kein Verständnis dafür, dass die moderne Zahnheilkunde schon längst nicht mehr ausreichend von den Kassen getragen wird und die Kassenleistung nicht immer das Schönste und das Beste für den Patienten ist.

Die finanziell goldenen Zeiten für Zahnärzte sind längst vorbei, seit die Budgetierung beschlossen wurde. Die Budgetierung legt fest, wie viel ein gesetzlich versicherter Patient je Quartal kosten darf. Das bedeutet, dass der Zahnarzt irgendwann nicht nur umsonst arbeitet, sondern auch noch draufzahlt, weil ja das Material und die nicht unerheblichen Betriebskosten für die Zeit der Behandlung gedeckt werden müssen! Die Kasse behält das Honorar des Zahnarztes trotz geleisteter Arbeit dann einfach ein.

Wenn Sie sich Zahnersatz machen lassen, dann sehen Sie erst einmal die dicke Rechnung und denken sich vielleicht genervt, Ihr Zahnarzt kauft sich jetzt von Ihrem Geld sein zweites Haus auf Sylt. Schauen Sie genauer hin, dann sehen Sie: Über die Hälfte geht an das Dentallabor, wenn es ein sehr gutes Dentallabor ist, kostet es sogar noch mehr. Aus diesen Gründen lassen sich die Zahnarztpraxen sehr leicht in zwei Kategorien einteilen. Keine von beiden ist schlechter oder besser. Es sind verschiedene Konzepte, die sich dem Markt angepasst haben. Es gibt die Praxen, die in ihrem Durchlauf einer Zahnfabrik gleichen. Da bekommt jeder die Kassenleistung, das Klientel hat auch entsprechend einfache Ansprüche an die Ästhetik und Nachhaltigkeit. Im Vordergrund steht für die Patienten, dass es nichts kostet und schnell gemacht ist. Damit sich das dann überhaupt noch rentiert, sind solche Praxen gezwungen, enorm viele Patienten quasi am Fließband hintereinander abzuarbeiten. Viel Zeit für die Behandlung bleibt da nicht. Je mehr Patienten man abarbeitet, desto mehr Budget hat man insgesamt zur Verfügung – und wenn die so arbeitende Praxis Glück hat, kommen ein paar Patienten weniger häufig, sodass man das Budget für die Patienten nutzen kann, bei denen man mehr behandeln muss.

Die andere Variante sind Praxen, die darauf achten, dass sie hochwertige deutsche Materialien einkaufen und sich Zeit nehmen für die Untersuchung, Beratung und Behandlung. Das lassen sie sich auch bezahlen. Meist ist ihr Klientel sehr gut informiert, legt Wert auf Prophylaxe und Ästhetik, stellt Ansprüche und möchte keine Gifte im Mund. Selbst wenn das Geld knapp sein sollte, würden diese Patienten oft eher eine Ratenzahlung in Anspruch nehmen, als sich für eine suboptimale Lösung zu entscheiden. So bekommen sie eine moderne, hochwertige Zahnmedizin, bei der die Materialien biokompatibel, ästhetisch und aufwendig verarbeitet sind.

Für jeden Anspruch gibt es also die passende Praxis. Schwierig wird es nun, wenn sich Patienten mit hochwertigem Anspruch in eine Praxis begeben, in der wie am Fließband gearbeitet wird. Dort werden diese Patienten nicht glücklich. Andersherum ist es schwierig, wenn Patienten, die nichts dazuzahlen möchten, plötzlich mit Themen wie professioneller Zahnreinigung, Nachhaltigkeit und Ästhetik konfrontiert werden. Diese könnten schnell den Eindruck bekommen, der Zahnarzt sei geldgierig und wolle ihnen gleich etwas »verkaufen«.

Neben diesen beiden Praxiskonzepten entwickelt sich aktuell noch eine dritte Kategorie in rasanter Geschwindigkeit: die sogenannten Medizinischen Versorgungszentren. Bundesweit werden immer mehr Praxen von Ketten aufgekauft. Da die Zahnmedizin in den letzten Jahrzehnten immer weiblicher geworden ist und sich viele Zahnärztinnen wegen der Familienplanung nicht in die Selbstständigkeit trauen, bleiben mittlerweile viele Praxen von in Rente gehenden Zahnärzten unverkauft und müssen geschlossen werden. Da kommen dann die besagten Ketten ins Spiel, die oft auch bereits sehr gut laufende Praxen aufkaufen. Ob das gut für die Zahnmedizin ist oder eher für die Investoren, die meist Wirtschaft, aber keine Zahnmedizin studiert haben, möchte ich hier nicht beantworten. Oftmals fehlt die persönliche Arzt-Patienten-Bindung, weil der Patient dort jedes Mal bei jemand anderem auf dem Stuhl landet.

Exkurs: Wann ist ein Zahn nicht mehr zu retten?

Ein Zahn, der noch zu retten ist, sollte auch gerettet werden – denn kein Zahnersatz der Welt kommt ihm in seiner Funktion gleich. Implantate sind starr im Knochen verankert, während Zähne an einem Bandapparat im Knochen aufgehängt sind (siehe Sharpey-Faser, Abbildung Seite 129). Die Zähne schützen durch diese Aufhängung den Knochen, weil Druck in Zug umgewandelt wird. Zähne verlieren durch Zahnersatz teilweise oder vollständig ihre Empfindsamkeit. Das ist ein häufiger Grund dafür, dass zahnersatztragende Zähne auf Dauer überbelastet werden und erkranken. Außerdem sind solche Zähne durch die neu entstandenen Nischen und Winkel anfälliger für Karies und Parodontitis.

Aber ab wann ist eine Reparatur nur eine sinnlose Investition oder Problemverschiebung? Um es nicht zu wissenschaftlich werden zu lassen, habe ich beschlossen, Ihnen einfach aufzuzählen, wann ein Zahn wahrscheinlich gezogen werden muss. Natürlich spielen auch viele Faktoren wie die Allgemeingesundheit, das Alter und die restlichen Zähne eine Rolle. Die folgenden Aussagen dienen daher lediglich als Richtwerte: Eine Krone wird nötig, wenn die Füllung aufgrund des Defektes so groß ist, dass der Zahn der Kaubelastung nicht mehr standhalten kann. Um einen Bruch und Zahnverlust zu vermeiden, wird der Zahn beschliffen und mit einer Krone versorgt, die den Zahn wie ein Schutzpanzer umgibt.

Ist der Zahn so tief zerstört, dass nur noch die Wurzel vorhanden ist, dann ist er meist nicht mehr erhaltungswürdig. Genauso ist es bei Zähnen, die eine Zyste oder eine große Eiterbeule haben. Man kann eine Wurzelkanalbehandlung versuchen, wenn aber nach gründlicher Ausreinigung immer wieder Eiter aus dem Zahn herauskommt, sollte er gezogen werden. Zähne, die länger als eine Woche mit einem offenen Zahnnerven im Mund sind, müssen entfernt werden. Die Bakterien haben in diesem Fall bereits alles so sehr infiziert, dass der Zahn nie wieder Ruhe geben würde. Zähne, die eine sehr tiefe Parodontitis haben, sodass die Wurzel kaum mehr vom Knochen umgeben wird, sollten entfernt werden. Zähne, bei denen eine Wurzelspitzenresektion (eine OP, bei der die Wurzelspitze abgetragen und die Bakterien und das entzündete Gewebe entfernt werden) keine Schmerzfreiheit bewirkt, sollten gezogen werden. Zähne, die schief stehend im Knochen verkeilt sind (meist Weisheitszähne, siehe Seite 209 f.) und gegen die Wurzel des Nachbarzahns drücken, bis sie diese teilweise zerstören, sollten gezogen werden. Gleiches gilt für Weisheitszähne, die nicht vollständig herauswachsen und halb aus dem Zahnfleisch guckend zur Schmutznische werden. Zähne, bei denen die Karies bis tief in die Wurzel reicht, müssen gezogen werden. Zähne, die keine Gegenspieler haben und nicht durch Zahnersatz fixiert werden können, müssen unter Umständen auch gezogen werden.

Implantate

Stimmt's oder nicht?
Implantate kann ich auch im Ausland machen lassen.
In Deutschland bekommen Sie beim Setzen der Implantate einen Implantatpass, auf dem dokumentiert ist, welches System verwendet wurde. So können Sie bei notwendigen Reparaturarbeiten schnelle Hilfe erwarten. Wenn Sie Implantate im Ausland machen lassen, dann werden die Ärzte hierzulande Ihnen unter Umständen keine Hilfestellung bieten können, wenn etwas abfällt oder abbricht. Meist ist es dann ein Rätsel, was für ein Implantat überhaupt in Ihrem Knochen steckt. So

kann der Zahnarzt weder am Implantat etwas befestigen noch Ersatzteile bestellen. Dieses Theater tut sich kein Zahnarzt freiwillig an. Abgesehen davon, dass der Zahnarzt nicht freiwillig die Haftung für ein ihm unbekanntes Produkt übernehmen will. Geschweige denn seinen eigenen Zahnersatz daraufsetzen möchte, zumal er dafür zwei Jahre Garantie geben muss.

Bei Implantaten werden ausschließlich zugelassene biokompatible Materialien verwendet. Die Materialien, die heutzutage zur Wahl stehen, sind Titan oder Keramik. Bei der Entscheidung, welches Implantat verwendet werden soll, kann Ihnen Ihr Chirurg helfen. Es hängt davon ab, an welcher Stelle des Kiefers das Implantat gesetzt wird, wie viel Knochen vorhanden ist und was für ein Zahnersatz dafür geplant ist. Ich empfehle Ihnen, hier ausschließlich zu einem Kollegen zu gehen, der in der Chirurgie bewandert ist. Zahnärzte, die nur zwei Implantate im Monat setzen, haben nicht die Erfahrung, die ein Chirurg in diesem Gebiet hat, können allerdings darauf großartigen Zahnersatz anfertigen. Junge Patienten, die nach einem Zahnunfall neue Zähne benötigen, müssen bis zum Abschluss des Wachstums warten, ehe die Implantate gesetzt werden können, denn beim Wachstum der Kiefer bleiben die Implantate einfach an der Stelle, wo sie gesetzt worden sind, das gibt unschöne Ergebnisse. Sehr alte, geschwächte Patienten oder Patienten, die bestimmte Blutverdünner nehmen, sollten einen solchen Eingriff überdenken, weil er für sie belastend sein könnte.

Laser

Stimmt's oder nicht?
Laserbehandlungen sind besonders schonend.

Für einen Dentallaser muss Ihr Zahnarzt erst einmal tief in die Tasche greifen, für die Patienten ist er jedoch wirklich sinnvoll. Beispielsweise bei der Wurzelkanalbehandlung wird der infizierte Zahn zunächst von innen her mit Instrumenten mechanisch gereinigt und mit chemischen Lösungen desinfiziert. Die Bakterien sind aber schlaue kleine Viecher: Sie suchen sich die unzugänglichsten Stellen, um sich zu verstecken. Ein Laser aber kann Stellen desinfizieren, die Instrumente und Desinfektionslösungen zuvor nicht erreicht haben. Auch bei der Parodontitisbehandlung ist das so. Die Reinigung der Wurzeloberfläche durch Ultraschall und Handinstrumente und die anschließende Spülung mit Chlorhexidin wird durch die Laserbehandlung deutlich verbessert und die Wundheilung erheblich gefördert. Mit dem Laser durchgeführte chirurgische Eingriffe laufen nicht nur nahezu blutungsfrei ab, sondern heilen tendenziell auch schneller und komplikationsfreier.

Lippenherpes oder Aphten können ebenfalls mit dem Laser behandelt werden. Schon nach wenigen Sekunden lassen das Spannungsgefühl und die Schmerzen nach.

Röntgen

Stimmt's oder nicht?
Röntgen sollte man lieber vermeiden.
Zahnärzte achten darauf, nicht unnötig zu röntgen. Deshalb werden Sie vor einer Behandlung gefragt, ob es bereits Aufnahmen des Kiefers gibt, die nicht älter als zwei Jahre sind. Das heißt aber nicht, dass Sie sich bei einer Röntgenaufnahme in Gefahr begeben.

Tatsächlich sind wir andauernd von Strahlen umgeben, die nicht immer nur vom Menschen verursacht werden, sondern sowieso in der Natur vorkommen, etwa ausgehend von der Erdkruste. Unser Planet ist zudem von einer kosmischen Strahlung umgeben. Vieles davon wird vom Erdmagnetfeld weggelenkt, ein Teil erreicht uns aber auf der Erde, umso mehr in höher gelegenen Regionen wie den Bergen. Auch mit der Luft und mit der Nahrung werden teilweise Strahlen aufgenommen, die dann als innere Strahlung bezeichnet werden.[1] Sonne, Steine,

Mineralien, sie alle setzen Röntgenstrahlung frei. In Deutschland liegt die natürliche Röntgendosis bei 2,1 Millisievert (mSv) pro Jahr.[2] Je nach Wohnort und Lebensstil schwankt sie zwischen 1 und 10 Millisievert. Moderne Röntgengeräte belasten den Körper deutlich weniger als ihre älteren Pendants. Bitten Sie Ihren Zahnarzt um einen Röntgenpass, in dem dokumentiert wird, wann welcher Zahn geröntgt worden ist. Auf diese Weise werden unnötige Strahlen vermieden. Das bereits gemachte Röntgenbild kann von Ihrem letzten Arzt eingefordert und beurteilt werden. Jetzt im digitalen Zeitalter sind die Bilder verschlüsselt per E-Mail ruckzuck da.

Trotzdem sollten Sie keine Angst davor haben, sich röntgen zu lassen, denn in der Zahnmedizin ist eine vollständige Diagnose meist ohne Röntgenbild nicht möglich. Und die Gefahren einer unentdeckten Zwischenraumkaries, Nerventzündung oder sich anbahnenden Zyste wiegen deutlich schwerer als die geringe Strahlenbelastung durch das Röntgen! Im Rahmen der Routineuntersuchung ist eine Röntgenuntersuchung alle zwei Jahre legitim. Nur so können krankhafte Veränderungen zuverlässig rechtzeitig erkannt und behandelt werden. Außerdem gibt es Symptome, die zunächst einmal zu einer Verdachtsdiagnose führen, die erst mit einem Röntgenbild eine vollständige Diagnose ermöglicht.

Unterhalb einer Röntgenstrahlenbelastung von 100 Millisievert brauchen Sie sich keine Sorgen machen. Ärzte und Zahnärzte sind deshalb so vorsichtig, weil sich rein rechnerisch eine minimale Erhöhung des Krebsrisikos beim Röntgen ergibt. Diese liegt aber im Falle einer zahnmedizinischen Untersuchung bei 0,000025 Prozent. Zum Vergleich: Das statistische Risiko zu ertrinken, liegt bei 0,09 Prozent.

Welche Art Röntgenbild wofür?

Fühlen Sie sich immer ein bisschen wie auf Raumschiff Enterprise mit jeder Menge unbekannten Geräten, wenn Sie in den Röntgenraum geführt werden? Nun erfahren Sie, was dort eigentlich zu welchem Zweck geschieht.

Panoramaschichtaufnahme

Sie ist eine Aufnahme der Kiefer, samt aller darin befindlichen Zähne. Hierfür müssen Prothesen, Hörgeräte und Schmuck, Piercings, Haarnadeln etc. abgelegt werden, sofern sich diese im Kopf-Hals-Bereich befinden. Diese Art der Aufnahme dient dazu, den Knochen zu beurteilen und eventuelle Erkrankungen des Zahnhalteapparates (Parodontitis) zu erkennen. Außerdem werden hier Weisheitszähne und verlagerte Zähne sehr gut dargestellt. Vor einer Weisheitszahnoperation ist eine solche Aufnahme unabdingbar, weil man den Verlauf des Nervs im Unterkiefer beurteilen muss, den die Zahnwurzel manchmal regelrecht krallenförmig umfasst. Bei umfangreichen Befunden kann mit dieser Aufnahme eine gute Übersicht geschaffen werden. Die Kiefergelenke werden hier sichtbar, ebenso die Nasennebenhöhlen und die Nasenscheidewand. Für die Kariesdiagnostik ist diese Art der Aufnahme zu ungenau, weil die Zahnzwischenräume hier nicht ersichtlich sind. Für eine kieferorthopädische Planung – zum Beispiel für eine Zahnspange – ist es wichtig, anhand dieses Röntgenbildes festzustellen, ob der Zahnwechsel zeitgerecht erfolgt ist und ob Zähne fehlen oder irgendwo im Knochen »stecken geblieben« sind.

Einzelzahnaufnahme

Zur genauen Kariesdiagnostik und um Veränderungen an der Wurzelspitze zu erkennen, sind Einzelzahnaufnahmen nötig. Die Notwendigkeit einer solchen Aufnahme erkennt man entweder anhand der Symptome im Mund oder anhand der oben genannten Panoramaschichtaufnahme. Diese Art der Aufnahme bestrahlt nur die kleine Region, die den zu untersuchenden Zahn beinhaltet. Dabei muss der Patient auf einen Aufbiss beißen, der ein Röntgenfilm beinhaltet. In der modernen digitalen Röntgendiagnostik werden Speicherfolien oder Sensoren benutzt. Diese speichern die Information, die innerhalb von Sekunden in den Computer übertragen wird. Bei solchen Aufnahmen werden besonders gut kariöse Defekte gezeigt, auch eine eventuelle Entzündung des Nervs kann erkannt werden. Je nach Ausprägung und Verlauf können hier zudem Zahnfrakturen dargestellt werden. Im Rahmen einer Wurzelkanalbehandlung werden immer mehrere Einzelzahnaufnahmen durchgeführt, um die Länge und den Verlauf des Wurzelkanals zu erkennen und die Qualität der Wurzelfüllung zum Ende der Behandlung zu beurteilen.

Bissflügelaufnahme

Diese Aufnahmen ermöglichen einen Blick in die Zwischenräume der Zähne. Innerhalb der Vorsorgeuntersuchung sollte man bei entsprechendem Verdacht solche Bilder anfertigen. Es handelt sich hierbei um eine reine Kariesdiagnostik: Die Zahnkronen werden dargestellt, die Zahnwurzeln sind aber auf diese Weise nicht beurteilbar.

Fernröntgenaufnahme

Das ist eine Schädelaufnahme, die hauptsächlich für die Kieferorthopädie zum Einsatz kommt. Hier wird genau geschaut, wie die Kiefer im Verhältnis zum Schädel und zueinander gewachsen sind. Nur so kann der Kieferorthopäde einen genauen Therapieplan und ein Therapieziel erstellen.

Handröntgenaufnahme

Der Kieferorthopäde möchte plötzlich ein Röntgenbild der Hand? Ja, denn anhand der Knochenfugen zeigt sich, ob der junge Patient noch wächst oder ob sein Wachstum bereits abgeschlossen ist.

DVT

Wenn Implantate geplant sind, dann muss dreidimensional beurteilt werden, ob genügend Knochen vorhanden ist. Ein »normales« zweidimensionales Röntgenbild liefert dazu keine ausreichende Information. Daneben können auch Weisheitszähne, die gefährlich nah am Unterkiefernerv verlaufen, mit dieser bildgebenden Methode genauer beurteilt werden. Das mindert das Risiko einer Nervverletzung erheblich. Grundsätzlich gehört eine Operation nahe am Nerv in die Hände eines erfahrenen Oralchirurgen oder Mund-Kiefer-Gesichtschirurgen.

Vollkeramik

Stimmt's oder nicht?
Vollkeramik-Zahnersatz ist besser als Metall.
Es ist immer besser, an Stellen, wo auf Metall verzichtet werden kann, dies auch zu tun. Die heutige Zahnmedizin ist tatsächlich in der Lage, sogar weitspannende Brücken aus Vollkeramik herzustellen. Vollkeramik ist nicht nur deutlich ästhetischer und natürlicher im Erscheinungsbild, sondern auch biokompatibel. Das bedeutet, dass es über einen langen Zeitraum keinen negativen Effekt auf den Körper hat. Sogar vollkeramisch verblendete Kronen (das sind Metallkronen, die von einer Keramikschicht ummantelt sind) haben einen gewissen nackten Metallanteil am Kronenrand. Dieser ist nicht nur unästhetisch, sondern steht durch den Speichel und das Zahnfleisch im ständigen Kontakt zum restlichen Körper. Wenn man über die Jahre hinweg einige Kronen und Brücken im Mund angesammelt hat, kann man nämlich davon ausgehen, dass diese nicht exakt die gleiche Legierung haben. Dieser Unterschied führt dann aber zu einer sogenannten Mundbatterie, bei der die unedlere Legierung (siehe Seite 149) ständig Ionen in den Mundraum freigibt. Besonders unappetitlich wird es im Zusammenhang mit Amalgam (siehe Seite 148 ff.). Da Metalle nicht überall vermeidbar sind, wie etwa in manchen Arten von Prothesen oder einigen Implantatsystemen, sollte doch versucht werden, den Anteil an Metall im Mund von Anfang an so gering wie möglich zu halten.

Bei Patienten, die mit ihren Zähnen knirschen (siehe Seite 130 f.), ist die Keramik jedoch besonderem Stress ausgesetzt. Das kann zu ihrem Abplatzen führen. Unter diesen Umständen kann man eventuell auf Gold ausweichen oder alternativ direkt nach Einsetzen des Zahnersatzes zum Schutz der Kronen eine Knirscherschiene (siehe Seite 130) für die Nacht anfertigen lassen.

Weisheitszähne

Stimmt's oder nicht?
Wenn Weisheitszähne nur selten und ein bisschen wehtun, müssen sie nicht raus.
Und wenn man denkt, es geht nicht mehr, kommt irgendwo ein Lichtlein her ... So meint man und schiebt eine Weisheitszahn-OP gern vor sich hin, frei nach dem Motto: »Passt schon.« Selbst wenn der Weisheitszahn ab und zu mal zwickt und drückt, meistens geht es ihm doch nach einer Weile wieder gut. Man hat eben keine Lust, sich einen Zahn entfernen zu lassen, vielleicht dicke Backen zu bekommen und Schmerzen zu haben. Klar, Zähne ziehen ist nicht wie Haareschneiden. Die Heilung dauert eben ein paar Tage. Jedoch ist ein immer wiederkehrender Schmerz ein klares Zeichen dafür, dass Sie Hilfe benötigen.

Wenn Ihnen Ihr Zahnarzt anhand des Röntgenbildes schon einmal gesagt hat, dass es besser wäre, den Weisheitszahn zu entfernen, dann lassen Sie diese OP bestenfalls durchführen, bevor sich der Schmerz zuspitzt! Der anfangs erträgliche und immer mal wiederkehrende Schmerz kann von einem Tag auf den anderen zu einem plötzlich unerträglichen entzündlichen Vorgang führen. Das Problem ist, dass Sie der Situation dann völlig ausgeliefert sind. Irgendwie scheint das nämlich meistens genau zu Ostern oder zu Weihnachten zu passieren, zumindest aber, wenn es gerade auf der Arbeit ganz viel zu tun gibt und Sie keinesfalls fehlen dürfen.

Das Blödeste an der Situation kommt noch: In einer so akut entzündeten Situation wird der Zahnarzt leider Schwierigkeiten haben, eine

Betäubung (siehe Seite 192 ff.) zu legen. Er wird Ihnen mehrere Spritzen setzen und immer wieder warten. Wenn Sie Glück haben, kann es helfen. Jedoch ist es so, dass die Entzündung meist dann schon so weit vorangeschritten ist, dass sie den pH-Wert im Gewebe verändert hat und so die Wirkung der Anästhesie behindert. In diesem Fall muss erst einmal mit einem Antibiotikum gegengesteuert werden, sodass eine Entfernung des Zahns ohne Schmerzen überhaupt möglich wird.

Als Patient oder Patientin muss man dann erst einmal Schmerzmittel und ein Antibiotikum schlucken und abwarten. Auch wenn Sie vielleicht in einem solchen Moment Ihren Zahnarzt, den Zahn und den Rest der Welt verfluchen, möchte ich Ihnen ans Herz legen, daraus zu lernen. Nehmen Sie die Kontrolle selbst in die Hand, und lassen Sie Probleme mit den Zähnen nicht ausarten. Wer zu lange wartet, überlässt den Zeitpunkt der Zahnentfernung dem Schicksal und leidet dann unerträgliche Schmerzen, die man hätte vermeiden können. Fragen Sie Ihren Zahnarzt bereits bei der Vorsorgeuntersuchung, wie umfangreich die Zahnoperation sein würde. Legen Sie den Termin in eine Phase, in der Sie sonst nicht so viel zu tun haben, sodass Sie sich anschließend ein paar Tage zu Hause ausruhen können. Und lassen Sie sich den Teufelszahn entfernen, bevor er Ihnen schlaflose Nächte und den Besuch bei irgendwelchen zahnärztlichen Notdiensten bereitet!

Wurzelkanalbehandlung

Stimmt's oder nicht?
Eine Wurzelkanalbehandlung tut immer höllisch weh.
Es gibt schönere Unternehmungen, als beim Zahnarzt zu sitzen und sich einer Wurzelkanalbehandlung zu unterziehen. Aber nehmen Sie nicht alles für bare Münze, was man Ihnen erzählt. Zu oft habe ich wegen der Gerüchte, dass eine Wurzelkanalbehandlung vermeintlich unendlich schmerzt, weinende, aufgelöste, völlig nervöse Patienten auf

dem Stuhl gehabt. Diese Patienten warten dann nur darauf, dass es höllisch wehtut und sie vom Stuhl springen. Sie bekommen schon Panik, wenn sie das Wort Zahnnerv oder Wurzelkanalbehandlung nur hören. Glauben Sie mir: Mit der richtigen, geduldigen Vorgehensweise bekommt man jeden Zahn taub. Wenn er tatsächlich nicht taub zu bekommen ist, kann mit der Einnahme eines Antibiotikums (siehe Seite 12 ff.) für einige Tage ein Level erreicht werden, das den Zahn betäubbar macht. Wichtig: Patienten, die in Internetforen und im Bekanntenkreis über ihre Erfahrungen sprechen, sind meist die, bei denen nicht alles perfekt gelaufen ist. Die anderen lassen die Behandlung machen und vergessen sie dann einfach wieder. Wir alle wollen Helden sein und berichten gern davon, wie wir Herausforderungen und Schmerzen getrotzt haben. Das ist menschlich. Ich erzähle auch gern davon, wie hart ein Wettkampf war, wie meine Wade krampfte und ich doch noch meinen Halbmarathon gerockt habe. Mit solchen Hindernissen, die der Held oder die Heldin überwinden muss, ist die Geschichte doch viel spannender. Komischerweise berichte ich seltener von den Läufen, die problemlos abgelaufen sind, das will dann auch keiner hören – glaube ich –, könnte ja irgendwie langweilig sein. Natürlich gibt es bei Wurzelkanalbehandlungen Fälle, bei denen es unangenehm wird, weil der Zahn bereits sehr stark infiziert ist. Trotzdem ist es nicht die Regel, dass es durchgehend, stark und unerträglich wehtut. Meist ist es eher die Unsicherheit über den Ablauf der Behandlung, in Kombination mit der Angst, die Patienten das Blut in den Adern gefrieren lässt.

Wie läuft eine Wurzelkanalbehandlung ab?

Es wird empfohlen, die Wurzelkanalbehandlung in die Hände eines darauf spezialisierten Zahnarztes zu legen, der entsprechend ausgestattet ist. Aufgrund der Geduld und Zeit, die eine Wurzelkanalbehandlung erfordert, ist das nicht die Lieblingsdisziplin eines jeden Zahnarztes. Muss es ja auch nicht sein. Man kann ja nicht alle Disziplinen gleich gut beherrschen. Ich persönlich finde Wurzelkanalbehandlungen spannend, weil ich jedes Mal die Kanäle suchen und finden muss und währenddessen immer wieder staune, wie perfekt und detailliert die Natur uns erschaffen hat.

Vor der Wurzelkanalbehandlung muss ein Röntgenbild (siehe Seite 204 ff.) des Zahns angefertigt werden, um den Verlauf der Kanäle abzuschätzen. Der Zahn wird dann betäubt, von Karies befreit und bekommt zunächst eine spezielle Füllung, die den Zahn dicht abschließt. Wenn der Zahn dann kariesfrei und dicht ist, kann von oben her ein Loch in den Zahn gebohrt werden. So dringt der Bohrer bis zum Zahnnerv ein, und der Zahnarzt eröffnet die sogenannte Pulpenkammer (siehe Abbildung Seite 16). Das ist der Hohlraum, in dem der Zahnnerv »wohnt«. Der Zahnnerv, auch Zahnmark oder Pulpa genannt, hat im oberen Bereich grob die Form seiner Zahnkrone. Nach unten hin verteilt sich dieser Hohlraum mit dem darin liegenden Nerv in kleine Kanäle. Oft ist der Zahn im Inneren sehr unübersichtlich, weil die Kanäle immer individuelle Variationen haben; die Entzündungen dazu geführt haben, dass die Kanäle verkalken, zusätzlich bluten oder eitern, und weil es manchmal zusätzliche Kanäle gibt, die von der Norm abweichen. Ohne eine Lupenbrille oder ein Mikroskop kann da schnell entzündetes Gewebe in unentdeckten Kanälen verbleiben und weiterhin Probleme bereiten. Die Kanäle sind oft so dünn wie ein Haar und in ihrem Verlauf verbogen, teilen sich auf und haben viele kleine Seitenkanälchen. Nachdem der Zahnarzt den oberen Teil der Pulpa entfernt und die Kanaleingänge gefunden hat, kann er nun mit speziellen Nadeln in die Kanäle vordringen. Hierfür ist äußerstes Geschick gefragt, denn die Kanäle sind oft verwinkelt, schmal und darin befinden sich manchmal zusätzliche Ablagerungen in Form von Steinchen (sogenannte Dentikel). Diese Arbeit erfolgt unter der Zuhilfenahme eines Kofferdams (siehe Seite 150). Auf diese Weise wird verhindert, dass neue Bakterien in den Zahn eindringen. Wenn alle Kanäle gefunden sind – und auch zwischendurch –, wird der Zahn mit Natriumhypochlorid gespült, um die gelösten Bakterien, Gewebereste und durch die Reinigung entstandene Späne zu entfernen. Anschließend werden die Kanäle elektrometrisch in ihrer Länge gemessen. Bei dieser Messung wird eine am Messgerät angehängte Nadel jeweils in den Kanal eingeführt, den es zu messen gilt. Auf dem Display sieht Ihr Zahnarzt, wann die Nadel die Wurzelspitze erreicht. Die so gemessene volle Länge wird notiert und als Arbeitswert genommen. Ergänzend hierzu gibt es noch eine sogenannte Messaufnahme. Hierbei wird der Zahn mit darin befindlichen Nadeln geröntgt. So kann der Zahnarzt sehen, wie die Kanäle tatsächlich verlaufen, ob Aufgabelungen vorhanden sind oder Kanäle zusammenlaufen. Außerdem kann hier die gemessene Länge noch mal kontrolliert werden. Wenn der Zahnarzt alle nötigen Daten hat, kann er nun mit verschiedenen Bohrern und Nadeln die Kanäle erweitern und ausarbeiten. Dabei werden verschiedene Nadeln benutzt, die mit einem Motor betrieben werden. Die hochwertigen Nickel-Titan-Nadeln sind flexibel und folgen dem Kanalverlauf. Manchmal ist es fummelig, den Kanal so auszuarbeiten, dass ein guter Zugang geschaffen wird. Eine Wurzelkanalbehandlung erfordert daher bei jedem Schritt Feingefühl und Geduld.

Es kann vorkommen, dass der noch eben gut betäubte Zahn plötzlich in einem Kanal Schmerzen aufweist. Bitte erschrecken Sie sich nicht, melden Sie sich durch Heben der Hand, und teilen Sie sich mit. Denn bei einer ruckartigen Bewegung können die feinen Nadeln brechen. Wenn eine Nadel abgebrochen ist, hängt es vom Behandlungsschritt und der Lokalisation der abgebrochenen Nadel ab, ob dies eine Komplikation darstellen könnte. Das gehört zu den möglichen Risiken einer Wurzelkanalbehandlung und kann nie hundertprozentig ausgeschlossen werden. Wenn Sie Schmerzen in der Tiefe der Kanäle haben sollten, kann der Zahnarzt nun sogar direkt in den Kanal eine Betäubung injizieren.

Wenn die Kanäle gereinigt worden sind, aber noch Eiter oder Blut nachfließt, kann ein desinfizierendes Medikament eingelegt werden. Dann wird der Zahn provisorisch verschlossen, und die Behandlung wird in einem Folgetermin fortgesetzt. Bitte während dieser Zeit keine

Nüsse knacken! Der Zahn kann bereits bei einem falschen Biss in das körnige Müsli auseinanderbrechen, da er von innen komplett hohl ist.

Wenn der Zahn kein Eiter, Blut oder Schmerzen aus den Tiefen der Kanaleingänge zeigt, dann kann er mit einer Wurzelkanalfüllung gefüllt werden. Vorher wird er mit verschiedenen Lösungen gespült. Anschließend werden die Kanäle getrocknet und mit einem Laser zusätzlich desinfiziert. Für die Wurzelfüllung gibt es eine flüssige und eine gummiartige Komponente. Die flüssige Komponente wird angemischt und in die Kanäle eingebracht. Die gummiartige Komponente wird erwärmt und auf die entsprechende Länge der Kanäle eingebracht. Danach wird der Zahn geröntgt, um den Behandlungserfolg zu kontrollieren. Sind alle Kanäle dicht, homogen und vollständig gefüllt, muss der Zahn von oben her mit einer hochwertigen dichten Kunststofffüllung verschlossen werden, weil sonst dieselben Bakterien, die den Nerv infiziert hatten, wieder in den Zahn eindringen und die Wurzelfüllung infizieren können. Dann wäre alles für die Katz gewesen. Bitte bedenken Sie, dass es nicht die Geldgier des Zahnarztes ist, wenn er Ihnen dazu rät, eine Krone machen zu lassen. Da der Zahn nicht mehr viel Zahnhartsubstanz aufweist, von innen ausgehöhlt ist und zum größten Teil aus einer Füllung besteht, ist er nicht mehr stabil. Deswegen kann er brechen oder feine Risse bekommen, sodass Bakterien erneut eindringen können. In beiden Fällen könnte der Zahn verloren gehen. Daher ist für einen dauerhaften Erhalt definitiv eine Krone notwendig, die wie ein Schutzpanzer alle Anteile des Zahns umgibt und zusammenhält.

Welche Komplikationen können bei einer Wurzelkanalbehandlung entstehen?

- Nadeln können brechen und im Zahn verbleiben, meist kann der Zahn dennoch erhalten werden.
- Der Zahn tut kurz nach der Wurzelkanalbehandlung trotz Einlage des Medikaments plötzlich stärker weh. Keine Panik, das wird

sich innerhalb von drei bis vier Tagen beruhigen, manchmal toben die Bakterien im Zahn, und das Medikament muss erst einmal richtig arbeiten, bis die Mistviecher Ruhe geben.

- Nadeln können den Zahn perforieren (durchbohren) – wenn die Perforation an einer tiefen Stelle der Wurzel ist, muss der Zahn gezogen werden.
- Der Zahn kann zwischen den Sitzungen, während er provisorisch versorgt wurde, brechen. Meiden Sie daher Müsli und andere Knabbereien, ein Bruch führt nämlich oft dazu, dass der Zahn gezogen werden muss.
- Der Zahn hört nicht auf, immer wieder zu eitern; die Symptome lassen trotz der Behandlung und der erneuten Einlage eines Medikaments nicht nach. Das bedeutet, der Zahn ist zu entzündet, die Bakterien können leider nicht besiegt werden, der Zahn muss gezogen werden.
- Die provisorische Füllung kann herausfallen – das kann passieren, ist ja schließlich nur ein Provisorium. Rufen Sie bitte Ihren Zahnarzt an, und bitten Sie um einen Termin. Der offene Zahn soll möglichst nicht länger als einen Tag mit dem Speichel in Kontakt treten. Sagen Sie also gleich am Telefon, was passiert ist, und Sie werden zügig einen Termin bekommen.

Zahnlücke

Stimmt's oder nicht?
Kleinere Zahnlücken kann man auch einfach so lassen.

Im Frühling blühen die Bäume in voller Pracht und strecken ihre frischen grünen Blätter in den Himmel empor. Im Herbst dann, wenn sie dem Baum nichts mehr nützen, wirft er seine trockenen Blätter ab. Auch wenn wir keine Bäume sind, so funktioniert unser Körper doch nach einer ähnlichen Logik. Bedeutet: Wenn Zähne nicht mehr da sind, wird der Knochen an dieser Stelle nicht mehr durch das Kauen stimuliert. Die Osteoblasten (knochenbildende Zellen) reduzieren ihre Aktivität, und die Osteoklasten (knochenfressende Zellen) bauen den ungenutzten Knochen ab. So verformt sich der Kiefer und erschwert eine spätere Versorgung mit Zahnersatz. Außerdem kommt es dann zu Zahnwanderungen, da jetzt viel mehr Platz im Kiefer ist und die Zähne einander nicht mehr in Reih und Glied halten. Zähne ohne Nachbarn können so in die Lücke kippen, und Zähne ohne Gegenspieler können aus dem Knochen herauswandern. Der Zahn überragt dann die Ebene der Kaufläche und stört so die physiologische Kaufunktion. Zahnfleischentzündungen (siehe Seite 70 ff.) und Zähneknirschen (siehe Seite 130 f.) können einen solchen Prozess noch beschleunigen. Dieser kann so weit ausarten, dass der »verlängerte« Zahn irgendwann auf die nackte Schleimhaut des Gegenkiefers beißt. Besonders schade ist so etwas, wenn der Zahn an sich gesund gewesen ist, denn spätestens jetzt muss er entfernt werden, um Verletzungen zu vermeiden.

Wenn sich der Knochen aufgrund von Zahnlücken abbaut und sich der Kiefer verformt, kann das so weit gehen, dass das ganze Gesicht an Form verliert und die Gestalt eines typischen Greisengesicht (siehe Seite 85) annimmt. Die neuen Platzverhältnisse bewirken außerdem, dass sich die Zunge vergrößert und eine spätere prothetische Versorgung erschwert. Lassen Sie Zahnlücken alsbald versorgen, entweder mit Brücken, Prothesen oder Implantaten (siehe Seite 202 f.).

Was erzählt mein Doc? Den Befund verstehen

Wenn Ihr Zahnarzt am Stuhl wieder in seine Maske brummelt, dann brauchen Sie ab heute nicht mehr auf Durchzug zu stellen, weil Sie eh nichts verstehen. Hier ist Ihr kleines Wörterbuch »Zahndoc – Deutsch«:

Abrasionen in der UK-Front = Sie haben im Unterkiefer Ihre Frontzähne abgerieben.

Apikale Aufhellung = Wenn er sagt, dass Sie eine apikale Aufhellung haben, dann hat er eine Entzündung des Zahns an der Wurzelspitze im Röntgenbild entdeckt.

B = Der Zahn-Doc spricht von einem Brückenglied.

Bruxen = Wenn Ihr Zahnarzt sagt, dass sie bruxen, dann knirschen Sie mit den Zähnen oder pressen sie aufeinander.

Bukkal, labial, vestibulär oder **cervical** = Wenn etwas bukkal, labial, vestibulär oder cervical ist, dann ist es auf der Außenfläche des Zahns.

C = Wenn er sagt, dass irgendwo eine C ist, dann haben Sie da Karies.

CP = Wenn eine CP gemacht werden muss, dann war die Karies schon sehr tief und Ihr Arzt möchte unter die Füllung eine Unterfüllung legen, um den Nerv zu retten.

C4 = Wenn er sagt, dass eine C4 vorliegt, ist die Karies bereits am Nerv.

Foeter ex ore = Sie haben Mundgeruch.

I = Hier ist die Rede von einem Implantat.

IC = Wenn er sagt, dass sie eine IC haben, bedeutet das, dass es sich zum Glück nur um eine oberflächliche Karies handelt. Wenn Sie fluoridieren, dann bekommen Sie das vielleicht wieder in den Griff.

Insuffizient = Ihre Krone, Füllung oder was auch immer ist nicht mehr in Ordnung.

-itis = Wenn der Zahndoc Wörter benutzt, die auf -itis enden, heißt das: Irgendwo ist eine Entzündung.

K = Es geht um eine Krone.

Lingual oder **palatinal** = Wenn Ihr Doc sagt, dass etwas lingual oder palatinal nicht in Ordnung ist, dann ist das die Seite des Zahns, die zur Zunge oder zum Gaumen gerichtet ist.

Med = Wenn er eine Med machen möchte, sind das Medikament und die provisorische Füllung, die er im Rahmen der Wurzelfüllung einbringt.

Mesial distal/approximal = Wenn Ihr Zahnarzt sagt, dass sie mesial distal oder approximal etwas am Zahn haben, dann betrifft das immer die Zahnzwischenräume.

Muhy = Wenn Ihr Zahnarzt sagt, dass die Muhy gut/schlecht ist, dann sagt er, dass Sie eine gute/schlechte Mundhygiene haben.

NEM = Hier ist die Rede von einem Nichtedelmetall.

Okklusal = Wenn Ihr Zahnarzt sagt, dass Sie okklusal etwas haben, dann ist es auf der Kaufläche.

P = Wenn eine P vorliegt, dann ist die Karies so tief gewesen, dass der Nerv punktuell eröffnet wurde. Die Eröffnung eines Nervs kann auch beim Herstellen von Zahnersatz passieren, zum Beispiel wenn der Zahn gekippt ist. Für eine Krone muss dieser Zahn beschliffen werden. Um den Schiefstand auszugleichen, wird auf einer Seite mehr weggenommen als auf der anderen. Hierbei geht sehr viel Substanz verloren, und der Zahnnerv ist schnell erreicht. In diesem Fall spült Ihr Zahnarzt kurz mit Natriumhypochlorid und deckt den Zahn ebenfalls vor der Füllung mit einer Unterfüllung ab. Manchmal kann der Zahnnerv auf dieser Weise erhalten und eine Wurzelkanalbehandlung vermieden werden.

Perk negativ/positiv = Wenn er das sagt, ist der Zahn nicht klopfempfindlich/klopfempfindlich.

PSI-Werte = Wenn er bei der Vorsorgeuntersuchung das Zahnfleisch untersucht und Zahlen sagt, sind das die PSI-Werte:
0 = Sehr gut!
1 = Putzen Sie etwas besser, und es wird wieder.
2 = Oh, da haben Sie schon eine Gingivitis.
3 = Hier liegt eventuell schon eine Parodontitis vor.
4 = Hier liegt definitiv eine Parodontitis vor.

Achtung, das sind Codes und keine Millimeterangaben, wie es bei den PA-Werten der Fall ist!

Wenn Ihr Doc sagt, Sie sollen zur PA-Messung einbestellt werden, dann haben Sie eine Parodontitis, und er wird die Taschentiefe messen. Da entsprechen die Zahlen der tatsächlichen Tiefe, also
1 = 1 mm
2 = 2 mm usw.
Ab 3,5 Millimetern brauchen sie eine Parodontitisbehandlung an dem entsprechenden Zahn.

TK = Ihr Arzt spricht von einer Teilkrone.

V = Veneer ist eine Verblendschale.

ZST = Wenn Ihr Zahnarzt sagt, dass Sie viel ZST haben, dann haben Sie viel Zahnstein.

Und damit Sie wissen, welchen Zahn Ihr Arzt meint, habe ich hier noch ein Bild für Sie:

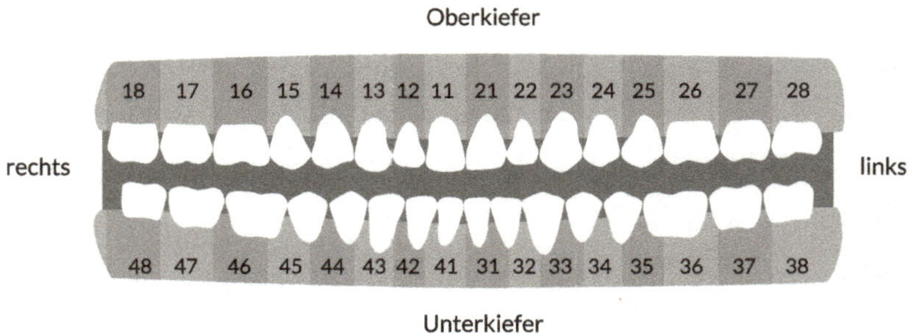

Diese Zahlen teilt Ihr Zahndoc seiner Assistenz mit, während er den Befund erhebt.

Also, wenn Sie dann hören, dass 17 distal eine C hat, dann haben Sie zwischen den Zähnen an 17 eine Karies.

Und wenn Sie bei der Kontrolle ständig bukkal, okklusal und Co. hören, haben Sie nicht überall Karies, Ihr Doc sagt nämlich auch an, wo sich Füllungen, Versiegelungen, Putzdefekte oder Ablagerungen befinden. Irgendwie muss er der Helferin die Stellen am Zahn mitteilen. Hören Sie genau hin, und fragen Sie ruhig mithilfe Ihrer neuen Vokabeln nach – so weiß Ihr Zahnarzt, dass Sie wirklich interessiert sind.

Ich hoffe, dass Sie Spaß bei der Lektüre dieses Buchs hatten – und vor allem viele hilfreiche Aha-Erlebnisse! Ab sofort wissen Sie ganz genau, wie Sie am besten auf sich achtgeben – und das freut auch mein Zahnarztherz!

Strahlende Grüße
Ihre Doc Neda Rahimian

Danksagung

Zuallererst möchte ich meinen treuen Patienten danken. Nur durch sie und die mit ihnen gelebte Zahnmedizin habe ich die Idee für dieses wundervolle Buch überhaupt erst entwickelt.

Auch meiner Freundin und Co-Autorin Deborah Weinbuch möchte ich danken. Sie stand mir beim Schreiben jederzeit zur Seite und hat einen großen Beitrag dazu geleistet, meine authentische Sprache und Art in diesem Buch wiederzugeben.

Meiner Verlegerin Verena Schörner von Komplett-Media möchte ich für die tolle Möglichkeit danken, die mir mit diesem Buch geboten wurde. Es ist wunderbar, dass man mit Wissen sich und anderen helfen kann.

Auch bei meinem Lieblingsmenschen möchte ich mich für sein Verständnis bedanken, dass ich eine ganze Weile lang gefühlt nur in der Zahnarztpraxis oder am Schreiben war.

Außerdem danke ich meiner Community in den sozialen Medien, die @doctor_sporty erst haben groß werden lassen, ihr seid wunderbar!

Hat Ihnen das Buch gefallen?
Posten Sie gern ein Foto mit dem Hashtag **#zahnliebe**!

Register

Z

Anmerkungen

Mythen rund um die Zahnpflege und den Zahnerhalt

1 Riesenbeck, D.; Beck- Mannagetta, J. (2015): Patienten unter Tumortherapie: Intensive Betreuung der Mundhöhle. In: ZWP online. Verfügbar unter: https://www.zwp-online.info/fachgebiete/prophylaxe/grundlagen/patienten-unter-tumortherapie-intensive-betreuung-der-mundhoehle-teil-1. Eingesehen am 12.01.2019.

2 Wurzelzement: die äußerste harte Schicht auf der Oberfläche der Zahnwurzel.

3 Hellwig, E.; Schäfer, E.; Klimek, J.; Attin, T. (2018): Einführung in die Zahnerhaltung: Prüfungswissen Kariologie und Parodontologie. Deutscher Zahnärzte Verlag.

4 Lehmann, K. M.; Hellwig, E.; Wenz, H. J. (2011): Zahnärztliche Propädeutik. Einführung in die Zahnheilkunde. 12. Auflage, S. 40.

5 Ebd., S. 4.

6 Ebd.

7 Ebd., S. 40.

8 Ebd., S. 40.

9 Das Portal für seltene Krankheiten und Orphan Drugs (2018): Amelogenesis imperfecta. Verfügbar unter: https://www.orpha.net/consor/cgi-bin/OC_Exp.php?Lng=DE&Expert=88661. Eingesehen am 12.01.2019.

10 Stahle, H. J.; Koch, M. J. (1996): Kinder- und Jugendzahnheilkunde, Kompendium für Studierende und Zahnärzte. Deutscher Ärzte-Verlag.

11 Taubmann, M. A.; Nash, D. A. (2006): The scientific and public-health imperative for a vaccine against dental caries. In: Nature Reviews Immunology. 6, S. 555–563. Verfügbar unter: https://www.nature.com/articles/nri1857.

12 Smith, D. J.; King, W. F.; Godiska, R. (2001): Passive Transfer of Immunoglobulin Y Antibody to Streptococcus mutans Glucan Binding Protein B Can Confer Protection against Experimental Dental Caries. In: Infect. Immun. 69, 5, S. 3135–3142. Verfügbar unter: https://www.ncbi.nlm.nih.gov/pmc/articles/PMC98269/.

13 Ma, J. K.; Hunjan, M.; Kelly, C.; Lehner, T. (1990): An investigation into the mechanism of protection by local passive immunization with monoclonal antibodies against Streptococcus mutans. In: Infect. Immun. 58,10, S. 3407–3414. Verfügbar unter: https://www.ncbi.nlm.nih.gov/pmc/articles/PMC313668/.

14 Bao, R.; Yang, J. Y.; Sun, Y. et al. (2015): Flagellin-PAc Fusion Protein Inhibits Progression of Established Caries. In: J Dent Res. 94, 7, S. 955–60. Verfügbar unter: https://www.ncbi.nlm.nih.gov/pubmed/25883108.

15 Yang, J.; Sun, Y.; Bao, R. et al. (2017): Second-generation Flagellin-rPAc Fusion Protein, KFD2-rPAc, Shows High Protective Efficacy against Dental Caries with Low Potential Side Effects. In: Scientific Reports. 7, 11191. Verfügbar unter: https://www.nature.com/articles/s41598-017-10247-8.

16 28,7 Prozent, Pressemitteilung der Deutschen Gesellschaft für Zahn- Mund- und Kieferheilkunde (DGZMK), fünfte deutsche Mundgesundheitsstudie (DMS V): https://www.bzaek.de/fileadmin/PDFs/dms/Zusammenfassung_DMS_V.pdf.

17 https://www.prodente.de/presse/schwerpunkt/einzelansicht//fleckige-kinderzaehne.html.

18 https://www.zahnaerztekammernordrhein.de/fuer-patienten-beratung-service/fruehkindliche-karies-verhindern/.

19 https://www.bfr.bund.de/cm/343/zusammenhang-zwischen-kreidezaehnen-bei-kindern-und-der-aufnahme-von-bisphenol-a-ist-nach-derzeitigem-stand-des-wissens-unwahrscheinlich.pdf.

20 https://www.bzoeg.de/aktuelles-leser/items/MIH-PK-DGZMK.html.

21 Stiftung Warentest (2017): Mundspülungen: So gut helfen Meridol & Co. bei Karies und Plaque. Verfügbar unter: https://www.test.de/Mundspuelungen-Schutz-vor-Karies-und-Plaque-1841246-0/. Eingesehen am 12.01.2019.

22 Fritsch, T. (2016): Der Mund als Ort der Heilung: Akute und chronische Erkrankungen ganzheitlich behandeln. Die revolutionäre NAM-Zahnheilkunde. Irisiana. S. 92.

23 Ebd. S. 109.

24 Schumacher, B. (2018): Mundmikrobiom kann Risiko für Kopf-Hals-Tumoren beeinflussen. In: HNO Nachrichten. 43, 4, S. 14. Verfügbar unter: https://link.springer.com/article/10.1007/s00060-018-5700-2.

25 James, P.; Worthington, H. V.; Parnell, C. et al. (2017): Chlorhexidine mouthrinse as an adjunctive treatment for gingival health. In: Cochrane Database of Systematic Reviews 3, CD008676. Verfügbar unter: https://www.cochrane.org/CD008676/ORAL_chlorhexidine-mouthrinse-reduce-gingivitis-and-plaque-build.

26 American Chemical Society (2018): Saliva could influence taste preferences. Verfügbar unter: https://www.eurekalert.org/pub_releases/2018-08/acs-sci071918.php. Eingesehen am 12.01.2019.

27 Schellerer, S. (2003): Mundtrockenheit. Ein Leben ohne Spucke. In: Pharmazeutische Zeitung. Verfügbar unter: https://www.pharmazeutische-zeitung.de/inhalt-48-2003/titel-48-2003/. Eingesehen am 19.01.2019.

28 Gal, D. (2011): A Mouth-Watering Prospect: Salivation to Material Reward. In: Journal of Consumer Research. 38, 6, S. 1022–1029. Verfügbar unter: https://academic.oup.com/jcr/article-abstract/38/6/1022/1790616; Rettig, D. (2011): Sabber-Reflex – Wieso uns das Wasser im Mund zusammenläuft. In: Alltagsforschung. Wissenschaft, die Wissen schafft. Verfügbar unter: https://www.alltagsforschung.de/sabber-reflex-wieso-uns-das-wasser-im-mund-zusammenlauft/. Eingesehen am 12.01.2019.

29 Schellerer, S. (2003): Mundtrockenheit. Ein Leben ohne Spucke. In: Pharmazeutische Zeitung. Verfügbar unter: https://www.pharmazeutische-zeitung.de/inhalt-48-2003/titel-48-2003/. Eingesehen am 19.01.2019.

30 Buchalla, W. (2013): Zusammensetzung und Funktion eines oft unterschätzten Helfers. In: ZM Online. Verfügbar unter: https://www.zm-online.de/archiv/2013/08/titel/zusammensetzung-und-funktion-eines-oft-unterschaetzten-helfers/. Eingesehen am 19.01.2019.

31 Hellwig, E.; Schäfer, E.; Klimek, J.; Attin, T. (2018): Einführung in die Zahnerhaltung: Prüfungswissen Kariologie und Parodontologie. Deutscher Zahnärzte Verlag.

32 Viele Studien dazu hier: Doc Medicus (ohne Datum: Kariesschutz durch Xylit. Verfügbar unter: http://www.zahngesundheit-online.com/Kariologie/Kariesschutz-durch-Xylit/. Eingesehen am 12.01.2019.

33 Öko-Test (2015): 35 Zahnpflegekaugummis im Test. Verfügbar unter: https://www.oeko-test.de/gesundheit-medikamente/35-Zahnpflegekaugummis-im-Test_106572_1.html. Eingesehen am 12.01.2019.

34 Zm Online (2017): Bracketzähne: V-Borsten reinigen besser. Verfügbar unter: https://www.zm-online.de/news/nachrichten/bracketzaehne-v-borsten-reinigen-besser/. Eingesehen am 12.01.2019.

35 Thomsen, J. (2017): Zähne und Zahnfleisch gesund erhalten. In: Handelsblatt. Verfügbar unter: http://seniorenratgeber.handelsblatt.com/2017/11/03/zaehne-und-zahnfleisch-gesund-erhalten/. Eingesehen am 12.01.2019.

36 Rehberg, C. (2018): Gefährliche Stoffe in der Zahnpasta. In: Zentrum der Gesundheit. Verfügbar unter: https://www.zentrum-der-gesundheit.de/zahnpasta-inhaltsstoffe-ia.html. Eingesehen am 12.01.2019. Jenß, M. (2014): Zucker-Alternativen. Schaden Süßstoffe eigentlich der Gesundheit? In: Spiegel Online. Verfügbar unter: http://www.spiegel.de/gesundheit/ernaehrung/suessstoffe-schaden-aspartam-cyclamat-und-co-der-gesundheit-a-944501.html. Eingesehen am 12.01.2019.

37 Söderling, E. (2003): Xylitol für aktive Plaque- und Kariesprophylaxe. In: Zahnmedizin und Praxis. S. 77–78.

38 Zm Online (2017): Zungenreinigung verringert nicht die Bakterienlast. Verfügbar unter: https://www.zm-online.de/news/zahnmedizin/zungenreinigung-verringert-nicht-die-bakterienlast/. Eingesehen am 12.01.2019.

39 Laleman, I.; Koop, R.; Teughels, W. et al.(2017): Influence of tongue brushing and scraping on the oral microflora of periodontitis patients. In: J Periodontal Res. 53, 1, S. 73–79. Verfügbar unter: https://onlinelibrary.wiley.com/doi/full/10.1111/jre.12489.

40 Rutkowski, H. (2016): Belegte Zunge. In: Netdoktor. Verfügbar unter: https://www.netdoktor.de/symptome/belegte-zunge/. Eingesehen am 12.01.2019.

41 Trettenero, S. (2018): Bacteria from oral infections and cardiovascular disease: Understanding the scientific connection and its impact on clinical dental practice. In: Dentistry iQ. Verfügbar unter: https://www.dentistryiq.com/articles/2018/02/bacteria-from-oral-infections-and-cardiovascular-disease-understanding-the-scientific-connection-and-its-impact-on-clinical-dental-practice.html. Eingesehen am 12.01.2019.

42 Parkar, S. M.; Modi, G. N.; Jani, J. (2013): Periodontitis as risk factor for acute myocardial infarction: A case control study. In: Heart Views. 14, 1, S. 5–11. Verfügbar unter: https://www.ncbi.nlm.nih.gov/pubmed/23580918. Eingesehen am 21.01.2019.

43 Wu, T.; Trevisan, M.; Genco, R. J. et al. (2000): Periodontal disease and risk of cerebrovascular disease: the first national health and nutrition examination survey and its follow-up study. In: Arch Intern Med.160, S. 2749–2755.

44 Mercado, F.; Marshall, R .I.; Klestov, A. C.; Bartold, P. M. (2000): Is there a relationship between rheumatoid arthritis and periodontal disease? In: J Clint Periodontol. 27, 4, S. 267–272.

45 Pradeep, A. R.; Hadge, P.; Arjun Raju, P. (2009): Periodontitis as a risk factor for cerebrovascular accident: a case-control study in the Indian population.In: J Periodontal Res. 45, 2, S. 223–228. Verfügbar unter: https://www.ncbi.nlm.nih.gov/pubmed/19778330.

Schöne und gesunde Zähne in jeder Lebenslage

1 Knak, S. (2003): Praxisleitfaden Kieferorthopädie. 1. Auflage. Urban & Fischer. S. 90.

2 Lexikon der Psychologie (ohne Datum): Halo-Effekt. In: Spektrum.de. Verfügbar unter: https://www.spektrum.de/lexikon/psychologie/halo-effekt/6232. Eingesehen am 14.01.2019.

3 Melo Pithon, M.; Carvalho Nascimento, C.; da Silva Coqueiro et al. (2014): Do dental esthetics have any influence on finding a job? In: PlumX Metrics. 146, 4, S. 423–429. Verfügbar unter: https://www.ajodo.org/article/S0889-5406(14)00623-4/fulltext.

4 Mercer Moss, F. J.; Baddeley, R.; Canagarajah, N. (2012): Eye Movements to Natural Images as a Function of Sex and Personality. In: PLOS One. Verfügbar unter: https://journals.plos.org/plosone/article?id=10.1371/journal.pone.0047870.

5 Barsade, S. G. (2002): The Ripple Effect: Emotional Contagion and Its Influence on Group Behavior. In: Management Papers. University of Pennsylvania Scholarly Commons. Verfügbar unter: https://repository.upenn.edu/cgi/viewcontent.cgi?article=1101&context=mgmt_papers.

6 Wbv Shop (2010): Personal- und Organisationsentwicklung: Demografischer Wandel. Verfügbar unter: https://www.wbv.de/shop/themenbereiche/personal-und-organisationsentwicklung/shop/detail/name/_/0/1/6001563aw/facet/6001563aw///////nb/0/category/144.html. Eingesehen am 14.01.2019.

7 Braun, C.; Gründl, M.; Marberger, C. et al (2001): Beautycheck. Ursachen und Folgen von Attraktivität. Universität Regensburg. Verfügbar unter: https://www.uni-regensburg.de/Fakultaeten/phil_Fak_II/Psychologie/Psy_II/beautycheck/english/bericht/beauty_ho_zensiert.pdf.

8 Hellwig, E.; Schäfer, E.; Klimek, J.; Attin, T. (2018): Einführung in die Zahnerhaltung: Prüfungswissen Kariologie und Parodontologie. Deutscher Zahnärzte Verlag.

9 Berger, S. B.; Tabchoury, C. P.; Ambrosano, G. M.; Giannini, M. (2013): Hydrogen peroxide penetration into the pulp chamber and dental permeability after bleaching. In: Gen Dent. 61, 3. S. 21–25.

10 Hellwig, E.; Schäfer, E.; Klimek, J.; Attin, T. (2018): Einführung in die Zahnerhaltung: Prüfungswissen Kariologie und Parodontologie. Deutscher Zahnärzte Verlag.

11 Animated- Teeth.com (2014): Tooth Decay. Verfügbar unter: https://www.animated-teeth.com/tooth_decay/t2_tooth_decay_caries.htm. Eingesehen am 14.01.2019.

12 Park, E.; Na, H. S.; Min Kim, S. et al. (2014): Xylitol, an Anticaries Agent, Exhibits Potent Inhibition of Inflammatory Responses in Human TH-1-Derived Macrophages Infected With Porphyromonas gingivalis. In: J Periodontol. 85, 6, S. 212–223. Verfügbar unter: 10.1902/jop.2014.130455.

13 Whiting, S. J.; Green, T. J.; MacKenzie, E. P.; Weeks, S.J. (1998): Effects of excess protein, sodium and potassium on acute and chronic urinary calcium excretion in young women. In: Nutrition Res. 18, 3, S. 475–487. Verfügbar unter: https://www.sciencedirect.com/science/article/pii/S0271531798000360.

14 Burckhardt, P. (2015): Calcium revisited, part III: effect of dietary calcium on BMD and fracture risk. In: Bonekey Rep. 4, 708. Verfügbar unter: https://www.ncbi.nlm.nih.gov/pmc/articles/PMC4549924/.

15 Hujoel, P. P. (2012): Vitamin D and dental caries in controlled clinical trials: systematic review and meta-analysis. In: Wiley Online Library. Verfügbar unter: https://onlinelibrary.wiley.com/doi/abs/10.1111/j.1753-4887.2012.00544.x.

16 Najeeb, S.; Sohail Zafar, M.; Khurshid, Z. et al. (2016): The Role of Nutrition in Periodontal Health: An Update. In: J Nutrients. 8, 9. Verfügbar unter: https://www.ncbi.nlm.nih.gov/pmc/articles/PMC5037517/.

17 Dodington, D. W.; Fritz, P. C.; Sullivan, P. J.; Ward, W. E. (2015): Higher Intakes of Fruits and Vegetables, β-Carotene, Vitamin C, α-Tocopherol, EPA, and DHA Are Positively Associated with Periodontal Healing after Nonsurgical Periodontal Therapy in Nonsmokers but Not in Smokers. In: J Nutr.145, 11, S. 2512–2519. Verfügbar unter: 10.3945/jn.115.211524.

18 Koo, H.; Duarte, S.; Murata, R. M. (2010): Influence of Cranberry Proanthocyanidins on Formation of Biofilms by Streptococcus mutans on Saliva-Coated Apatitic Surface and on Dental Caries Development in vivo. In: Caries Res. 44, S. 116–26. Verfügbar unter: https://www.karger.com/Article/Abstract/296306.

19 Rich, A. L.; Phipps, L. M.; Tiwari, S. et al. (2016): The Increasing Prevalence in Intersex Variation from Toxicological Dysregulation in Fetal Reproductive Tissue Differentiation and Development by Endocrine-Disrupting Chemicals. In: Environ Health Insights. 10, S. 59–63. Verfügbar unter: https://www.ncbi.nlm.nih.gov/pmc/articles/PMC5017538/.

20 Reygaert, W. C. (2014): The antimicrobial possibilities of green tea. In: Front Microbiol. 5, 434. Verfügbar unter: https://www.ncbi.nlm.nih.gov/pmc/articles/PMC4138486/

21 Ranna, V.; Malmstrom, H.; Yunker, M. et al. (2016): Prevalence of dental problems in recreational SCUBA divers: a pilot. In: BDJ. 221, S. 277–581. Verfügbar unter: surveyhttps://www.nature.com/articles/sj.bdj.2016.825.

22 Schmid, M.; Schädelin, S.; Kühl, S.; Filippi A. (2018): Head and dental injuries or other dental problems in alpine sports. In: Clin Exp Dent Res. 4, 4, S. 125–131. Verfügbar unter: https://www.ncbi.nlm.nih.gov/pmc/articles/PMC6115871/.

23 Institut für Luft- und Raumfahrtmedizin (ohne Datum): In die Tauchkammer: Für einen besseren Schlaf bei Langstreckenflügen. Verfügbar unter: https://www.dlr.de/me/desktopdefault.aspx/tabid-1752/2384_read-37724/. Eingesehen am 14.01.2019.

24 Taichman, S. L.; Eklund, S. A. (2005): Oral Contraceptives and Periodontal Diseases: Rethinking the Association Based Upon Analysis of National Health and Nutrition Examination Survey Data. In: J Periodontol. 76, 8. S. 1374–1385. Verfügbar unter: https://deepblue.lib.umich.edu/bitstream/handle/2027.42/141450/jper1374.pdf?sequence=1&isAllowed=y.

25 Eder, C. (2014): Zahn – Keim – Körper. Orale Mikrobiologie in der interdisziplinären Zahnmedizin. Snizek Verlag.

26 Eder, C. (2016): Hormonelle Einflüsse auf Gingiva und Parodontium. In: Tental Tribune. German Edition. 3. Verfügbar unter: https://media.zwp-online.info/archiv/pub/gim_int/dt_de/2016/dtg0316/Science_4.pdf.

27 Zahnarzt Team Luzern (ohne Datum): Zahnfleisch-Probleme: Von der Gingivitis zur Parodontitis. Verfügbar unter: http://www.dr-schulte.ch/parodontose/zahnfleisch-probleme-entzuendung-gingivitis.html. Eingesehen am 14.01.2019.

28 Oehler, G.; Krause, W. H. (2002): Innere Medizin für Zahnmediziner. Compactlehrbuch für Studium und Prüfungsvorbereitung. Schattauer, F. K. Verlag

29 Baenkler, H.-W.; Goldschmidt, H. et al. (2015): Kurzlehrbuch Innere Medizin. Thieme Verlag.

30 Ebd.

31 Looker, Kathrin et al. (2015): Global and Regional Estimates of Prevalent and Incident Herpes Simplex Virus Type 1 Infections in 2012. Verfügbar unter: https://journals.plos.org/plosone/article?id=10.1371/journal.pone.0140765.

32 Baenkler, H.-W., Goldschmidt, H. et al. (2015): Kurzlehrbuch Innere Medizin. Thieme Verlag.

33 Aids-Hilfe Offenbach e. V: Hepatitis. Verfügbar unter http://offenbach.aidshilfe.de/sorgen-wegen/hepatitis/.

34 Deutsche AIDS-Hilfe e. V. (Hrsg.), Bundeszahnärztekammer: Keine Angst vor HIV, HBV und HCV! Informationen für das zahnärztliche Behandlungssystem, verfügbar unter https://www.bzaek.de/fileadmin/PDFs/Fachangestellte/Keine_Angst_vor_HIV.pdf.

35 Baenkler, H.-W., Goldschmidt, H. et al. (2015): Kurzlehrbuch Innere Medizin. Thieme Verlag.

36 http://offenbach.aidshilfe.de/sorgen-wegen/hepatitis/.

37 http://www.aidsmap.com/Hepatitis-C/page/2381697/.

38 https://www.gesundheitsamt-bw.de/lga/DE/Themen/Infektionskrankheiten/sexuell_uebertragbare/Seiten/Syphilis.aspx.

39 Baenkler, H.-W., Goldschmidt, H. et al. (2015): Kurzlehrbuch Innere Medizin. Thieme Verlag. S. 598.

40 https://www.rki.de/DE/Content/Infekt/EpidBull/Merkblaetter/Ratgeber_Syphilis.html.

41 Needleman, I.; Ashley, P.; Petrie, A. et al (2013): Oral health and impact on performance of athletes participating in the London 2012 Olympic Games: a cross-sectional study. In: BMJ. 47, 16. Verfügbar unter: https://bjsm.bmj.com/content/47/16/1054.

42 Zm Online (2007): Erosionen: Befund, Diagnose, Risikofaktoren, Prävention. Verfügbar unter: https://www.zm-online.de/archiv/2007/03/zahnmedizin/erosionen-befund-diagnose-risikofaktoren-praevention/. Eingesehen am 12.01.2019.

43 Nonnenmacher (2018): Osteoklasten. In: Med Lexi. Verfügbar unter: https://medlexi.de/Osteoklasten https://medlexi.de/Osteoklasten. Eingesehen am 14.01.2019.

44 Hellwig, E.; Schäfer, E.; Klimek, J.; Attin, T. (2018): Einführung in die Zahnerhaltung: Prüfungswissen Kariologie und Parodontologie. S. 75. Deutscher Zahnärzte Verlag.

45 https://www.pharmazeutische-zeitung.de/index.php?id=medizin3_42_1999.

46 Die sogenannte Multimedikation, vgl. https://www.zmk-aktuell.de/fachgebiete/allgemeine-zahnheilkunde/story/mundtrockenheit-fluoridschutz-fuer-die-zaehne__4072.html.

47 Einführung in die Kieferorthopädie Diagnostik, Behandlungsplanung, Therapie/B. Kahl-Nieke, Deutscher Ärzteverlag Datum: 2010.

48 Deutsche Gesellschaft für Zahn- und Kieferheilkunde (2007): Parodontale Erkrankungen während der Schwangerschaft: Besteht Behandlungsbedarf. In: Wissenschaftliche Stellungnahme. Verfügbar unter: https://www.dgzmk.de/uploads/tx_szdgzmkdocuments/Parodontale_Erkrankungen_waehrend_der_Schwangerschaft:_Besteht_Behandlungsbedarf.pdf.

49 Eun Lee, S.; Park, I.-S.; Romero, R.; Hyun Yoon, B. (2009): AMNIOTIC FLUID PROSTAGLANDIN F2 INCREASE EVEN IN STERILE AMNIOTIC FLUID AND IS AN INDEPENDENT PREDICTOR OF IMPENDING DELIVERY IN PRETERM. In: J Matern Fetal Neonatal Med. 22: 10, S. 880–886. Verfügbar unter: https://www.ncbi.nlm.nih.gov/pmc/articles/PMC4829113/.

50 Kahl-Nieke, B. (2010): Einführung in die Kieferorthopädie. Diagnostik, Behandlungsplanung, Therapie. 3. Auflage. Deutscher Ärzteverlag. S. 187.

51 Ebd.

Alternative und komplementäre Methoden und Sichtweisen

1 Nutzen Sie dazu z. B. die Dissertation von Heike Charlotte Wiethoff: https://d-nb.info/996085548/34.

2 Öko Test (2016): 15 Schwarze Kosmetika im Test . Verfügbar unter: https://www.oekotest.de/kosmetik-wellness/15-Schwarze-Kosmetika-im-Test_107952_1.html. Eingesehen am 12.01.2019.

3 Craig, R. G.; Powers, J. M.; Wataha, J. C. (2004): Zahnärztliche Werkstoffe: Eigenschaften und Verarbeitung. Urban & Fischer Verlag.

4 Li, Y. (2017): Stain Removal and Whitening By Baking Soda Dentifrice. In: JADA. 148, 11, S. S. 10. Verfügbar unter: https://jada.ada.org/article/S0002-8177(17)30811-5/pdf.

5 Williamson, M. (2014): Toothpaste Abrasiveness Ranked by RDA (Relative Dentin Abrasion) Value. Verfügbar unter: https://www.williamsonperio.com/wp-content/uploads/2014/07/Toothpaste-Abrasiveness-Ranked-by-RDA.pdf.

6 Putt, M. S.; Milleman, K. R.; Ghassemi, A. et al (2008): Enhancement of plaque removal efficacy by tooth brushing with baking soda dentifrices: results of five clinical studies. J Clin Dent. 19, 4, S. 111–119. Verfügbar unter: https://www.ncbi.nlm.nih.gov/pubmed/19278079.

7 Landeszahnärztekammer Thüringen (ohne Datum): Zahnerosion: Säuren zerstören selbst den härtesten Zahnschmelz. Verfügbar unter: https://www.lzkth.de/lzkth2/cms_de.nsf/lzkth/zahnerosion.htm. Eingesehen am 12.01.2019.

8 Zimmer, S.; Kirchner, G.; Bizhang, M.; Benedix, M. (2015): Influence of Various Acidic Beverages on Tooth Erosion. Evaluation by a New Method. In: PLoS One.10, 6. Verfügbar unter: https://www.ncbi.nlm.nih.gov/pmc/articles/PMC4452714/.

9 Ciancio, S. G. (2017): Baking soda dentifrices and oral health. In:JADA. 148, 11, S. 1–3. Verfügbar unter: https://jada.ada.org/article/S0002-8177(17)30822-X/fulltext.

10 Mosley, M. (2017): Why hot chillies might be good for us. In: BBC. Verfügbar unter: https://www.bbc.com/news/health-39217603. Eingesehen am 12.01.2019.

11 Kremer, W. (2015): Is the chilli pepper friend or foe? In: BBC. Verfügbar unter: https://www.bbc.com/news/magazine-34411492. Eingesehen am 12.01.2019.

12 Science Daily (2015): Body's response to spicy foods guides design of new pain relief drugs. Verfügbar unter: https://www.sciencedaily.com/releases/2015/06/150609213434.htm. Eingesehen am 12.01.2019; Yang, F.; Xiao, X.; Cheng, W. (2015): Structural mechanism underlying capsaicin binding and activation of the TRPV1 ion channel. In: Nature Chemical Biology. 11, S. 518–524. Verfügbar unter: https://www.nature.com/articles/nchembio.1835.

13 Jolayemi, A. T.; Ojewole, J. (2013): Comparative anti-inflammatory properties of Capsaicin and ethyl-aAcetate extract of Capsicum frutescens linn [Solanaceae] in rats. In: Afr Health Sci. 13, 2, S. 57–361. Verfügbar unter: https://www.ncbi.nlm.nih.gov/pmc/articles/PMC3824481/.

14 Yu, R.; Park, J. W.; Kurata, T.; Erickson, K. L. (1998): Modulation of select immune responses by dietary capsaicin. In: Int J Vitam Nutr Res. 68, 2, S. 114–119. Verfügbar unter: https://www.ncbi.nlm.nih.gov/pubmed/9565827.

15 Shin, J.-H.; Kim, J. M.; Park, K. (2016): The Effect of Capsaicin on Salivary Gland Dysfunction. In: MDPI. Verfügbar unter: https://pdfs.semanticscholar.org/cef2/af88a0453b5ea115e09349f3571582c31da1.pdf.

16 Kono, Y.; Kubotac, A.; Tairaab, M. (2017): Effects of oral stimulation with capsaicin on salivary secretion and neural activities in the autonomic system and the brain. In: Journal of Dental Sciences. 13, 2, S. 116–123. Verfügbar unter: open accesshttps://www.sciencedirect.com/science/article/pii/S1991790217301320.

17 Engineering Toolbox (ohne Datum): Food and Foodstuff – pH Values: pH in common food products - like apples, butter, wines and more. Verfügbar unter: https://www.engineeringtoolbox.com/food-ph-d_403.html. Eingesehen am 12.01.2019.

18 Kwon, S. R.; Meharry, M.; Oyoyo, U.; Li, Y. (2015): Efficacy of do-it-yourself whitening as compared to conventional tooth whitening modalities: an in vitro. In: Oper Dent. 40, 1. Verfügbar unter: study.https://www.ncbi.nlm.nih.gov/pubmed/25279797?_ga=2.51439913.162711507.1545932388-2122314728.1545932388.

19 Rahmi Toekan, S. (2013): Klinische Plaquekontrolle eines experimentellen Mundpflegeproduktes. Doctor medicinae dentarium der Universität Witten/Herdecke. Verfügbar unter: http://www.ormed.net/download/03-klinische-plaquekontrolle-eines-experimentellen-mundpflegeproduktes.pdf; Al-Hakim, M.S. (2003): Klinisch-kontrollierte Studie zur Nachprüfung der Mundhygieneeffektivität der natürlichen Zahnbürste (Siwak) aus der Arak Pflanze (Salvadora persica). Doctor medicinae dentarium der Universität Witten/Herdecke; Al-Obaida, M. I.; Al-Essa, M. A.; Asiri, A. A.; Al-Rahla, A. A. (2010): Effectiveness of a 20% Miswak extract against a mixture of Candida albicans and Enterococcus faecalis. In: Saudi Med J. 31, S. 640–643. Verfügbar unter: https://www.cabdirect.org/cabdirect/abstract/20103273309; Al-Otaibi, M.; Al-Harthy, M.; Gustavsson, A. et al. (2004): Subgingival plaque microbiota in Saudi Arabians after use of miswak chewing stick and toothbrush. In: J Clin Periodontol. 31, S.1048–1053. Verfügbar unter: https://www.researchgate.net/publication/8166150_Subgingival_microbiota_in_Saudi-Arabians_after_use_of_Miswak_chewing_stick_and_toothbrush.

20 Natürliche Hautpflege (ohne Datum): Neem der Zahnbürstenbaum. Verfügbar unter: http://www.natuerlichehautpflege.de/neem-der-zahnbuerstenbaum/. Eingesehen am 12.01.2019.

21 Wisdom Library (ohne Datum): Verse 7.145 [Daily Routine of Work]. Verfügbar unter: https://www.wisdomlib.org/hinduism/book/manusmriti-with-the-commentary-of-medhatithi/d/doc200812.html. Eingesehen am 12.01.2019.

22 Gelencsér Dental (2018): Die Geschichte der Zahnpflege. Verfügbar unter: https://zahnarzt-ungarn-heviz.de/dental-magazin/zahnpflege-geschichte. Eingesehen am 12.01.2019.

23 Wikipedia (2018): Geschichte der Zahnmedizin. Verfügbar unter: https://de.wikipedia.org/wiki/Geschichte_der_Zahnmedizin. Eingesehen am 12.01.2019.

24 Neue Bücher Zeitung (2008): Der Zahnstocher ist eine der ältesten Erfindungen der Welt. Verfügbar unter: https://www.nzz.ch/der_zahnstocher_ist_eine_der_aeltesten_erfindungen_der_welt-1.753178. Eingesehen am 12.01.2019.

25 Sandgruber, R. (2007): Zahnstocher. In: forum oö geschichte. Verfügbar unter: http://www.ooegeschichte.at/datenbanken/alltagsdinge/zahnstocher/. Eingesehen am 12.01.2019.

26 Dental Team (2018): Die Geschichte der Zahnreinigung. Verfügbar unter: https://www.dental-team.de/work/vermischtes/die-geschichte-der-zahnreinigung/. Eingesehen am 12.01.2019.

27 Wikipedia (2018): Zahnbürste. Verfügbar unter: https://de.wikipedia.org/wiki/Zahnbürste. Eingesehen am 12.01.2019.

28 Schwarz, S. (2016): Eine kurze Geschichte der Zahnpflege. In: Biorama. Verfügbar unter: https://www.biorama.eu/zahnpflege/. Eingesehen am 12.01.2019.

29 Pharmawelt (2013): Die Geschichte der Zahnreinigung. Verfügbar unter: https://pharmawelt.wordpress.com/2013/07/07/die-geschichte-der-zahnreinigung/. Eingesehen am 12.01.2019.

30 https://zahnarzt-ungarn-heviz.de/dental-magazin/zahnpflege-geschichte, https://www.zahn-infos.de/die-geschichte-der-zahnpflege/2010/02/15/

31 Wize Life (2012): Vor 120 Jahren: Zahnpasta kommt in die Tube. Verfügbar unter: https://wize.life/themen/geschichte/422/vor-120-jahren-zahnpasta-kommt-in-die-tube. Eingesehen am 12.01.2019.

32 Zahnseiten Kampagne (2018): Wie wird Zahnseide hergestellt und wer hat's erfunden? Verfügbar unter: https://www.zahnseidenkampagne.de/2018/04/06/geschichte-und-herstellung-zahnseide/. Eingesehen am 12.01.2019.

33 Whelan, A. M.; Jurgens, T. M.; Bowles, S. K. (2006): Natural health products in the prevention and treatment of osteoporosis: systematic review of randomized controlled trials. In: Ann Pharmacother. 40, 5. S.836–849. Verfügbar unter: https://www.ncbi.nlm.nih.gov/pubmed/16670364.

34 Deutsche Gesellschaft für Ernährung e. V. (2018): Fluorid. Verfügbar unter: https://www.dge.de/wissenschaft/referenzwerte/fluorid/. Eingesehen am 12.01.2019.

35 Engelhardt, U. (2000): Kariespräventive Wirkung von Tee durch Fluorid und Polyphenole. Deutsches Tee-Institut. Verfügbar unter: https://www.teeverband.de/fileadmin/Redaktion/WIT/Gesundheit/wit-1-2000 1.pdf.

36 Kushiyama, M.; Shimazaki, Y.; Murakami, M.; Yamashita, Y. (2009): Relationship Between Intake of Green Tea and Periodontal Disease. In: Wiley Online Library. Verfügbar unter: https://onlinelibrary.wiley.com/doi/abs/10.1902/jop.2009.080510.

37 Der Standard (2009): Grüner Tee schützt die Zähne. Verfügbar unter: https://derstandard.at/1234508797428/Gruener-Tee-schuetzt-die-Zaehne. Eingesehen am 12.01.2019.

38 ZWP Online (2016): Milch bindet Fluorid aus Tee. Verfügbar unter: https://www.zwp-online.info/zwpnews/dental-news/branchenmeldungen/milch-bindet-fluorid-aus-tee. Eingesehen am 12.01.2019

39 ZPK Herne (2018): CMD Ursachen und Symptome. Verfügbar unter: https://www.zpk-herne.de/zahnmedizin/cmd/ursachen-symptome/. Eingesehen am 12.01.2019.

40 Fündig werden Sie zum Beispiel unter www.cmd-arztsuche.de/aerztesuche/.

41 Yazdani (2018): Was ist eine Funktionsanalyse? Verfügbar unter: https://www.dryazdani.de/funktionsanalyse.html. Eingesehen am 12.01.2019.

42 GZFA (2018): Myoarthropathie – Funktionsstörungen im Kausystem. Verfügbar unter: https://www.gzfa.de/diagnostik-therapie/beschwerdebilder/cmd/detail/article/myoarthropathie-funktionsstoerungen-im-kausystem/. Eingesehen am 12.01.2019.

43 Meyer, L. (2018): Craniomandibuläre Dysfunktion (CMD). In: Focus Gesundheit. Verfügbar unter: https://focus-arztsuche.de/magazin/cmd-komplexes-krankheitsbild-mit-ursachen-im-kiefer. Eingesehen am 12.01.2019.

44 Helga Graf-Laubenthal ganzheitliche Praxis für Physiotherapie und Prävention (ohne Datum): Übungen zu CMD. Verfügbar unter: https://www.graf-laubenthal.de/therapien/cmd-therapie/uebungen-zu-cmd/. Eingesehen am 12.01.2019.

45 Scince.lu (2013): In unserem Mund gibt es mehr Bakterien als Menschen auf der Erde. Verfügbar unter: https://www.science.lu/de/mundhygiene/unserem-mund-gibt-es-mehr-bakterien-als-menschen-auf-der-erde. Eingesehen am 12.01.2019.

46 Smile Designer: Woher kommen Erkältungszahnschmerzen? Verfügbar unter: https://www.smiledesigner.de/dental-magazin/woher-kommen-erkaeltungszahnschmerzen/. Eingesehen am 12.01.2019.

47 KZBV (ohne Datum): Ursachen und Auswirkungen. Verfügbar unter: https://www.kzbv.de/ursachen-und-auswirkungen.93.de.html. Eingesehen am 12.01.2019.

48 Francis, S. (2014): The role of the immune system in periodontal disease. Boston University. Verfügbar unter: https://open.bu.edu/bitstream/handle/2144/14682/Francis_bu_0017N_10514.pdf?sequence=1.

49 Matzig, S. (2016): Karies. In: Netdoktor. Verfügbar unter: https://www.netdoktor.de/krankheiten/karies/. Eingesehen am 12.01.2019.

50 Science News (2011): Alcohol impairs the body's ability to fight off viral infection, study finds. Verfügbar unter: https://www.sciencedaily.com/releases/2011/09/110929235156.htm. Eingesehen am 12.01.2019.

51 Hine, J. L.; de Lusignan, S.; Burleigh, D. (2016): Association between glycaemic control and common infections in people with Type 2 diabetes: a cohort study. In: Wiley Online Library. Verfügbar unter: https://onlinelibrary.wiley.com/doi/abs/10.1111/dme.13205.

52 Deivert, S. F.; Fleetwood, M. K. (2013): Obesity and the Immune System. Verfügbar unter: https://www.obesityaction.org/community/article-library/obesity-and-the-immune-system/. Eingesehen am 12.01.2019.

53 Rubin, J. (2011): Diet and Exercise restore immune function in obesity. In: Boston University Public Relations. Verfügbar unter: http://www.bu.edu/news/2011/02/25/diet-and-exercise-restore-immune-function-in-obesity/. Eingesehen am 12.01.2019.

54 Korn, S. (2018): Zahnfleischentzündung. In: NetDoktor. Verfügbar unter: https://www.netdoktor.de/krankheiten/zahnfleischentzuendung/. Eingesehen am 12.01.2019.

55 NetDoktor (2015): Verfügbar unter: https://www.netdoktor.at/gesundheit/sport-immunsystem-6857789. Eingesehen am 12.01.2019.

56 Dr. Gal Zahnärzte (ohne Datum): Die richtige Ernährung bei Paradontitis. Verfügbar unter: https://www.drgal.de/die-richtige-ernaehrung-bei-parodontitis/. Eingesehen am 12.01.2019.

57 Science Daily (2012): Coconut oil could combat tooth decay , Verfügbar unter: https://www.sciencedaily.com/releases/2012/09/120902222459.htm. Eingesehen am 12.01.2019.

58 Dental Wissen (2017): Zähneputzen mit Kokosöl – bringt es weiße & gesunde Zähne? Verfügbar unter: https://dentalwissen.com/zaehneputzen-mit-kokosoel/. Eingesehen am 12.01.2019.

59 Mouth Healthy (ohne Datum): Natural Teeth Whitening: Fact vs. Fiction. Verfügbar unter: https://www.mouthhealthy.org/en/az-topics/w/natural-teeth-whitening. Eingesehen am 12.01.2019.

60 Nagpal, M.; Sood, S. (2013): Role of curcumin in systemic and oral health: An overview. In: J Nat Sci Biol Med. 4, 1, S. 3–7. Verfügbar unter: https://www.ncbi.nlm.nih.gov/pmc/articles/PMC3633300/.

61 Mali, A. M.; Behal, R.; Gilda, S.S. (2012): Comparative evaluation of 0,1% turmeric mouthwash with 0,2% chlorhexidine gluconate in prevention of plaque and gingivitis: A clinical and microbiological study. Verfügbar unter: https://www.ncbi.nlm.nih.gov/pmc/articles/PMC3498709/. In: J Indian Soc Periodontol.16, 3, S. 386–391.

62 Kandwal, A.; Mamgain, R. K.; Mamgain, P. (2015): Comparative evaluation of turmeric gel with 2% chlorhexidine gluconate gel for treatment of plaque induced gingivitis: A randomized controlled clinical trial. In: Ayu. 36, 2, S. 145–150. Verfügbar unter: https://www.ncbi.nlm.nih.gov/pmc/articles/PMC4784123/.

63 Asokan, S.; Emmadi, P.; Chamundeswari, R. (2008): Effect of oil pulling on plaque induced gingivitis: A randomized, controlled, triple-blind study. In: Ind J Dent Res. 20, 1, S. 47–51. Verfügbar unter: http://www.ijdr.in/article.asp?issn=0970-9290;year=2009;volume=20;issue=1;spage=47;epage=51;aulast=Asokan.

64 Peedikayil, F. C.; Sreenivasan, P.; Narayanan, A. (2015): Effect of coconut oil in plaque related gingivitis - A preliminary report. In: NMJ. 56, 2, S. 143–147. Verfügbar unter: http://www.nigeriamedj.com/article.asp?issn=0300-1652;year=2015;volume=56;issue=2;spage=143;epage=147;aulast=Peedikayil.

65 ZWP Online (2015): Zähne pflegen mit Ölziehen – was ist wirklich dran? Verfügbar unter: https://www.zwp-online.info/zwpnews/dental-news/branchenmeldungen/zaehne-pflegen-mit-oelziehen-was-ist-wirklich-dran. Eingesehen am 12.01.2019.

66 Uppsala Universität (2015): Poor dental health associated with cardiovascular disorders. Verfügbar unter: https://www.uu.se/en/news/news-document/?id=5358&typ=artikel. Eingesehen am 01.2019; Dentistry Today (2015): Risk of Death Doubles for Edentulous Heart Disease Patients. Verfügbar unter: http://www.dentistrytoday.com/news/industrynews/item/621-risk-of-death-doubles-for-edentulous-heart-disease-patients?highlight=WyJzdHJva2UiXQ==. Eingesehen am 12.01.2019.

67 Wu, S.; Cha, T. L.; Liu, C.; Yang, M.; Tsao, C. (2018): Exploration of the association between chronic periodontal disease and erectile dysfunction from a population-based view point. Verfügbar unter: https://www.researchgate.net/publication/262417006_Exploration_of_the_association_between_chronic_periodontal_disease_and_erectile_dysfunction_from_a_population-based_view_point.

68 Die 32: Chronische Krankheiten: Liegt die Ursache bei den Zähnen? Verfügbar unter: https://www.zahnersatzsparen.de/die32/3/2/chronische-krankheiten-liegt-die-ursache-bei-den-zaehnen/. Eingesehen am 12.01.2019.

69 Information Mundgesundheit (2018): Von Krebs bis Impotenz: So können Erkrankungen im Mund unserer Gesundheit schaden! Verfügbar unter: https://information-mundgesundheit.de/weltgesundheitstag2018-mundgesundheit-organismus/. Eingesehen am 12.01.2019.

70 ERGO (ohne Datum): Zähne und Rheuma: Wechselwirkungen von Entzündungen. Verfügbar unter: https://www.ergo.de/de/Ratgeber/gesundheit/zahn-koerper/rheuma. Eingesehen am 12.01.2019.

71 Information Mundgesundheit (2018): Von Krebs bis Impotenz: So können Erkrankungen im Mund unserer Gesundheit schaden! Verfügbar unter: https://information-mundgesundheit.de/weltgesundheitstag2018-mundgesundheit-organismus/. Eingesehen am 12.01.2019.

72 Dr. Claudio Wilmers. Praxis für Zahnmedizin und Prophylaxe (2016): Kranke Zähne – kranker Körper? Verfügbar unter: http://blog.zahnarzt-dr-wilmes.de/2016/04/kranke-zaehne-kranker-koerper/. Eingesehen am 12.01.2019.

73 Gelencsér Dental (2018): Mehr als nur Zahnschmerzen: Diese Krankheiten werden durch kranke Zähne verursacht. Verfügbar unter: https://zahnarzt-ungarn-heviz.de/dental-magazin/krankheiten-durch-kranke-zaehne. Eingesehen am 12.01.2019.

74 von Treuenfels, H. (2017): Gesund beginnt im Mund. Warum Zähneknirschen zu Rückenschmerzen führt und Lachen den Blutdruck reguliert. Knaur MensSana HC.

75 Strassner, C. (1998): Die Gießener Rohkost-Studie: Ernährungs- und Gesundheitsstatus von Rohköstlern unter besonderer Berücksichtigung von Protein und Energie. Justus-Liebig-Universität Gießen. Verfügbar unter: http://www.uni-giessen.de/fbz/fb09/institute/ernaehrungswissenschaft/prof/nutr-ecol/veroeff/voeff-epid/dissstrassner. Eingesehen am 12.01.2019.

76 Devaraj, D.; Srisakthi, D. (2014): Hyperbaric Oxygen Therapy – Can It Be the New Era in Dentistry? In: J Clin Diagn Res. 8, 2, S. 263–265. Verfügbar unter: https://www.ncbi.nlm.nih.gov/pmc/articles/PMC3972582/.

77 Lenden, D. (ohne Datum): Gesundheit und Zähne. Verfügbar unter: http://www.johnchanteaux.de/files/Diabetes-und-Zaehne-Zahnpflege.pdf. Eingesehen am 12.01.2019.

78 Spo Medial (2009): Arbeits- und Trainingseinflüsse auf das Blutvolumen. Verfügbar unter: http://vmrz0100.vm.ruhr-uni-bochum.de/spomedial/content/e866/e2442/e4446/e4554/e4579/index_ger.html. Eingesehen am 12.01.2019.

79 Dba (2018): Körperliche Veränderung bei Ausdauersport. Verfügbar unter: https://www.dflv.de/news-ausdauersport.html. Eingesehen am 12.01.2019.

80 McKeown, P. (2018): Erfolgsfaktor Sauerstoff: Wissenschaftlich belegte Atemtechniken, um die Gesundheit zu verbessern und die sportliche Leistung zu steigern. Riva Verlag.

81 Oxygen Advantage (2013): Prevent Crooked Teeth – Creating beautiful faces with The Oxygen Advantage. Verfügbar unter: https://www.youtube.com/watch?v=awrfGIAGQQU. Eingesehen am 12.01.2019.

82 Steven Lin The Functional Dentist (2017): Is Mouth Breathing Bad for Your Health?. Verfügbar unter: https://www.drstevenlin.com/is-mouth-breathing-bad/. Eingesehen am 12.01.2019.

83 Stella, J.P.; Barletta, F.B.; Giovanella, L.B. (2015): Oxygen Saturation in Dental Pulp of Permanent Teeth: Difference between Children/Adolescents and Adults. In: J Endod. 41, 9, S.1445–1449. Verfügbar unter: https://www.ncbi.nlm.nih.gov/pubmed/26093471.

84 Berlin.de (2018): Zahn-Bleaching: Methoden, Kosten, Risiken. Verfügbar unter: https://www.berlin.de/special/gesundheit-und-beauty/gesundheit/ratgeber/50032-212-zahnbleachingmethodenrisikenundkosten.html. Eingesehen am 12.01.2019.

85 Huber, B. (ohne Datum): Bleaching der Zähne – So einfach kanns gehen. In Dentado.de. Verfügbar unter: https://www.dentado.de/bleaching/. Eingesehen am 12.01.2019.

86 Deutsche Parodontose Hilfe e. V. (2013): Ist eine Plasma-Behandlung bei einer Parodontose sinnvoll? Verfügbar unter: https://www.parodontosehilfe.de/plasma-parodontosebehandlung-sinnvoll/. Eingesehen am 12.01.2019.

87 Krijnen, P.W. (2011): Heilender Sauerstoff. In: TANDARTSPRAKTIJK. Verfügbar unter: https://www.dentalline.de/uploads/media/2._blue_m_Heilender_Sauerstoff_TP.pdf. Einegsehen am 12.01.2019.

88 Zahn und gesund Praxis Dr. Maier (ohne Datum): Therapie. Verfügbar unter: https://www.zahnundgesund.de/de/therapie.html. Eingesehen am 12.01.2019.

89 Zahnzentrum Emsland (ohne Datum) Ozon. Verfügbar unter: https://www.zahnzentrum-emsland.de/ozon.htm. Eingesehen am 12.01.2019.

90 Aktiv online (2017): Warum eigentlich ... reinigt Sauerstoff dritte Zähne so gut? Verfügbar unter: https://www.aktiv-online.de/nachrichten/detailseite/news/reinigt-sauerstoff-dritte-zaehne-so-gut-10735. Eingesehen am: 12.01.2019.

91 Kupczik, I. (2016): Was bringen Weißmacher für die Zähne? Das Leben hinterlässt Spuren auf dem Zahnschmelz. Was verfärbt die Zähne? Was lässt sich dagegen tun? Verfügbar unter: https://www.apotheken-umschau.de/Zaehne/Was-bringen-Weissmacher-fuer-die-Zaehne-520997.html. Eingesehen am 12.01.2019.

92 Persson, G. R; Imfeld, T. (2008): Parodontitis und Herz-Kreislauf-Krankheiten. Universität Zürich. Verfügbar unter: https://www.zora.uzh.ch/id/eprint/4976/2/Persson_ParundHerz-kreislauf_TherUmsch_2008_2V.pdf.

93 Big FM (2017): Können Zähne ausfallen, wenn man zu viel Stress hat? Verfügbar unter: https://www.bigfm.de/buzzhaltestelle/20604/zaehne-ausfallen-stress. Eingesehen am 12.01.2019.

94 Dentasana (2018): Zahnkrankheiten vorbeugen ist besser als heilen. Verfügbar unter: https://www.dentasana.com/wp-content/uploads/2018/03/Dentasana_04_Vorbeugen.pdf.

95 Medi Learn (2017): Miss Universe im Einsatz für Zahn- und Mundgesundheit. Verfügbar unter: http://www.medi-learn.de/zahnmedizin/abenteuer-zahnmedizin/?paged=9. Eingesehen am 12.01.2019.

96 Dr. Elmar Jung. The missing link to total health (ohne Datum):
Ein Zahn-Störfeld – was ist das? Verfügbar unter: https://www.drelmarjung.com/episode-027-was-ist-ein-zahnstoerfeld-und-wie-findet-der-zahnarzt-dieses-stoerfeld/. Eingesehen am 12.01.2019.

97 Opti Dent (2010): Zahnherde und Zahnstörfelder beim Mensch. Verfügbar unter: https://opti-dent.ch/optimale-zahnbehandlung/zahnerkrankungen-und-parodontopathien/zahnherde-und-zahnstoerfelder-beim-mensch.html. Eingesehen am 12.01.2019.

98 Graf, K. (ohne Datum): Zahnherde als Gesundheitsrisik. In: Integrative Zahnheilkunde. Verfügbar unter: https://www.integrative-zahnheilkunde.de/endogene-stoerfelder.html. Eingesehen am 12.01.2019.

99 DNA Health and Aesthetics (2016): Störfelder in der Mundhöhle. Verfügbar unter: https://www.dnaesthetics.de/2016/04/nico-stoerfelder-in-der-mundhoehle-biologische-zahnmedizin/. Eingesehen am 12.01.2019.

100 GZFA (ohne Datum): Zahn als »Störfeld«. Verfügbar unter: https://www.gzfa.de/diagnostik-therapie/beschwerdebilder/detail/article/zahn-als-stoerfeld/. Eingesehen am 12.01.2019.

101 Graf, K. (ohne Datum): Zahnherde als Gesundheitsrisiko. In: Integrative Zahnheilkunde. Verfügbar unter: https://www.integrative-zahnheilkunde.de/endogene-stoerfelder.html. Eingesehen am 12.01.2019.

102 Internationale Gesellschaft für Ganzheitliche ZahnMedizin e. V. Verfügbar unter: www.gzm.org.

103 Nimtz-Köster, R. (2002): Störfelder im Gebiss. In: Spiegel Online. Verfügbar unter: http://www.spiegel.de/spiegel/print/d-21484762.html. Eingesehen am 12.01.2019.

104 GZFA (ohne Datum): CMD und Tinnitus – Stress im Ohr durch krankes Kausystem. Verfügbar unter: https://www.gzfa.de/diagnostik-therapie/cmd-craniomandibulaere-dysfunktion/cmd-symptome/cmd-tinnitus/. Eingesehen am 12.01.2019.

105 Hack, M. (2018): Tinnitus bei Kieferfehlstellung und Zahnbeschwerden. In: Tinnitus Magazin. Verfügbar unter: https://www.tinnitus-mag.de/ursachen-von-tinnitus/tinnitus-kieferfehlstellung-zahnbeschwerden/. Eingesehen am 12.01.2019.

106 Mathur, R. (2013): Was hilft bei Beckenschiefstand? In: Osteovital. Verfügbar unter: https://www.osteovital.net/was-hilft-bei-beckenschiefstand/. Eingesehen am 12.01.2019.

107 ERGO (ohne Datum): Wechselwirkungen im Organismus: So hängen Zähne und Körper zusammen. Verfügbar unter: https://www.ergo.de/de/Ratgeber/gesundheit/zahn-koerper/wechselwirkungen. Eingesehen am 12.01.2019.

Rund um den Zahnarztbesuch

1 Rother, U. J (2006).: Moderne bildgebende Diagnostik in der Zahn-, Mund- und Kieferheilkunde. Grundlagen – Strahlenschutz – Befunde, S. 21 ff.

2 Bundesamt für Strahlenschutz (ohne Datum): Wie hoch ist die natürliche Strahlenbelastung in Deutschland? Verfügbar unter: http://www.bfs.de/DE/themen/ion/umwelt/natuerliche-strahlenbelastung/natuerliche-strahlenbelastung_node.html. Eingesehen am 12.01.2019.